医系の統計入門 第2版

根岸龍雄 監修　階堂武郎 著

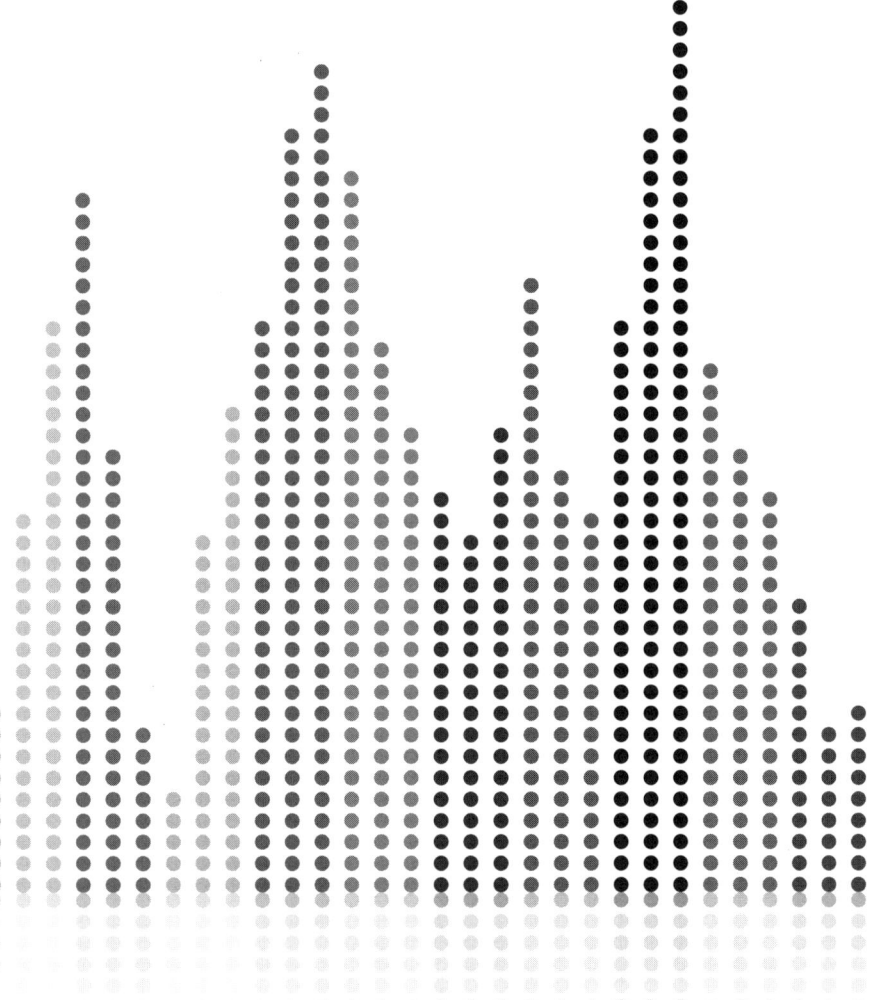

森北出版株式会社

●本書の補足情報・正誤表を公開する場合があります．当社 Web サイト（下記）
で本書を検索し，書籍ページをご確認ください．
https://www.morikita.co.jp/

●本書の内容に関するご質問は下記のメールアドレスまでお願いします．なお，
電話でのご質問には応じかねますので，あらかじめご了承ください．
editor@morikita.co.jp

●本書により得られた情報の使用から生じるいかなる損害についても，当社およ
び本書の著者は責任を負わないものとします．

|JCOPY|〈(一社)出版者著作権管理機構 委託出版物〉
本書の無断複製は，著作権法上での例外を除き禁じられています．複製される
場合は，そのつど事前に上記機構（電話 03-5244-5088，FAX 03-5244-5089,
e-mail: info@jcopy.or.jp）の許諾を得てください．

第2版のはしがき

　初版が上梓されてから四半世紀以上が経ち，その間にコンピュータの性能は飛躍的に向上して，かつては大型計算機が必要であった代表的な統計プログラムパッケージも，今やパソコン上でストレスなく利用できる時代になりました．さらに，回帰分析やt検定などの統計計算も，表計算ソフトの機能を利用すれば，簡単な操作によって結果を得ることができるようになりました．

　現在の高度化した情報社会においては，大量に発生するデータの背後にみられる法則性を発見すること，複雑な変数間の関連を解析すること，結果と多くの要因との関連を推測することなどは，医学だけではなく広くビジネスの分野でも求められる時代になっています．

　しかし，高等学校数学の確率分布と統計的な推測にかかわる内容は，一部の生徒のみが履修するのが現状ですので，大学をはじめとする高等教育機関入学後の早い時期に，具体的な例題や練習問題の解法をとおして確率分布と推測統計学の基礎知識を学習することは，将来それぞれの専門分野で必要となる高度な統計手法を学ぶうえで大切なことと考えられます．このことをふまえて，今回は初版のコンセプトはそのまま変えずに，一部の専門用語を現代的な用語に改訂したほか，次のような変更をしました．

1. 保健統計資料については，新しいデータを用いて全面的に改訂した．
2. 第3章では，2変数の間の関係式からロジスティック曲線を削除し，代わりにべき乗の関係を表す両対数グラフ用紙の説明を加えた．
3. 第6章では，比率の差の検定について，標本に対応がある場合を追加した．医学関連領域でも重要であることと，標本に対応がある場合の平均値の差の検定を初版で述べていることに対応したためである．
4. 第7章では，母比率の信頼区間と比率の検定の例をとおして，推定と検定との関係を追加した．
5. 初版では自由度を標本の大きさnと同じ記号で表したため，混同する可能性があった．そこで，第2版では紛れのないように，自由度を記号νで表した．
6. 初版では練習問題の解答は略解だけであった．第2版では，よりわかりやすくするために，詳細な解答を追加した．
7. 補注についても必要に応じて追加・削除をおこなった．

　初版の監修を快く引き受けていただきました根岸龍雄先生は2003年にご逝去され

ました．大学在学中から長い間温かいご指導をいただいたうえ，出版後もいろいろとお心遣いをいただきましたことに対して，心よりの感謝の念を捧げますとともに先生のご冥福をお祈りします．

　終わりに，今回の改訂を勧めていただきました石田昇司氏をはじめとする森北出版の皆様に感謝します．とくに太田陽喬氏にはリード文の導入など初版を現代的な構成に再編成していただき，大変お世話になりました．厚く御礼申し上げます．

2013 年 10 月

階堂　武郎

監修のことば

　近年の科学技術，とくに情報科学関係分野の発展は目覚しい．こうした科学技術の急速な発展とともに，医療も高度化と精緻化に進んでおり，医療技術者にとっても統計情報処理の基礎およびものの考え方，さらに展望の方法論を学ぶことは不可欠のことと考えられるに至っている．

　情報科学の展開の結果，わが国では多数の関係著書が発刊されている．とくに，統計数理，情報処理関係の著書はその数が多い．しかし，医療技術を専攻する人々の中には，これらの専門書をただちには使いこなせないことも多いと考えられる．

　このような状況の中で，高度な数学的知識を前提としないで，しかも，医療の現場でも十分に役に立つ統計的思考が身につくような本があれば良いと，かねがね考えていたところであった．

　本書の著者の階堂武郎君は筑波大学医療技術短期大学部で，すでにかなりの期間，統計教育の実務に携わってきており，現在の学生の，ある意味でのレベルをよく知っておられる．また，統計学の展開の歴史，その現在の発展の方向についても十分な知識を持っておられる．こうした統計学の将来の発展の方向を見すえたうえで，さらに，監修者の意を十分にくんで頂いて，本書を著して頂いた．本書は統計学の初心者の方々，ある程度は統計学を学んだ方々はもちろん，統計学の実務家および教育に携わっておられる方々のためにも，好個の参考書となると考えられる．

　もちろん，あやまりや誤解の存在もあるかもしれない．これらに関しては，読者の忌憚ないご批判を賜れば幸いである．

　本書の出版にあたっては，森北出版の関係者の方々にはいろいろとお世話になった．この場を借りて，御礼を申上げる次第である．

1987年7月

　　　　　　　　　　　　　　　　　　　　　　　　　　　　根岸　龍雄

はしがき

　本書は，おもに医歯学，看護学，栄養学，薬学，臨床検査など，保健・医療関連領域に携わる人を対象にした統計学の初等的な入門書である．

　統計学は，複雑な数式や記号が現れたり，理論的には高校数学の程度を超える知識を必要とするなど，初学者にとってはなかなか理解しにくいようである．そこで本書では実用的な側面を重視し，応用に役立てるため例題と練習問題を設けたほか，次のような配慮をした．

1. 本文は微分・積分を極力使わないようにするなど，平易に確率の基礎から解説した．さらに，図や表を用いて視覚的にも理解を深められるように努めた．
2. 検定と推定は高校数学の程度を超えることが多いので，本文では理論的なことは省略し，「手順」→「例題」という構成にした．
3. 本文の理解をさらに深めるために，種々の式の展開や微分・積分を利用した式などは，後ろにまとめて補注として示した．

　なお，本書は高校教科書も参考にしてその連続性を考慮したため，統計学のもう1つの大きな流れであるベイズ統計学についてはほとんどふれられなかった．興味ある方は他の成書を参考にしていただきたい．

　浅学非才のため，本書の内容については不備な点もあると思われるので，読者の方々の忌憚のない御意見や御批判を賜れば幸いである．

　終わりに，本書の出版にあたって監修を快くお引受けいただいた東京大学医学部教授の根岸龍雄先生に深謝するとともに，本書の原稿を読んでいろいろと御助言をいただいた東京大学医学部成人保健学教室の本田靖氏，日本団体生命の佐藤伸吾氏，さらに執筆をすすめてくださった石田達雄氏をはじめとする森北出版の関係者の方々に厚く御礼を申し上げます．

1987年7月

階堂　武郎

目　次

第1章　序　論

第2章　データの整理（1変数の場合）
- 2.1　度数分布 ……………………………………………………………… 3
  - (1)　度数分布　3
  - (2)　相対度数分布　4
  - (3)　累積度数分布，累積相対度数分布　5
- 2.2　データの代表値 ……………………………………………………… 6
  - (1)　平均値　6
  - (2)　メジアン（中央値）　7
  - (3)　モード（最頻値）　7
- 2.3　データの散布度 ……………………………………………………… 9
  - (1)　範囲（レンジ）　9
  - (2)　分散，標準偏差　9
  - (3)　変動係数　13
- 2.4　平均値と標準偏差によるデータの推理 …………………………… 14
  - (1)　チェビシェフの不等式　14
  - (2)　最大値・最小値の存在範囲　16
- 練習問題 …………………………………………………………………… 18

第3章　データの整理（2変数の場合）
- 3.1　2変数の解析 ………………………………………………………… 19
  - (1)　婚姻年齢の例　19
  - (2)　単純集計と2次元集計　20
- 3.2　相関係数 ……………………………………………………………… 22
- 3.3　2変数の間の関係式 ………………………………………………… 26
  - (1)　回帰直線　26
  - (2)　指数曲線　29
- 練習問題 …………………………………………………………………… 34

第4章　確率と分布
- 4.1　確　率 ………………………………………………………………… 35
  - (1)　確率の意味　35
  - (2)　確率の基本性質　36
  - (3)　条件つき確率　37
  - (4)　反復試行の確率　39

(5) ベイズの定理　40
4.2 確率変数と確率分布 ……………………………………………………… 42
　(1) 確率変数と確率分布　42
　(2) 確率変数の平均値（期待値）と分散　46
4.3 離散変数の確率分布 ………………………………………………………… 47
　(1) 二項分布　47　　　　　　　(2) ポアソン分布　49
　(3) 多項分布　51
4.4 連続変数の確率分布 ………………………………………………………… 51
　(1) 正規分布　52　　　　　　　(2) χ^2 分布　59
　(3) t 分布　60　　　　　　　　(4) F 分布　61
　練習問題 ……………………………………………………………………… 63

第5章　母集団と標本

5.1 母集団と標本 ………………………………………………………………… 64
5.2 標本の抽出 …………………………………………………………………… 65
　(1) アメリカ大統領選挙予測の失敗　65　(2) 標本抽出の方法　66
5.3 標本平均の分布 ……………………………………………………………… 71
　(1) サイコロを用いた実験例　71　(2) 標本平均の分布　73
5.4 標本分散の分布 ……………………………………………………………… 78
　(1) サイコロを用いた実験例　78　(2) 標本分散と不偏分散　79
　練習問題 ……………………………………………………………………… 80

第6章　検　定

6.1 検　定 ………………………………………………………………………… 82
　(1) P値（p値）　82　　　　　　(2) 有意水準　83
　(3) 両側検定と片側検定　85
6.2 適合度の検定 ………………………………………………………………… 85
　(1) 母集団分布の母数が既知であるとき　86
　(2) 母集団分布の母数が未知であるとき　87
6.3 独立性の検定 ………………………………………………………………… 89
　(1) 独立性の検定　89　　　　　(2) 連続性の補正　91
　(3) 直接確率の方法　92
6.4 分布の同一性の検定 ………………………………………………………… 95
6.5 比率の検定 …………………………………………………………………… 97

6.6 比率の差の検定 ·· 100
　（1） 2標本間に対応がない場合　100　　（2） 2標本間に対応がある場合　102
6.7 分散比（等分散）の検定 ·· 108
6.8 平均値の検定 ·· 110
　（1） 平均値の検定　110
　（2） 母分散 σ^2 が未知のときの平均値の検定　111
6.9 平均値の差の検定 ··· 113
　（1） 2標本間に対応がない場合　113　　（2） 2標本間に対応がある場合　118
6.10 分散分析（1元配置） ·· 119
6.11 相関係数の検定 ·· 124
　練習問題 ·· 125

第7章 推　定

7.1 推　定 ··· 128
　（1） 推　定　128　　　　　　　　（2） 信頼係数の意味　130
　（3） 推定と検定の関係　130
7.2 比率の区間推定 ·· 132
7.3 平均値の区間推定 ··· 135
　練習問題 ·· 136

●補　注 ·· 138
●練習問題解答 ··· 157
●付　表 ·· 170
●参考図書 ·· 178
●索　引 ·· 179

ギリシャ文字

文字		名称	文字		名称	文字		名称
A	α	アルファ	I	ι	イオタ	P	ρ	ロー
B	β	ベータ	K	κ	カッパ	Σ	σ	シグマ
Γ	γ	ガンマ	Λ	λ	ラムダ	T	τ	タウ
Δ	∂, δ	デルタ	M	μ	ミュー	Υ	υ	ウプシロン
E	ε	イプシロン	N	ν	ニュー	Φ	φ, ϕ	ファイ
Z	ζ	ジータ	Ξ	ξ	グザイ	X	χ	カイ
H	η	イータ	O	o	オミクロン	Ψ	ψ	プサイ
Θ	θ	シータ	Π	π	パイ	Ω	ω	オメガ

第1章
序　論

　実験や調査をおこない結果が得られたとき，われわれはデータを効率的に整理することによって，はじめて実験や調査で対象としたものの特徴をとらえることができる．

　たとえば，19世紀の中ごろ，ロンドンではたびたびコレラの流行がみられたが，ジョン・スノー（John Snow）は，ロンドンのある一部の地域で水を供給していた2つの水道会社と，コレラによる死亡との関係に注目した．スノーは次に示すように，この地域を水道会社により3つの地区に分類し，それぞれコレラにより死亡した人の割合（死亡率）を求めた．

① A水道会社のみが水を供給している地区（A地区と略）
② B水道会社のみが水を供給している地区（B地区と略）
③ A・B両水道会社が水を供給している地区（A＋B地区と略）

1849年の流行時には，①〜③の3地区ともロンドンのほかの地区と比べて高い死亡率を示していたが，A社が水源を移転したのちの1854年にはA地区の死亡率が激減し，

$$B 地区の死亡率 ＞ A＋B 地区の死亡率 ＞ A 地区の死亡率$$

という関係がみられた．これらの結果からスノーは，1883年にコッホ（Robert Koch）がコレラ菌を発見する以前に，コレラの発生と水の汚染との関係を指摘したのである．

　さて，対象とするもののデータ量が多いため，全部あるいは大部分について，実験・調査をおこなうことができる場合はまれであり，対象のごく一部しか実験・調査をおこなうことができないことがほとんどである．この抽出される一部のデータを**標本**といい，われわれは標本をもとに対象全体がもつ性質を推測する．

　たとえば，日本全国の有権者を対象とした世論調査はその典型で，新聞社による世論調査では，3000人程度の規模でおこなわれているようである．また，医学関連領域の例としては，新薬を開発する過程での，有効性と安全性の検証がある．患者全員を対象として調査をすることは不可能であるので，このような場合は，十分な説明をして同意が得られた一部の限られた患者を対象に，臨床試験をおこなっている．

　日常生活の身近なところでも，われわれは無意識にごく一部の情報を標本として考えている．たとえば，スーパーの食料品売り場で冷凍食品を試食することや，デパートでビールやワインを試飲することがある．このとき，試食・試飲した商品を気に入れ

ば，大量に生産される商品の品質が均一であることを前提にして，市販されているその商品を購入するという意思決定をおこなう．逆に，生産者側も商品のイメージアップや販売を促進する目的で，積極的に標本を活用するという戦略をとることがある．たとえば，化粧品が少量の試供品という形で無料提供されることがある．これには，化粧品のごく一部を標本として提供することにより，品質の良さを消費者に理解してもらいたいという生産者側のねらいがあると考えられる．

以上のように，得られた一部の情報に基づいて，解析する対象の特徴を明らかにし，さらには，そのような不確実な状況における行動に指針を与えるのが統計学の任務である．

本書では，まず実験や調査によって得られたデータの整理の方法について述べ，ついで，観測された一部のデータの情報をもとに，本来解析の対象と考えているデータ全体の特徴を推測する方法について説明する．

第2章
データの整理（1変数の場合）

　データを整理するうえで気をつけなければならない基本的な視点は，データがどこを中心にどの範囲にどのような形で分布しているのか，である．この点に注意してデータを整理して，適切なグラフや表で示すことができれば，分布状態をわかりやすく視覚的に表現することができ，解析もしやすくなる．さらに，代表値や散布度を数値で示すことによって，ほかの人にも客観的な情報を伝えることが可能となる．この章では，実験や調査をおこなって得られたデータのとりまとめ方を説明する．

2.1 度数分布

　調査をおこなって多数のデータを集めたとき，単に得られたデータの1つ1つに目を通すだけでは，全体として調査したものの特徴を知ることはできない．このような場合，まずは，度数分布表の形にして，集めたデータをまとめるのが一般的である．

(1) 度数分布

　厚生労働省は，国民の健康の増進を図るため，毎年，国民健康・栄養調査を実施している．平成22（2010）年の調査は，身体状況調査，栄養摂取状況調査，生活習慣調査からなり，身体状況調査では身長，体重，腹囲，血圧測定，血液検査などを調査・実施している．

　表2.1は，このなかから女性の一部の年齢について拡張期血圧（最低血圧）の分布状況をまとめたものである．血圧値をいくつかの小区間に区切っているが，各小区間を**階級**（class）といい，各階級に入るデータの個数を**度数**（frequency）という．また，階級の中央の値を**階級値**，度数の分布を**度数分布**という．階級については等間隔に分けることが多い．表2.1のようなものを，**度数分布表**という．

　度数分布表から，さらに，図2.1のようなグラフをかくことにより，度数分布の状況を視覚的にとらえることができる．長方形（柱状）のグラフで表したものを**ヒストグラム**（histogram），各長方形の上の辺の中点を結んで得られる折れ線を**度数折れ線**または**度数分布多角形**という．

表 2.1 拡張期血圧の度数分布（女性：50～59 歳）

血圧値 [mmHg] の階級	度数
40 未満	0
40～49	0
50～59	6
60～69	54
70～79	150
80～89	131
90～99	62
100～109	15
110～119	1
120～129	0
130～139	0
140 以上	0
総度数	419

（資料：厚生労働省，平成 22 年国民健康・栄養調査）

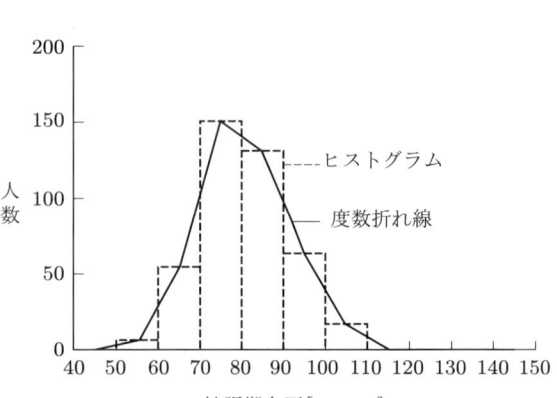

図 2.1 表 2.1 のグラフ

(2) 相対度数分布

度数分布表で表された各階級の度数をデータ全体の総度数で割った値を，**相対度数**といい，各階級を相対度数で示した表を**相対度数分布表**という．相対度数分布表では，相対度数の合計がつねに 1 になるので，総度数の異なるグループ間の比較をするときなどによく用いられる．

表 2.2 拡張期血圧の相対度数分布（女性）

血圧値 [mmHg] の階級	20～29 歳		50～59 歳	
	度数	相対度数	度数	相対度数
40 未満	0	0	0	0
40～49	2	0.017	0	0
50～59	16	0.136	6	0.014
60～69	54	0.458	54	0.129
70～79	37	0.314	150	0.358
80～89	8	0.068	131	0.313
90～99	0	0	62	0.148
100～109	1	0.008	15	0.036
110～119	0	0	1	0.002
120～129	0	0	0	0
130～139	0	0	0	0
140 以上	0	0	0	0
計	118	1	419	1

（資料は表 2.1 に同じ）

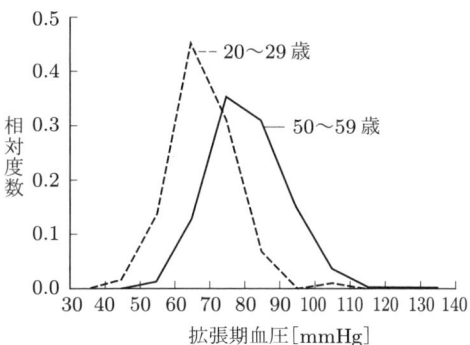

図 2.2　表 2.2 の相対度数折れ線

　表 2.2 は，20～29 歳と 50～59 歳の拡張期血圧の分布状態を比較するために作成した相対度数分布表である．この表から相対度数折れ線を同じ座標平面上に重ねてかくと図 2.2 のようになり，50～59 歳のグループが 20～29 歳のグループに比べて高い値を示していることがわかる．

(3) 累積度数分布，累積相対度数分布

　表 2.2 に示された 50～59 歳の拡張期血圧の度数と相対度数を，最低値の階級から順に加えると，表 2.3 のようになる．このような表をそれぞれ**累積度数分布表，累積相対度数分布表**という．また，図 2.3 は累積度数，累積相対度数の折れ線グラフを示したものである．図や表から，ある値未満あるいはある値以下を示すものが何人いるのか，

表 2.3　拡張期血圧の累積度数分布と累積相対度数分布（女性）

血圧値 [mmHg] の階級	50～59 歳			
	度数	累積度数	相対度数	累積相対度数
40 未満	0	0	0	0
40～49	0	0	0	0
50～59	6	6	0.014	0.014
60～69	54	60	0.129	0.143
70～79	150	210	0.358	0.501
80～89	131	341	0.313	0.814
90～99	62	403	0.148	0.962
100～109	15	418	0.036	0.998
110～119	1	419	0.002	1.000
120～129	0	419	0	1.000
130～139	0	419	0	1.000
140 以上	0	419	0	1.000

（資料は表 2.1 に同じ）

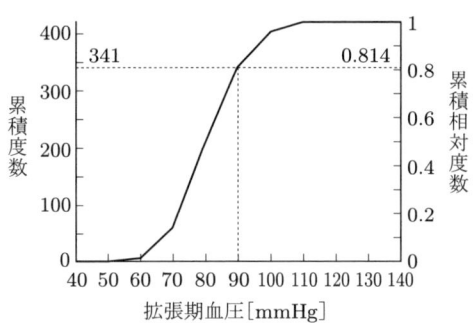

図 2.3 表 2.3 の累積度数，累積相対度数の折れ線グラフ

全体の何割を占めるのかを知ることができる．たとえば，90 mmHg 未満（89 mmHg 以下）のものは 419 人中 341 人で，全体の 81.4%を占める．

さて，身長，体重，血圧などのように，統計調査の対象として種々の値をとりうるものを **変数**（variable）あるいは **変量**（variate）という．変数には次の 2 種類がある．

① **離散変数**：とびとびの値のみをとる変数．たとえば，人の数，火災や交通事故の件数，サイコロの目の数など．

② **連続変数**：ある区間内のすべての値をとりうる変数．たとえば，身長，体重，血圧など．

以上のように，統計調査をおこなってデータを収集したとき，データの分布状況を度数分布表，相対度数分布表あるいは相対度数折れ線などで表現することによって，調査の対象とした変数がどこを中心にどの範囲にどのような形で分布しているのかを直観的にとらえることができる．

2.2 データの代表値

統計調査により得られたデータの分布の状態を，1 つの数値で代表させて示すことが多い．これを **代表値**といい，平均値，メジアン，モードの 3 種類がよく利用される．

(1) 平均値

身長や体重など，ある変数について，n 個からなる 1 組のデータ $x_1, x_2, \ldots, x_n$ が得られたとき，これらの合計を個数 n で割った値をデータの **平均値**（mean）あるいは **算術平均**（arithmetic mean）といい，$\bar{x}$（エックス・バー）で表す．

> **平均値**
> $$\overline{x} = \frac{x_1 + x_2 + \cdots + x_n}{n}$$
> $$= \frac{1}{n}\sum_{i=1}^{n} x_i \qquad (2.1)$$

ここで，"$\sum$" という記号はギリシャ文字の大文字で「シグマ」と読む．$\sum_{i=1}^{n} x_i$ は i が 1 (x_1) から始めて，順に1ずつ増加して n (x_n) まで変化したときのすべての値を合計することを意味する．たとえば，$n = 3$ のときは，$\sum_{i=1}^{n} x_i = x_1 + x_2 + x_3$ である．

(2) メジアン（中央値）

データを大きさの順に並べかえたとき，データ全体の中央に位置する値を**メジアン**（median）あるいは**中央値**といい，Me で表す．データの個数 n が偶数か奇数かによって，計算法が異なる．

> **メジアン（中央値）**
> n 個のデータを大きさの順に，$x_1 \leqq x_2 \leqq \cdots \leqq x_n$ と並べたとき，
> $$n \begin{cases} \text{奇数のとき：メジアン } Me = x_{\frac{n+1}{2}} \\ \text{偶数のとき：メジアン } Me = \dfrac{x_{\frac{n}{2}} + x_{\frac{n}{2}+1}}{2} \end{cases} \qquad (2.2)$$
> ($x_1 \geqq x_2 \geqq \cdots \geqq x_n$ と並びかえても同じである)

たとえば，$n = 7$ 個のデータのときは，奇数であるから $(7+1)/2 = 4$ 番目のデータがメジアンであり，$n = 8$ 個のデータのときは，偶数であるから $8/2 = 4$ 番目のデータと $(8/2) + 1 = 5$ 番目のデータの平均値がメジアンとなる．

(3) モード（最頻値）

データを度数分布表，相対度数分布表の形でまとめたとき，度数あるいは相対度数の一番大きい階級の値を**モード**（mode）あるいは**最頻値**といい，Mo で表す．

例題2.1 次の3組のデータ A, B, C について，それぞれの平均値 $\overline{x}$，メジアン Me を求めよ．
(1) A: $-4, 6, -1, 3, 7, 11, 0, 2$ (2) B: $5, 11, 3, 9, 7$
(3) C: $9, 3, 7, 5, 80$

解 (1) データ A を大きさの順に並べると，次のようになる．

$$-4 < -1 < 0 < 2 < 3 < 6 < 7 < 11$$

データの個数は偶数（8個）であるから，Me は 4 番目と 5 番目の大きさのデータの平均である．したがって，

$$Me = (2+3)/2 = 2.5$$

となる．平均値 $\bar{x}$ は，次のようになる．

$$\bar{x} = \frac{(-4)+(-1)+0+2+3+6+7+11}{8} = 3$$

（答）$\bar{x} = 3$, $Me = 2.5$

(2) データ B を大きさの順に並べると，次のようになる．

$$3 < 5 < 7 < 9 < 11$$

データの個数は奇数（5個）であるから，Me は 3 番目の値 7 である．平均値 $\bar{x}$ は，次のようになる．

$$\bar{x} = \frac{3+5+7+9+11}{5} = 7$$

（答）$\bar{x} = 7$, $Me = 7$

(3) データ C を大きさの順に並べると，次のようになる．

$$3 < 5 < 7 < 9 < 80$$

データの個数は奇数（5個）であるから，Me は 3 番目の値 7 である．平均値 $\bar{x}$ は，次のようになる．

$$\bar{x} = \frac{3+5+7+9+80}{5} = 20.8$$

（答）$\bar{x} = 20.8$, $Me = 7$

（注）データ B と C の違いは，データ B の最大値 11 がデータ C では 80 になっているという点だけである．2 組ともメジアンは同じであるが，データ C の平均値 (20.8) は大きな値 80 の影響を受けて，データ C のほかの 4 個の値 (3, 5, 7, 9) よりも大きくなっている．

ここで，度数折れ線（度数分布多角形）が 1 つの山しかもたない（単峰性の）単純な場合について，平均値 $\bar{x}$，メジアン Me，モード Mo の関係を調べると図 2.4 のように場合分けができる．

① 分布が歪んで右すそ広がりの形のときには，$Mo < Me < \bar{x}$．
② 分布が左右対称のときは，$Mo = Me = \bar{x}$．
③ 分布が歪んで左すそ広がりの形のときには，$\bar{x} < Me < Mo$．

平均値 $\bar{x}$ はすべてのデータに平等の重みづけ ($1/n$) をしたもので，しかも計算しやすい値なので最もよく利用される．しかし，データの中に非常に高い値や低い値がある場合には，その値の影響を受けやすい欠点がある．

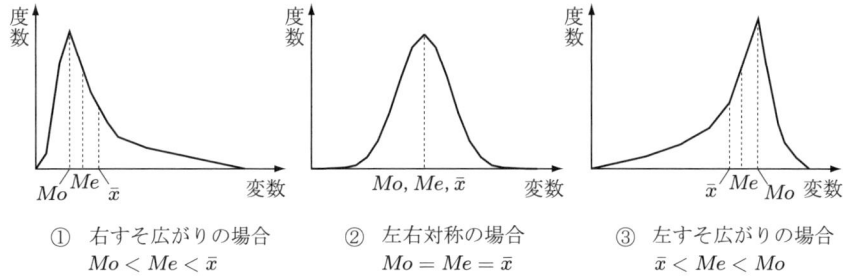

図 2.4　1つの山しかもたない度数折れ線における平均値 $\bar{x}$，メジアン Me，モード Mo の関係

2.3 データの散布度

2.2 節で学んだ代表値は，分布しているデータの中心的な位置を 1 つの数値で示す指標であるが，ここでは，データの**散布度**（散らばりの程度）を 1 つの数値で示すことを考える．散布度を表す指標としては，範囲（レンジ），分散，標準偏差，変動係数などが用いられる．

(1) 範囲（レンジ）

n 個のデータの最小値を $x_{\min}$，最大値を $x_{\max}$ で表すとき，最大値と最小値の差 $x_{\max} - x_{\min}$ を**範囲**または**レンジ**（range）という．

> **範囲（レンジ）**
>
> $$\text{範囲（レンジ）} = \text{最大値} - \text{最小値}$$
> $$= x_{\max} - x_{\min} \tag{2.3}$$

範囲（レンジ）はその計算が容易であるが，最小値と最大値しか使わず，残りのデータの情報はすべて無視される．したがって，データの中に極端に大きな値や小さな値などの異質なものが混入したときには，例題 2.1 のように大きな影響を受けるという欠点がある．

(2) 分散，標準偏差

(a) 3 個のデータによる例　　3 個からなる 2 組のデータ A, B について，平均値を中心とする散布度を考える．

データ A：3（点 A_1），4（点 A_2），5（点 A_3）
データ B：2（点 B_1），3（点 B_2），7（点 B_3）

データ A，B とも平均値 $= 4$（点 M とする）であるが，図 2.5 に示すように，明らかにデータ B のばらつきのほうが大きい．

まず，データの各値と平均値との差（**偏差**という）の和を考える．

$$\text{データ A：}(A_1M) + (A_2M) + (A_3M) = (3-4) + (4-4) + (5-4)$$
$$= 0$$
$$\text{データ B：}(B_1M) + (B_2M) + (B_3M) = (2-4) + (3-4) + (7-4)$$
$$= 0$$

偏差の和はつねに 0 となり，散布度を表す指標としては使えない．0 となるのは，データの偏差について正 $(+)$ 負 $(-)$ の符号を考えたからである（図 2.5(a)）．

そこで，次に，データの各値が平均値と，たとえば "-2" 離れているのも，"$+2$" 離れているのも同じであると考えよう．これは偏差の絶対値をとってもよいが，それよりは，偏差の 2 乗を考えるほうが計算しやすい（図 2.5(b)）．

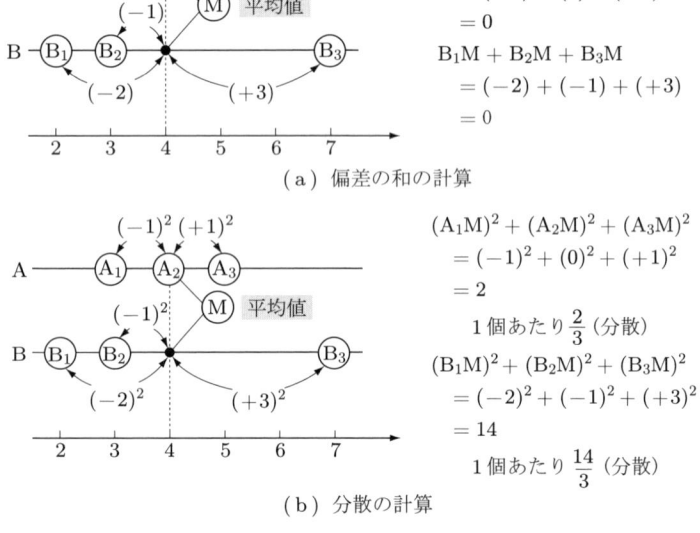

図 2.5　分散の考え方

データ A： $(A_1M)^2 + (A_2M)^2 + (A_3M)^2$
$= (3-4)^2 + (4-4)^2 + (5-4)^2$
$= 2$

1 個あたりの平均をとると，$2 \div 3 = 2/3$（データ A の分散）

データ B： $(B_1M)^2 + (B_2M)^2 + (B_3M)^2$
$= (2-4)^2 + (3-4)^2 + (7-4)^2$
$= 14$

1 個あたりの平均をとると，$14 \div 3 = 14/3$（データ B の分散）

このように求めた偏差の 2 乗和について，データ 1 個あたりの平均を**分散**といい，分散の正の平方根（A：$\sqrt{2/3}$, B：$\sqrt{14/3}$）を**標準偏差**という．ばらつきの大きなデータ B の分散や標準偏差のほうが，データ A よりも大きい値を示している．

(b) 一般の場合 n 個からなる 1 組のデータ $x_1, x_2, \ldots, x_n$ を考える．データの各値 x_i と平均値 $\overline{x}$ の差 $(x_i - \overline{x})$ を**偏差**（deviation）という．次の式でみるように，この偏差の和はつねに 0 となる．

$$\sum_{i=1}^{n}(x_i - \overline{x}) = \left(\sum_{i=1}^{n} x_i\right) - n \cdot \overline{x} = \left(\sum_{i=1}^{n} x_i\right) - n \cdot \left(\frac{1}{n}\sum_{i=1}^{n} x_i\right)$$
$$= 0$$

そこで，平均値のまわりの散布度として，偏差の 2 乗の平均を考える．これを**分散**（variance）といい，英小文字を使い，s^2 で表す．

分散 s^2

$$s^2 = \frac{(x_1 - \overline{x})^2 + (x_2 - \overline{x})^2 + \cdots + (x_n - \overline{x})^2}{n}$$
$$= \frac{1}{n}\sum_{i=1}^{n}(x_i - \overline{x})^2 \qquad (2.4)$$

式 (2.4) は次のように変形することができる．

$$s^2 = \frac{1}{n}\sum_{i=1}^{n}(x_i - \overline{x})^2 = \frac{1}{n}\sum_{i=1}^{n}(x_i^2 - 2\overline{x}x_i + \overline{x}^2)$$
$$= \frac{1}{n}\sum_{i=1}^{n} x_i^2 - 2\overline{x}\frac{1}{n}\sum_{i=1}^{n} x_i + \frac{1}{n}\sum_{i=1}^{n} \overline{x}^2 = \frac{1}{n}\sum_{i=1}^{n} x_i^2 - 2\overline{x}\cdot\overline{x} + \frac{1}{n}\cdot(n\overline{x}^2)$$

$$= \frac{1}{n}\left(\sum_{i=1}^{n} x_i^2\right) - \overline{x}^2$$

分散 s^2

$$s^2 = \frac{1}{n}\left(\sum_{i=1}^{n} x_i^2\right) - \overline{x}^2 \tag{2.5}$$

したがって，分散を計算するときは，式 (2.4)，(2.5) のいずれを用いてもよい．また，分散の正の平方根を**標準偏差**（standard deviation）といい，s で表す．

標準偏差 s

$$s = \sqrt{\frac{1}{n}\sum_{i=1}^{n}(x_i - \overline{x})^2} \tag{2.6}$$

$$= \sqrt{\frac{1}{n}\left(\sum_{i=1}^{n} x_i^2\right) - \overline{x}^2} \tag{2.7}$$

図 2.6 の度数折れ線の例で示されるように，一般に，分散や標準偏差が小さいほどデータは平均値のまわりに集中する．

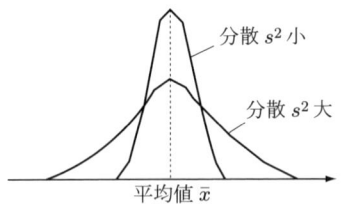

図 2.6 ばらつきが異なる度数折れ線の例

例題 2.2 次のデータ A について，(1) 範囲（レンジ），(2) 分散，(3) 標準偏差を求めよ．

　　　A: 8, 15, 2, -5, 10

解 (1) データを大きさの順に並べると，$-5 < 2 < 8 < 10 < 15$ となる．したがって，次の式を得る．

　　　範囲 = 最大値 − 最小値 = $15 - (-5) = 20$ 　　　　　　　　　　…（答）

(2) まず，平均値 $\overline{x}$ を計算する．

$$\bar{x} = \frac{8+15+2+(-5)+10}{5} = 6$$

次に，分散 s^2 を式 (2.4) により計算すると，次のようになる．

$$s^2 = \frac{(8-6)^2+(15-6)^2+(2-6)^2+(-5-6)^2+(10-6)^2}{5}$$
$$= \frac{238}{5} = 47.6 \qquad \cdots （答）$$

なお，式 (2.5) を用いて計算しても同じである．

$$s^2 = \frac{8^2+15^2+2^2+(-5)^2+10^2}{5} - 6^2 = \frac{418}{5} - 36 = \frac{238}{5} = 47.6$$

(3) 標準偏差 s は分散の正の平方根であるから，次の式が成り立つ．

$$s = \sqrt{47.6} \fallingdotseq 6.9 \qquad \cdots （答）$$

(3) 変動係数

平均値が大きくなるに従って，標準偏差と分散は大きくなる傾向がある．そのため，乳児と成人の身長や体重のように，もともと平均値に大きな差があるようなデータの散布度を，単純に標準偏差あるいは分散のみで比較することは好ましくない．そこで，平均値と比べた相対的な変動の大きさをみるものとして，**変動係数**（coefficient of variation, **C.V.** と略）が用いられる．

> **変動係数（C.V.）**
>
> 変動係数（C.V.）= 標準偏差 ÷ 平均値（× 100%）
>
> $$\mathrm{C.V.} = \frac{s}{\bar{x}} \; (\times 100\%) \tag{2.8}$$

変動係数の分子の標準偏差と分母の平均値の単位は，もとの変数と同じであるので，変動係数の単位はない．この性質を利用して，たとえば，単位が異なる検査項目の散布度を比較する場合に用いられることがある．

例題 2.3 文部科学省の平成 23（2011）年度学校保健統計調査によれば，6 歳女子と 17 歳女子の体重 [kg] の平均値と標準偏差は次のとおりである．両者の変動係数（C.V.）を求めよ．
(1) 6 歳の体重：平均値 $\bar{x} = 20.8$，標準偏差 $s = 3.14$
(2) 17 歳の体重：平均値 $\bar{x} = 52.8$，標準偏差 $s = 7.81$

解 式 (2.8) を用いる．
(1) 6歳女子の体重の変動係数は，次のようになる．

$$\text{C.V.} = \frac{3.14\,\text{kg}}{20.8\,\text{kg}} \fallingdotseq 0.151\ (15.1\%) \qquad \cdots (答)$$

(2) 17歳女子の体重の変動係数は，次のようになる．

$$\text{C.V.} = \frac{7.81\,\text{kg}}{52.8\,\text{kg}} \fallingdotseq 0.148\ (14.8\%) \qquad \cdots (答)$$

(注) 6歳のほうが17歳に比べて標準偏差は小さいが，変動係数は大きい値を示している．

2.4 平均値と標準偏差によるデータの推理

これまでは，分布の代表値として平均値を，散布度として分散・標準偏差を中心に，データのまとめ方について述べてきた．では，逆に，データの個々の値は教えられず，単に平均値と分散・標準偏差が与えられたとき，もとのデータについて，どれだけのことを知ることができるのだろうか．

まず，チェビシェフの不等式によって，平均値を中心としたある範囲内に，データがどの程度集中しているのかがわかる．さらに，データの個数 n がわかれば，最大値と最小値の存在範囲も，おおまかではあるが，知ることができる．

以下で述べることは，データが対称的な分布をしているのか，あるいは歪んだ分布をしているのかにかかわらず，すべての場合に成立する．

(1) チェビシェフの不等式

平均値 $\bar{x}$ と標準偏差 ($s \neq 0$) が与えられたとき，平均値のまわりに全体の何%が含まれているのかを，チェビシェフの不等式により知ることができる．

ここで，n 個からなる 1 組のデータを，大きさの順に $x_1 \leqq x_2 \leqq \cdots \leqq x_n$ と並べたとき，表 2.4 に示すように，データを 3 つのグループに分けて検討する．ただし，$1 \leqq l < m < n,\ k > 1$ とする．

① グループ A ($n_A\,(=l)$ 個)：データの値が $\bar{x} - ks$ 以下のもの ($x_i \leqq \bar{x} - ks$)．このグループのデータについては $|x_i - \bar{x}| \geqq ks$ が成り立つ．

② グループ B ($n_B\,(=m-l)$ 個)：データの値が $\bar{x} - ks$ と $\bar{x} + ks$ との間にあるもの ($\bar{x} - ks < x_i < \bar{x} + ks$)．このグループのデータについては $|x_i - \bar{x}| < ks$ が成り立つ．

③ グループ C ($n_C\,(=n-m)$ 個)：データの値が $\bar{x} + ks$ 以上のもの ($x_i \geqq \bar{x} + ks$)．

表 2.4 チェビシェフの不等式

	データ全体 ($x_1 \leqq \cdots \leqq x_l, x_{l+1} \leqq \cdots \leqq x_m, x_{m+1} \leqq \cdots \leqq x_n$)		
グループ	グループ A	グループ B	グループ C
区間	$(-\infty, \overline{x} - ks]$	$(\overline{x} - ks, \overline{x} + ks)$	$[\overline{x} + ks, \infty)$
データ	$x_1, \ldots, x_l$	$x_{l+1}, \ldots, x_m$	$x_{m+1}, \ldots, x_n$
個数	$n_A (= l)$	$n_B (= m - l)$	$n_C (= n - m)$
データの性質	$\lvert x_i - \overline{x} \rvert \geqq ks$	$\lvert x_i - \overline{x} \rvert < ks$	$\lvert x_i - \overline{x} \rvert \geqq ks$
偏差平方和	$\sum_{i=1}^{l}(x_i - \overline{x})^2 \geqq n_A \cdot (ks)^2$		$\sum_{i=m+1}^{n}(x_i - \overline{x})^2 \geqq n_C \cdot (ks)^2$
チェビシェフの不等式	$\dfrac{n_A + n_C}{n} \leqq \dfrac{1}{k^2}$	$\dfrac{n_B}{n} \geqq 1 - \dfrac{1}{k^2}$	グループ A に同じ

このグループのデータについては $\lvert x_i - \overline{x} \rvert \geqq ks$ が成り立つ.

このとき,偏差平方和(偏差の 2 乗の和)については次の関係が成り立つ.

$$\sum_{i=1}^{n}(x_i - \overline{x})^2 = \sum_{i=1}^{l}(x_i - \overline{x})^2 + \sum_{i=l+1}^{m}(x_i - \overline{x})^2 + \sum_{i=m+1}^{n}(x_i - \overline{x})^2$$

$$\geqq \sum_{i=1}^{l}(x_i - \overline{x})^2 + \sum_{i=m+1}^{n}(x_i - \overline{x})^2$$

$$\geqq \sum_{i=1}^{l}(ks)^2 + \sum_{i=m+1}^{n}(ks)^2$$

$$= l(ks)^2 + (n-m)(ks)^2 = (n_A + n_C)k^2 s^2$$

したがって,

$$ns^2 = \sum_{i=1}^{n}(x_i - \overline{x})^2 \geqq (n_A + n_C)k^2 s^2$$

であり,これから

$$\frac{n_A + n_C}{n} \leqq \frac{1}{k^2} \tag{2.9}$$

となる.これは,グループ A, C の全体に占める割合が $1/k^2$ を超えないことを示している.

グループ B の個数 n_B については,$n_B = n - (n_A + n_C)$ であるから

$$\frac{n_B}{n} = 1 - \frac{n_A + n_C}{n} \geqq 1 - \frac{1}{k^2} \tag{2.10}$$

となる.したがって,グループ B の全体に占める割合は $1 - 1/k^2$ 以上である.

以上をまとめて,次のようにチェビシェフ (Chebyshev) の不等式が導かれる(図 2.7).

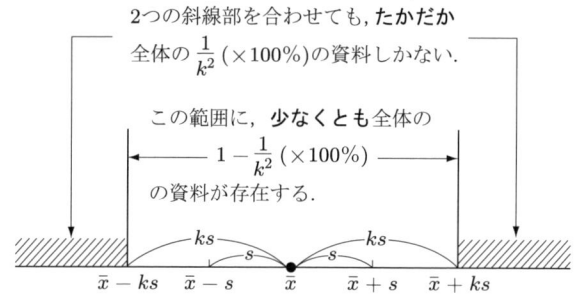

図 2.7 チェビシェフの不等式

> **チェビシェフの不等式**
>
> データの平均値を $\overline{x}$, 標準偏差を $s\left(=\sqrt{\dfrac{1}{n}\sum_{i=1}^{n}(x_i-\overline{x})^2}\right)$, $k>1$ とするとき,
>
> ① $|x_i-\overline{x}| \geqq ks$ を満たすデータの個数の全体に対する割合は $1/k^2$ を超えることはない.
> ② $|x_i-\overline{x}| < ks$ の範囲に含まれるデータの個数の全体に対する割合は $(1-1/k^2)$ 以上である.

たとえば, $k=2$ のとき, $|x_i-\overline{x}| \geqq 2s$ となるようなデータの個数は, 全体の $1/k^2=1/4$ (25%) を超えることはない. また, $|x_i-\overline{x}| < 2s$ の範囲に含まれる個数は全体の 3/4 (75%) 以上である.

(2) 最大値・最小値の存在範囲

平均値 $\overline{x}$, 標準偏差 s, さらに, データの個数 n が与えられたとき, データの最大値・最小値の存在範囲を知ることができる.

いま, n 個からなる 1 組のデータ $x_1, x_2, \ldots, x_n$ の, 最大値を $x_{\max}$, 最小値を $x_{\min}$ として, (a) 最大値と (b) 最小値の存在範囲を検討する.

(a) 最大値の存在範囲

$x_1 \leqq x_{\max}, \cdots, x_n \leqq x_{\max}$ であるから, 次の式が成り立つ.

(b) 最小値の存在範囲

$x_1 \geqq x_{\min}, \cdots, x_n \geqq x_{\min}$ であるから, 次の式が成り立つ.

$$\overline{x} = \frac{1}{n}(x_1 + \cdots + x_n)$$
$$\leqq \frac{1}{n}(x_{\max} + \cdots + x_{\max})$$
$$= x_{\max}$$

$x_{\max}$ は $x_1, x_2, \ldots, x_n$ のなかのいずれかの値であるから，次の不等式が成り立つ．

$$(x_{\max} - \overline{x})^2 \leqq (x_1 - \overline{x})^2 + \cdots$$
$$+ (x_n - \overline{x})^2$$
$$= n \times \frac{1}{n}\sum_{i=1}^{n}(x_i - \overline{x})^2$$
$$= ns^2$$
$$-\sqrt{n}s \leqq x_{\max} - \overline{x} \leqq \sqrt{n}s$$

ところで，$x_{\max} \geqq \overline{x}$ であるので

$$\overline{x} \leqq x_{\max} \leqq \overline{x} + \sqrt{n}s$$

となる．

$$\overline{x} = \frac{1}{n}(x_1 + \cdots + x_n)$$
$$\geqq \frac{1}{n}(x_{\min} + \cdots + x_{\min})$$
$$= x_{\min}$$

$x_{\min}$ は $x_1, x_2, \ldots, x_n$ のなかのいずれかの値であるから，次の不等式が成り立つ．

$$(x_{\min} - \overline{x})^2 \leqq (x_1 - \overline{x})^2 + \cdots$$
$$+ (x_n - \overline{x})^2$$
$$= n \times \frac{1}{n}\sum_{i=1}^{n}(x_i - \overline{x})^2$$
$$= ns^2$$
$$-\sqrt{n}s \leqq x_{\min} - \overline{x} \leqq \sqrt{n}s$$

ところで，$x_{\min} \leqq \overline{x}$ であるので

$$\overline{x} - \sqrt{n}s \leqq x_{\min} \leqq \overline{x}$$

となる．

以上をまとめれば，図 2.8 のようになる．

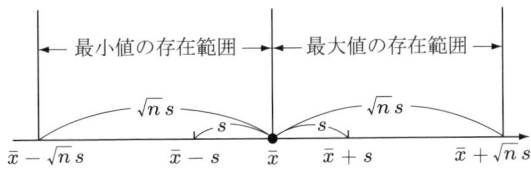

図 2.8　最大値・最小値の存在範囲

最大値・最小値の存在範囲

データの平均値を $\overline{x}$，標準偏差を $s\left(=\sqrt{\dfrac{1}{n}\sum_{i=1}^{n}(x_i - \overline{x})^2}\right)$，個数を n とするとき，最大値と最小値は次の範囲に存在する[注2.1]．

$$\overline{x} \leqq 最大値 \leqq \overline{x} + \sqrt{n}s \tag{2.11}$$

$$\overline{x} - \sqrt{n}s \leqq 最小値 \leqq \overline{x} \tag{2.12}$$

練習問題

2.1 次の3組のデータについて，それぞれの平均値 $\bar{x}$ とメジアン Me を求めよ．
(1) 0, −3, 21, 12, −7, 19
(2) 8, 1, 5, −49, 2
(3) 11, −6, 5, 1, −1, −2, 8, 4

2.2 次の5組のデータについて，それぞれ，範囲（レンジ），分散 s^2，標準偏差 s を求めよ．
(1) 1, 4, 10
(2) 6, 8, 3, 11, 2
(3) −2, 5, 2, 4, 1
(4) −5, −3, −7, −2, −3
(5) 72.54, 74.28, 73.16, 72.20

2.3 文部科学省の平成23（2011）年度学校保健統計調査によれば，高等学校15歳女子の身長 [cm] の平均値 $\bar{x}$ と標準偏差 s は，$\bar{x} = 157.1$，$s = 5.25$ である．次の問いに答えよ．
(1) 身長の変動係数を求めよ．
(2) 身長が 150.8 cm 以下または 163.4 cm 以上であるものは，多くとも全体の何%であると考えられるか．

第 3 章
データの整理（2 変数の場合）

　この章では，2 変数，すなわち 2 種類の情報をもつデータのとりまとめ方を考える．2 変数の場合には，それぞれの分布だけでなく，お互いがどのように関連しているのかが重要であるので，2 変数の関連の強さを数量的に表す相関係数という指標を紹介する．さらに，変数 X の関数として，もう一方の変数 Y を説明することを考える．このことを回帰分析といい，最も簡単な 1 次関数で表す回帰分析を紹介する．ただし，自然科学の分野においては，指数関数のような曲線で表される関係を示す例も多い．章の最後で，指数関数の関係を見やすい形で表すことができる，対数グラフ用紙の使い方を紹介する．

3.1　2 変数の解析

2 変数のデータを取り扱う際に気をつけるべきことを，具体例をとおしてみていく．

(1)　婚姻年齢の例

　厚生労働省は，1 年間に発生した出生，死亡，死産，婚姻，離婚を集計したものをとりまとめ，「人口動態統計」として発表している．ここでは，平成 22 (2010) 年のデータから婚姻を例にとり，2 変数の解析をおこなう．

　図 3.1 は，平成 22 年の婚姻件数 700 214 件のうち，平成 22 年に結婚生活に入り届け出た 584 078 件について，夫と妻の年齢分布を示したものである．婚姻年齢を性別でみて多い順に挙げると，次のとおりである．

	夫	妻
第 1 位	27 歳（41 283 件）	27 歳（47 572 件）
第 2 位	28 歳（41 263 件）	26 歳（47 189 件）
第 3 位	26 歳（38 842 件）	28 歳（44 870 件）

夫は 27 歳，妻は 27 歳で結婚したものが一番多いが，この結果から，夫妻ともに 27 歳の組の婚姻が一番多いといえるだろうか．

　婚姻は必ず夫妻 1 人ずつのペアでおこなわれるので，表 3.1 のように，夫と妻の年

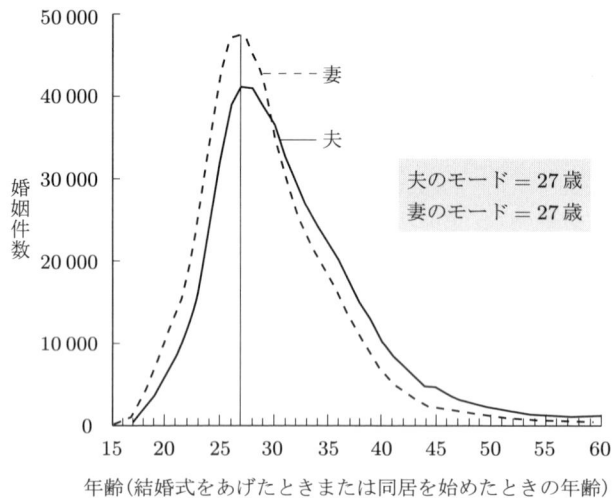

図 3.1 婚姻における夫と妻の年齢分布（2010 年）
（資料：厚生労働省，平成 22 年人口動態統計）

齢の分布を 2 次元上で解析する．表 3.1 は，上記の問いに対する答えを得るために，夫と妻の組の年齢分布を一部示したものである．婚姻件数の多い順に夫と妻の年齢の組み合わせを示すと，次のとおりである．

　　第 1 位　　夫 26 歳—妻 26 歳（10 722 件）
　　第 2 位　　夫 27 歳—妻 27 歳（10 163 件）
　　第 3 位　　夫 25 歳—妻 25 歳（9 810 件）

したがって，夫妻ともに 27 歳の組の婚姻は第 2 位であって，前述したように夫が性別でみて第 3 位の 26 歳，妻が性別でみて第 2 位の 26 歳の組が第 1 位である．

　2 変数（上記の例では夫の年齢と妻の年齢）について調査した場合に，1 変数について調べた結果を単に 2 つ積み重ねて誤った結論を出すことは，社会調査などでも次のような形でみられる．

(2) 単純集計と 2 次元集計

たとえば，表 3.2 のような場合，1 変数ずつの単純な集計（単純集計）では，第 1 問 "YES" は 100 人中 60 人，第 2 問 "YES" も 100 人中 60 人と，A, B, C 3 つのグループとも差はみられない．しかし，2 次元で解析すると，次のような特徴が現れる．

① グループ A：両問とも "YES" が 60 人（60%）と，単純集計の結果をそのまま積み重ねた形になっている．また，第 1 問に "YES" と答えた人は第 2 問も "YES"，第 1 問に "NO" と答えた人は第 2 問も "NO" という反応を示している．

3.1 2変数の解析　21

表 3.1 婚姻件数の年齢分布 (2010年)

妻の年齢[歳]＼夫の年齢[歳]	…	20	21	22	23	24	25	26	27	28	29	30	31	32	33	34	35	…	計
40	…	3	2	5	8	7	19	28	41	53	61	94	93	140	169	192	241	…	6709
39	…	1	2	12	18	19	44	54	77	92	117	129	181	243	239	332	386	…	8866
38	…	3	10	13	15	32	47	71	95	128	132	229	243	305	368	464	545	…	10902
37	…	6	5	13	27	43	65	110	135	179	240	295	372	464	513	610	781	…	13151
36	…	3	10	14	36	71	97	175	219	277	368	474	501	727	824	961	1316	…	16091
35	…	13	12	25	49	109	125	217	283	382	477	642	751	888	1142	1533	2205	…	18134
34	…	7	13	24	67	116	188	270	419	503	674	933	1052	1314	1819	2435	2077	…	20614
33	…	6	25	41	83	160	250	377	564	745	916	1201	1566	2015	3026	2371	1914	…	23158
32	…	12	23	66	112	234	341	562	815	1061	1309	1660	2400	3631	2648	2275	1880	…	26053
31	…	22	39	93	125	291	496	733	1058	1505	1915	3065	4512	3183	2525	2161	1792	…	30178
30	…	23	43	110	201	394	709	1148	1583	2212	3417	5898	4028	3112	2519	2069	1621	…	35041
29	…	25	81	173	288	563	1084	1673	2542	4397	7598	5293	3724	3001	2350	2010	1515	…	41505
28	…	45	90	220	459	797	1536	2476	4772	9050	5771	4255	3249	2627	2026	1601	1327	…	44870
27	…	66	136	283	573	1114	2138	4918	10163	6724	4623	3761	2760	2201	1719	1411	1119	…	47572
26	…	73	193	370	814	1676	4542	10722	6960	4871	3678	2843	2209	1665	1379	1103	853	…	47189
25	…	106	253	541	1154	3492	9810	6629	4549	3404	2713	2187	1621	1386	1052	814	679	…	42985
24	…	153	341	796	2591	7665	5127	3700	2790	2261	1915	1485	1122	911	721	578	507	…	34675
23	…	226	511	1639	5258	3604	2568	2032	1727	1423	1092	882	704	624	495	375	333	…	25104
22	…	361	1207	3666	2353	1806	1451	1208	1062	826	703	590	491	385	300	260	218	…	18085
21	…	883	2749	1794	1231	1024	919	794	650	516	444	361	283	221	205	156	143	…	13381
20	…	2307	1499	960	826	699	618	468	404	299	274	234	195	145	120	112	114	…	10460
計	…	6042	8380	11771	16986	24505	32683	38842	41283	41263	38765	36859	32420	29598	26590	24331	22149	…	584078

(資料：厚生労働省，平成22年人口動態統計)

表 3.2 単純集計では差がみられないが 2 次元集計で差が現れる 3 つの例

グループA		第2問			グループB		第2問			グループC		第2問		
		YES	NO	計			YES	NO	計			YES	NO	計
第1問	YES	60	0	60	第1問	YES	40	20	60	第1問	YES	20	40	60
	NO	0	40	40		NO	20	20	40		NO	40	0	40
	計	60	40	100		計	60	40	100		計	60	40	100

② グループB：両問とも "YES" と答えた人が一番多いが，しかし，40人（40％）と全体の半分以下になっている．また，第1問に "NO" と答えた人は第2問は "YES"，"NO" に20人ずつ答えており，回答の反応パターンがグループAとも異なっている．

③ グループC：両問とも "YES" の人は100人中20人と少数派になっている．また，第1問に "YES" と答えた人は第2問に関しては "NO" と答えるほうが多く，第1問に "NO" と答えた人は全員第2問に "YES" と答えており，回答に対する反応パターンがグループAとまったく異なっている．

以上のことは，2次元の解析をおこなうことによって，はじめてわかることであり，関連のある2変数について解析する場合は，2次元上で解析することが望ましい．

3.2 相関係数

表 3.1 からは，婚姻時の夫（妻）の年齢が高くなれば妻（夫）の年齢も高くなるという傾向がみられる．このように，数量的に表される2つの変数について，2次元上でその分布を検討するとき，表 3.1 のような表を**相関表**（correlation table）という．

一般に，相関表を観察すると，2変数のデータのばらつきについて，大まかに次の3通りの場合が考えられる．

① 一方の変数が増加するとき，もう一方の変数も増加する場合で，**正の相関**があるという．

② 一方の変数が増加するとき，もう一方の変数は減少する場合で，**負の相関**があるという．

③ 一方の変数が増加あるいは減少しても，もう一方の変数には増加あるいは減少という傾向がみられない場合で，**無相関**であるという．

2変数の間にみられる種々の相関関係を，客観的，数量的に表現するために，**相関係数**（correlation coefficient）を式 (3.1)，(3.2) のように定義し，英小文字 r で表す[注3.1]．

相関係数

2変数 X, Y について，n個のデータ $(x_1, y_1), (x_2, y_2), \ldots, (x_n, y_n)$ が得られたとき，次の式で表される値 r を相関係数という．

$$r = \frac{\dfrac{1}{n}\sum_{i=1}^{n}(x_i - \overline{x})(y_i - \overline{y})}{s_x \cdot s_y} \tag{3.1}$$

$$= \frac{\sum_{i=1}^{n}(x_i - \overline{x})(y_i - \overline{y})}{\sqrt{\sum_{i=1}^{n}(x_i - \overline{x})^2}\sqrt{\sum_{i=1}^{n}(y_i - \overline{y})^2}} \tag{3.2}$$

$$\left(\text{ただし，} s_x = \sqrt{\frac{1}{n}\sum_{i=1}^{n}(x_i - \overline{x})^2},\ s_y = \sqrt{\frac{1}{n}\sum_{i=1}^{n}(y_i - \overline{y})^2}\right)$$

相関係数 r は，次の①〜④に示すような性質をもつ．なお，x または y の値がすべて同じでない限り r の分母はつねに正であるので $\left(\sqrt{\sum_{i=1}^{n}(x_i - \overline{x})^2}\sqrt{\sum_{i=1}^{n}(y_i - \overline{y})^2} > 0\right)$，$r$ の値が - か + か 0 であるかは，r の分子 $\left(\sum_{i=1}^{n}(x_i - \overline{x})(y_i - \overline{y})\right)$ のみに注目すればよい．そこで，簡単のため，$\overline{x} = 0, \overline{y} = 0$ という特別な場合を例にとり，図 3.2 の散布図を用いて②〜④を説明する．

① $-1 \leqq r \leqq +1$ である[注3.2]．
② $0 < r \leqq 1$ のとき，正の相関関係がみられる．r が 0 に近づくに従って正の相

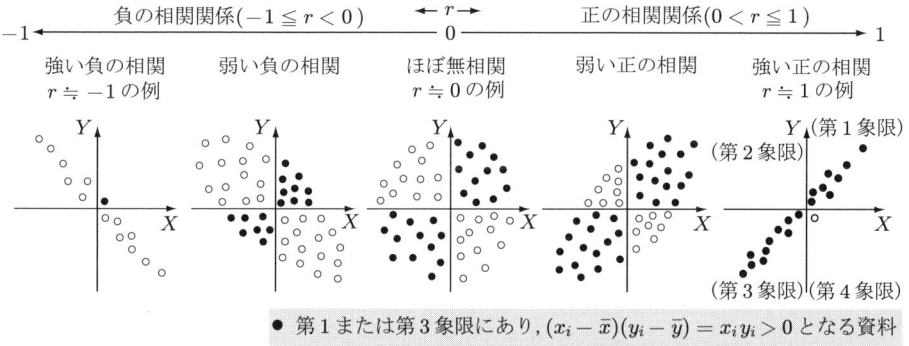

図 3.2 散布図と相関係数 r との対応 ($\overline{x} = 0, \overline{y} = 0$ の場合)

関関係は弱くなり，逆に，1 に近づくほど強い正の相関関係がみられる．そして，$r=1$ のときには，すべてのデータは右上がりの一直線上に並ぶ．

強い正の相関関係があるほど，データは図の第 1 および第 3 象限に多くなるので，$(x_i-\overline{x})(y_i-\overline{y})=x_iy_i$ の値は正の値が多くなる．したがって，n 個のデータの和 $\left(\sum_{i=1}^{n}(x_i-\overline{x})(y_i-\overline{y})=\sum_{i=1}^{n}x_iy_i\right)$ は正の値を示すので，$r>0$ となる．

③ $r=0$ のとき，無相関である．

データは第 1～第 4 象限まで散布し，$(x_i-\overline{x})(y_i-\overline{y})=x_iy_i$ は正負いずれの値も示すので，お互いに打ち消しあって，n 個のデータの和 $\left(\sum_{i=1}^{n}(x_i-\overline{x})(y_i-\overline{y})\right.$ $\left.=\sum_{i=1}^{n}x_iy_i\right)$ は 0 となる．

④ $-1 \leqq r < 0$ のとき，負の相関関係がみられる．r が 0 に近づくに従って負の相関関係は弱くなり，逆に，-1 に近づくほど強い負の相関関係がみられる．そして，$r=-1$ のときにはすべてのデータは右下がりの一直線上に並ぶ．

強い負の相関関係があるデータほど，図の第 2 および第 4 象限上に多く散布するので，$(x_i-\overline{x})(y_i-\overline{y})=x_iy_i<0$ となるデータが多くなる．したがって，n 個のデータの和 $\left(\sum_{i=1}^{n}(x_i-\overline{x})(y_i-\overline{y})=\sum_{i=1}^{n}x_iy_i\right)$ は負となるので，$r<0$ となる．

例題 3.1 次の表から x と y の相関係数 r を計算せよ．

(1)
x	-1	2	5
y	-2	2	3

(2)
x	1	2	3	4	5
y	3	1	-1	1	3

解 式 (3.2) を使う．

(1) $\overline{x}=(-1+2+5)\div 3=2,\quad \overline{y}=(-2+2+3)\div 3=1$

r の分母の 2 乗は

$$\sum_{i=1}^{3}(x_i-\overline{x})^2=(-1-2)^2+(2-2)^2+(5-2)^2=18$$

$$\sum_{i=1}^{3}(y_i-\overline{y})^2=(-2-1)^2+(2-1)^2+(3-1)^2=14$$

の積となり，r の分子は

$$\begin{aligned}\sum_{i=1}^{3}(x_i-\overline{x})(y_i-\overline{y})&=(-1-2)(-2-1)+(2-2)(2-1)+(5-2)(3-1)\\&=15\end{aligned}$$

となる．したがって，r は式 (3.2) より

$$r = \frac{15}{\sqrt{18}\sqrt{14}} \fallingdotseq 0.945 \qquad \cdots\text{（答）}$$

(2) 　　　$\overline{x} = (1+2+3+4+5) \div 5 = 3, \quad \overline{y} = (3+1+(-1)+1+3) \div 5 = 1.4$

r の分母の 2 乗は

$$\sum_{i=1}^{5}(x_i - \overline{x})^2 = (1-3)^2 + (2-3)^2 + (3-3)^2 + (4-3)^2 + (5-3)^2$$
$$= 10$$

$$\sum_{i=1}^{5}(y_i - \overline{y})^2 = (3-1.4)^2 + (1-1.4)^2 + (-1-1.4)^2$$
$$+ (1-1.4)^2 + (3-1.4)^2 = 11.2$$

の積となり，r の分子は

$$\sum_{i=1}^{5}(x_i - \overline{x})(y_i - \overline{y}) = (1-3)(3-1.4) + (2-3)(1-1.4)$$
$$+ (3-3)(-1-1.4) + (4-3)(1-1.4)$$
$$+ (5-3)(3-1.4) = 0$$

となる．したがって，r は式 (3.2) より

$$r = \frac{0}{\sqrt{10}\sqrt{11.2}} = 0 \qquad \cdots\text{（答）}$$

例題 3.1(2) の 5 個のデータの散布図をかくと，図 3.3 のようになる．この場合，右下がりの直線的な関係（A—B—C）と右上がりの直線的な関係（C—D—E）の 2 つに分けるほうが妥当である．この例が示すように，相関係数が 0 であることから，ただちに 2 変数の間に何の関係もないと考えてよいとは限らない．まず，散布図をかき，

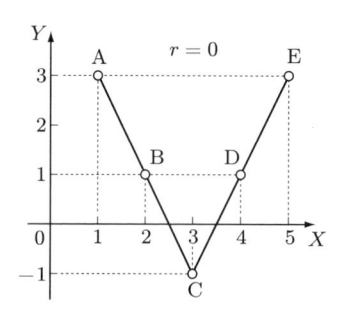

図 3.3　例題 3.1(2) のデータの散布図

2 変数の間に直線的な関係がみられるようであれば，その次に，相関係数 r を計算するべきである．

3.3　2 変数の間の関係式

2 変数の間に直線的な関係をはじめとして，種々の関係がみられるとき，これらの関係を数式を使って表現することができれば，一方の変数の値からもう一方の変数の値を推測することができるなど，便利なことが多い．この節では，2 変数の基本的な関係式として，回帰直線と指数曲線を扱う．

(1)　回帰直線

相関係数 r の絶対値が大きければ ($|r| \fallingdotseq 1$)，データはほぼ一直線上に並び，2 変数 X, Y の間には直線的な関係が成り立つことは，3.2 節で述べた．一般に，2 変数 X, Y について得られたデータ (x_i, y_i) の組の値から求めた関係式 $Y = a + bX$ を**回帰直線**（regression line）という．まず，簡単な例として 3 個のデータによる回帰直線を求め，そのあとに一般的な場合を述べる．

(a)　3 個のデータによる回帰直線　　図 3.4 のように，一直線上にない 3 点 A(0,1)，B(3,2)，C(5,6) が与えられたとき，回帰直線 $Y = a + bX$ を求めよう．

変数 X の値が定まれば変数 Y の値も定まると考え，$X = 0, 3, 5$ に対応する回帰直線上の点（**理論値**）をそれぞれ D, E, F とすれば，データと理論値との差（誤差）は

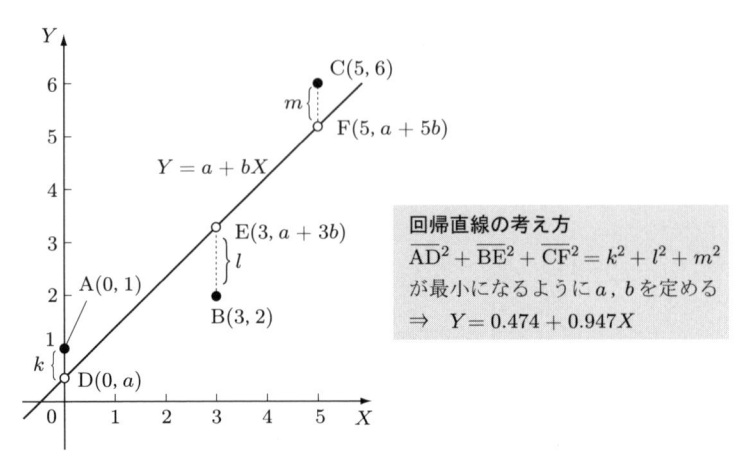

図 3.4　3 点 A, B, C の回帰直線

次のように表される．

$$\overline{\text{AD}} = k = |a-1|, \quad \overline{\text{BE}} = l = |a+3b-2|, \quad \overline{\text{CF}} = m = |a+5b-6|$$

ここで，誤差の和 $\overline{\text{AD}} + \overline{\text{BE}} + \overline{\text{CF}}$ $(= |a-1| + |a+3b-2| + |a+5b-6|)$ を最小にするように回帰直線を求めればよいのであるが，誤差が絶対値で示されており，計算が煩雑になる．そこで，誤差の 2 乗和 $(\overline{\text{AD}}^2 + \overline{\text{BE}}^2 + \overline{\text{CF}}^2)$ が最小になるように，回帰直線の定数 a と係数 b を求める．

$$\begin{aligned}
\overline{\text{AD}}^2 + \overline{\text{BE}}^2 + \overline{\text{CF}}^2 &= (a-1)^2 + (a+3b-2)^2 + (a+5b-6)^2 \\
&= 3a^2 + (16b-18)a + 34b^2 - 72b + 41 \\
&= 3\left(a + \frac{8b-9}{3}\right)^2 + \frac{1}{3}(38b^2 - 72b + 42) \\
&= 3\left(a + \frac{8b-9}{3}\right)^2 + \frac{38}{3}\left(b - \frac{36}{38}\right)^2 + \frac{100}{38}
\end{aligned}$$

これより，$\overline{\text{AD}}^2 + \overline{\text{BE}}^2 + \overline{\text{CF}}^2$ は $b = 36/38, a = -(8b-9)/3 = 18/38$ のときに最小値 $100/38$ をとる．したがって，求める回帰直線は次の式になる．

$$Y = \frac{18}{38} + \frac{36}{38}X \fallingdotseq 0.474 + 0.947X$$

(b) 一般の場合　2 変数 X, Y について得られた n 個のデータ $(x_1, y_1), (x_2, y_2)$, …, (x_n, y_n) による回帰直線 $Y = a + bX$ の求め方を，図 3.5 を用いて説明する．

まず，変数 X の値が与えられれば，それに対応する変数 Y の値も定まると考える．すなわち，一般に，第 i 組のデータ (x_i, y_i)（図中の点 P）については，点 P を通り Y 軸に平行な直線が回帰直線と交わる点 $\text{Q}(x_i, a+bx_i)$ が理論値として対応する．

そして，理論値とデータとの差 $\overline{\text{PQ}}$ $(= |a+bx_i-y_i|)$ が誤差であるが，誤差が小さいほど望ましいので，第 1 番目のデータから第 n 番目のデータについての誤差の和

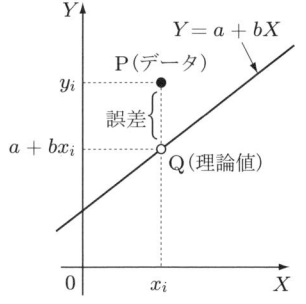

	データ		理論値	|誤差|	(誤差)^2
第 1 組	x_1	y_1	$a+bx_1$	$\|a+bx_1-y_1\|$	$(a+bx_1-y_1)^2$
⋮	⋮	⋮	⋮	⋮	⋮
第 i 組	x_i	y_i	$a+bx_i$	$\|a+bx_i-y_i\|$	$(a+bx_i-y_i)^2$
⋮	⋮	⋮	⋮	⋮	⋮
第 n 組	x_n	y_n	$a+bx_n$	$\|a+bx_n-y_n\|$	$(a+bx_n-y_n)^2$
計				$\sum_{i=1}^{n}\|a+bx_i-y_i\|$	$\sum_{i=1}^{n}(a+bx_i-y_i)^2$

図 3.5　回帰直線（$Y = a + bX$）の考え方

$\left(\sum_{i=1}^{n} |a + bx_i - y_i| \right)$ が最小になるように求めればよい.

しかし，誤差には絶対値が含まれているので，実際には複雑な計算を避けるため，誤差の2乗和 $\left(\sum_{i=1}^{n} (a + bx_i - y_i)^2 \right)$ が最小になるように回帰直線の定数 a と係数 b を求める．このような方法を**最小2乗法**（method of least squares）という．ここで，変数 X の値が決まれば，それに対応して変数 Y の値も定まると考えたので，変数 X を**独立変数**あるいは**説明変数**，変数 Y を**従属変数**あるいは**目的変数**という．以上をまとめると，次のようになる．

回帰直線の定数 a と係数 b

2変数 X, Y について，n 個のデータが次のように与えられたとする．

番号 i	1	2	$\cdots$	i	$\cdots$	n
変数 X	x_1	x_2	$\cdots$	x_i	$\cdots$	x_n
変数 Y	y_1	y_2	$\cdots$	y_i	$\cdots$	y_n

このとき，X を独立変数（説明変数），Y を従属変数（目的変数）とする回帰直線（X に対する Y の回帰直線ともいう）を

$$Y = a + bX$$

とすれば，

$$a = \frac{\sum_{i=1}^{n} x_i^2 \sum_{i=1}^{n} y_i - \sum_{i=1}^{n} x_i y_i \sum_{i=1}^{n} x_i}{n \left(\sum_{i=1}^{n} x_i^2 \right) - \left(\sum_{i=1}^{n} x_i \right)^2} \tag{3.3}$$

$$b = \frac{n \sum_{i=1}^{n} x_i y_i - \sum_{i=1}^{n} x_i \sum_{i=1}^{n} y_i}{n \left(\sum_{i=1}^{n} x_i^2 \right) - \left(\sum_{i=1}^{n} x_i \right)^2} \tag{3.4}$$

である[注3.3]．なお，データが回帰直線のまわりにどれだけ集中しているのかについては，相関係数 r あるいは r^2 により知ることができる．r の絶対値が1に近いほど，データの並び方は直線とみなすことができる．

例題 3.2 次の3個のデータについて (1), (2) に答えよ．

番号 i	1	2	3
変数 $X(= x_i)$	0	3	5
変数 $Y(= y_i)$	1	2	6

(1) X を独立変数(説明変数), Y を従属変数(目的変数)とする回帰直線 $Y = a + bX$ を求めよ.

(2) 相関係数 r を求めよ.

解 問題のデータは, 前述 (a) の 3 点 A, B, C のデータである ($n = 3$).

(1)
$$\sum_{i=1}^{n} x_i = 0 + 3 + 5 = 8, \quad \sum_{i=1}^{n} y_i = 1 + 2 + 6 = 9$$

$$\sum_{i=1}^{n} x_i^2 = (0)^2 + (3)^2 + (5)^2 = 34$$

$$\sum_{i=1}^{n} x_i y_i = (0 \times 1) + (3 \times 2) + (5 \times 6) = 36$$

式 (3.3), (3.4) に, これらの値を代入する.

$$a = \frac{34 \times 9 - 36 \times 8}{3 \times 34 - 8^2} = \frac{18}{38} \fallingdotseq 0.474, \quad b = \frac{3 \times 36 - 8 \times 9}{3 \times 34 - 8^2} = \frac{36}{38} \fallingdotseq 0.947$$

したがって, 求める回帰直線は次の式になる.

$$Y = 0.474 + 0.947 X \qquad \cdots （答）$$

(2) $\overline{x} = \dfrac{(0+3+5)}{3} = \dfrac{8}{3}, \quad \overline{y} = \dfrac{(1+2+6)}{3} = 3$

$$\sum_{i=1}^{n}(x_i - \overline{x})(y_i - \overline{y}) = \left(0 - \frac{8}{3}\right)(1-3) + \left(3 - \frac{8}{3}\right)(2-3) + \left(5 - \frac{8}{3}\right)(6-3)$$
$$= 12$$

$$\sum_{i=1}^{n}(x_i - \overline{x})^2 = \left(0 - \frac{8}{3}\right)^2 + \left(3 - \frac{8}{3}\right)^2 + \left(5 - \frac{8}{3}\right)^2 = \frac{38}{3}$$

$$\sum_{i=1}^{n}(y_i - \overline{y})^2 = (1-3)^2 + (2-3)^2 + (6-3)^2 = 14$$

したがって, 相関係数 r は次のようになる.

$$r = \frac{12}{\sqrt{38/3}\sqrt{14}} = \frac{12\sqrt{3}}{\sqrt{38}\sqrt{14}} \fallingdotseq 0.901 \qquad \cdots （答）$$

(2) 指数曲線

(a) 指数曲線 2 変数 X, Y について, X が増加するとき, Y が単調に増加あるいは減少するという関係がある場合を考える. このとき 2 変数の間に, 直線的な関係ではなく, 図 3.6 に示すような関係がみられることがある. このように, 一般に

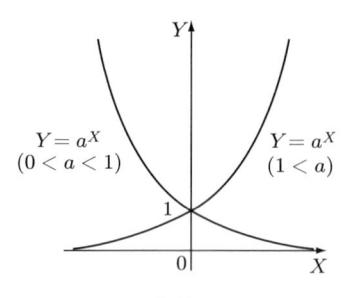

図 3.6　指数曲線の例

$$Y = m \cdot a^X \quad (ただし,\ m > 0,\ a > 0,\ a \neq 1) \tag{3.5}$$

という形で表される関数を**指数関数** (exponential function)，グラフを**指数曲線**という．

(b) 片対数グラフ用紙　2変数の間に指数関数の関係がみられるかどうかを，片対数グラフ用紙を使用して簡単に判定することができる．

片対数グラフ用紙は，図 3.7 に示すように，横軸は普通の等間隔目盛であるが，縦軸を $Y = y_i$ の値が $\log_{10} y_i$ の位置になるように目盛ったもの（対数目盛）である．たとえば，$\log_{10} 1 = 0, \log_{10} 0.5 = \log_{10} 2^{-1} = -\log_{10} 2$ という関係があるので，対数目盛では 0.5 と 1 の間隔と 1 と 2 の間隔とは同じである．ここで，対数の定義より $Y = y_i > 0$ であるから，対数目盛に 0 はないことに注意するべきである．

片対数グラフ上で直線となるとき，変数 Y を $\log_{10} Y$ と変換したので，変数 X と変数 Y の関係は

$$\log_{10} Y = k + lX$$

と表される．これを変形し，$10^k = m, 10^l = a$ とおけば

$$Y = 10^{k+lX} = (10^k) \cdot (10^l)^X = m \cdot a^X$$

となる．したがって，片対数グラフ上で直線となるとき，X, Y の間には指数関数の関係が成り立つ．

指数関数の簡単な例として，$Y = 0.1 \cdot 2^X$ を挙げよう．変数 X の種々の値に対して，変数 Y は次のような値をとる．

X	0	1	2	3	4	5	6
Y	0.1	0.2	0.4	0.8	1.6	3.2	6.4

図 3.7 はこの関係をプロットしたものであるが，指数曲線（指数関数）が片対数グラフ上では直線となって示されている．

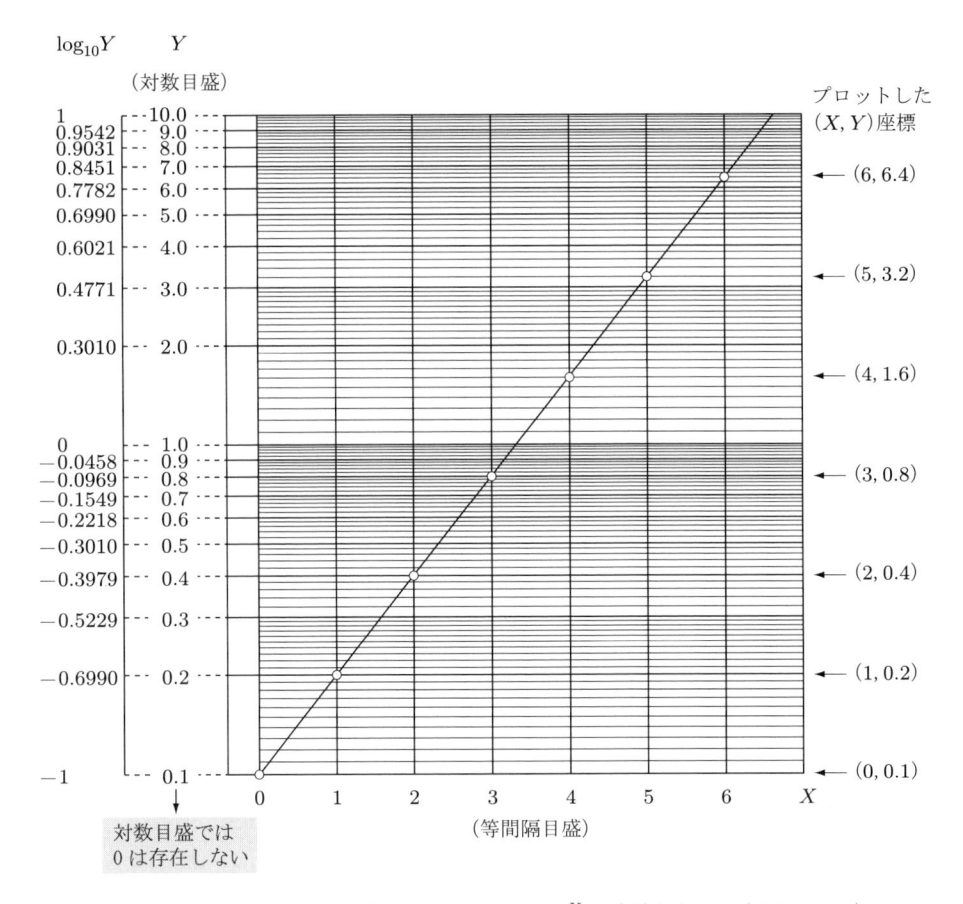

図 3.7 片対数グラフ用紙（指数曲線 $Y = 0.1 \cdot 2^X$ が直線となって示されている）

例題 3.3 厚生労働省の人口動態統計によれば，平成 22（2010）年の 5 歳階級別にみた男性の総死亡率（人口 10 万人あたりの全死因による死亡数）は次のとおりである．横軸（等間隔目盛）に年齢階級，縦軸（対数目盛）に死亡率をとり，片対数グラフ上で死亡率が年齢とともにどのように変化するかを調べよ．

年齢階級	死亡率	年齢階級	死亡率	年齢階級	死亡率
0〜4	69.6	35〜39	98.8	70〜74	2 270.9
5〜9	9.2	40〜44	151.3	75〜79	3 959.4
10〜14	11.6	45〜49	238.2	80〜84	7 046.3
15〜19	30.4	50〜54	384.5	85〜89	12 030.9
20〜24	60.8	55〜59	631.5	90〜94	20 252.2
25〜29	66.2	60〜64	934.9	95〜99	31 876.6
30〜34	76.0	65〜69	1 460.9		

解 グラフは図 3.8 のようになる．5〜9 歳で死亡率が最低となったのち，年齢の上昇とともに死亡率は高くなり，40 歳以上の年齢階級では片対数グラフ上でほぼ直線的な推移を示す．したがって，40 歳以上の年齢階級では，死亡率は加齢とともに指数関数的に増加する．

…（答）

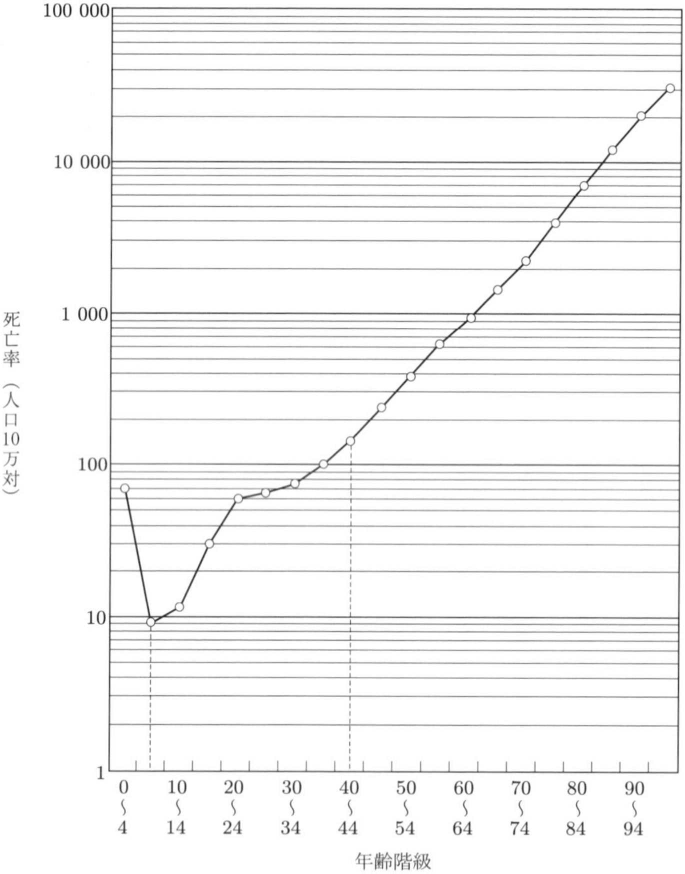

図 3.8 年齢階級別にみた死亡率（2010 年，男性）（資料：厚生労働省「人口動態統計」）

(c) 両対数グラフ用紙（べき乗の関係） 図 3.9 のような横軸と縦軸がともに対数目盛のグラフ用紙を，両対数グラフ用紙とよぶ．両対数グラフ上で直線となる場合の 2 変数の関係は

$$\log_{10} Y = a + b \log_{10} X$$

と表される．ここで，次のように式を変形することができる．

$$\log_{10} Y - b \log_{10} X = a \iff \log_{10} \frac{Y}{X^b} = a \iff Y = 10^a \cdot X^b$$

3.3 2変数の間の関係式　33

$Y = 2 \cdot X^{\frac{4}{3}}$

$Y = \sqrt{X}$

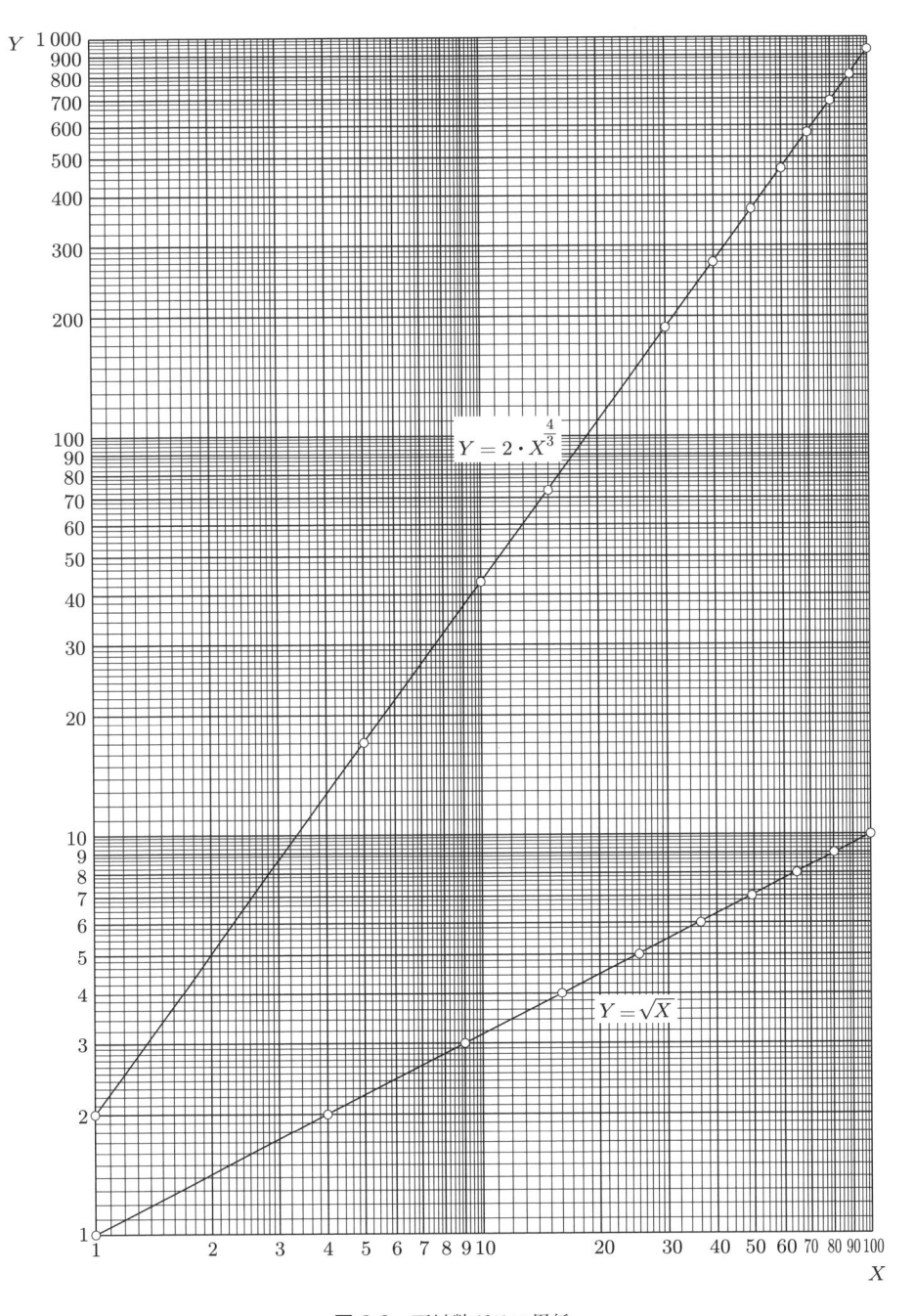

図 3.9　両対数グラフ用紙

したがって，変数 Y は変数 X のべき乗（b 乗）で表されるという関係がある．図 3.9 では，$Y = \sqrt{X}, Y = 2 \cdot X^{\frac{4}{3}}$ という 2 つの関数が両対数グラフ上で直線となって示されている．

医学関連領域でみられる「べき乗」の関係の例に，体表面積がある．体表面積は，投薬量を計算する際に基準となることがある．ここでは，体表面積 $A\,[\text{cm}^2]$ を身長 $L\,[\text{cm}]$ と体重 $W\,[\text{kg}]$ から求める公式の中から，デュボア（Du Bois）式を紹介する．

$$A = W^{0.425} \times L^{0.725} \times 71.84 \quad \text{（デュボア式）}$$

これより，身長 L が一定のとき，体表面積 A は体重 W の 0.425 乗で表され，体重 W が一定のとき，体表面積 A は身長 L の 0.725 乗で表されるという関係がわかる．

練習問題

3.1 次のデータについて，x と y の相関係数 r を計算せよ．

(1)

x	1	2	3
y	3	5	4

(2)

x	0	1	2	3	4
y	10	8	6	4	2

3.2 次のデータについて，それぞれ，① X を独立変数，Y を従属変数とする回帰直線 $Y = a + bX$ と，② 相関係数 r を求めよ．

(1)

番号 i	1	2	3	4
変数 X	1	3	6	10
変数 Y	-8	-3	2	5

(2)

番号 i	1	2	3	4	5
変数 X	-6	0	2	4	5
変数 Y	5	2	0	-3	-4

(3)

番号 i	1	2	3	4	5
変数 X	-3	-2	0	1	4
変数 Y	8	5	2	0	-5

第4章
確率と分布

　第6章の検定や第7章の推定で解説をするが，より詳しくデータを評価し，母集団がある分布に従うかどうか判断を下すためには，確率の知識をツールとして使いこなす必要がある．そのために，この章では確率の基本的な性質を説明し，ランダムなデータを特徴づける確率分布を紹介する．第5章以降を学ぶための準備として，確率の考え方や記号，計算方法を習得してほしい．

4.1 確　率

(1)　確率の意味
　いま，これから1つのサイコロを1回ふるとき，奇数の目はどれくらいの可能性で出現するだろうか．このような可能性の程度を表す尺度を**確率**（probability）という．では実際に，サイコロを1回ふるとき，奇数の目が出る確率を考えてみよう．

① **統計的確率**：1つのサイコロを何回もふり，奇数の目が出る回数を調べる実験をおこなうとする．n 回サイコロをふって，r 回奇数の目が出るとき，比率 r/n を**相対度数**という．相対度数 r/n は，n の値が大きくなるに従って，一定の値 $1/2$ に近づいていく．そこで，この一定の値を確率と定める．すなわち，サイコロを1回ふるとき，奇数の目が出る確率が $1/2$ であるというのは，サイコロをふるという試行を多数回おこなうと，奇数の目の出る相対度数が $1/2$ に近づいていくということである．

② **数学的確率**：1つのサイコロをふるとき，正しく作られたサイコロであれば，どの目が出ることもすべて同程度に確からしいと考えられる．そこで，このときは1から6のどの目も等確率（$= 1/6$）で出ると決める．したがって，奇数は 1, 3, 5 の3通りあるので，奇数の目の出る確率は $3/6 = 1/2$ となる．すなわち，サイコロを1回ふるとき，奇数の目が出る確率が $1/2$ であるというのは，サイコロのどの目が出ることもすべて同程度に確からしいと考えて，出る目が6通りあるうち奇数が3通りあるので，3通り $\div$ 6通り $= 1/2$ ということである．

以上，①と②の2つの立場から，サイコロを1回ふるときの奇数の目が出る確率を

考え，これらが一致することを述べたが，一般に②の数学的確率は前提として「同程度に確からしい」と考えることが正しい限り，①の統計的確率と一致する．しかし，起こる結果が同程度に確からしいと考えることができない試行については，この立場から確率を求めることはできない．

なお，最後に，確率の概念を拡張して，**主観的確率**というものを考える立場もあることを付け加えておく．主観的確率とは，何回もの繰り返しということになじまない1回限りの試行の場合や，事前に得られた情報に基づいて行動する場合などの意思決定に関する主観的な判断の確信の程度を表す尺度である．

(2) 確率の基本性質

(a) 事象と集合 1つのサイコロを1回ふるとき，出る目は1から6までのいずれかである．これを集合 S を使って表すと，$S = \{1, 2, 3, 4, 5, 6\}$ である．この集合 S のように，試行の結果起こりうるすべての場合を表した集合を**標本空間**（sample space）という．

一般に，試行の結果起こることがらを**事象**（event）というが，これは標本空間 S の部分集合として表すことができる．たとえば，奇数の目が出る事象 A は，S の部分集合 $A = \{1, 3, 5\}$ で表される．

このように，事象と集合とを対応させて考えることができるので，本書では事象と集合とを表す記号を区別せずに，次のように同一の記号を用いて表す．

① S （**全事象**）：標本空間 S に対応する事象で，必ず起こる事象．
② ϕ （**空事象**）：空集合 ϕ に対応する事象で，絶対起こらない事象．
③ $A \cup B$ （**和事象**）：2つの事象 A, B のうち，少なくとも1つが起こる事象（図 4.1）．
④ $A \cap B$ （**積事象**）：2つの事象 A, B が同時に起こる事象（図 4.2）．$A \cap B = \phi$ のとき，事象 A, B は同時には絶対起こらず，**互いに排反である**という（図 4.3）．
⑤ $\overline{A}$ （**余事象**）：事象 A が起こらない事象（図 4.4）．

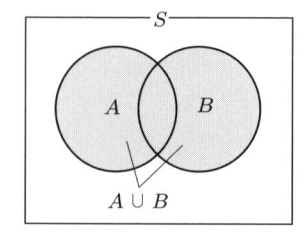

図 4.1 和事象 $A \cup B$

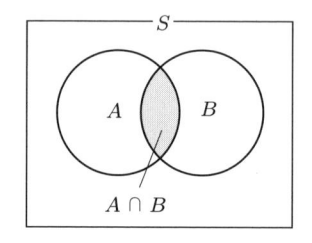

図 4.2 積事象 $A \cap B$

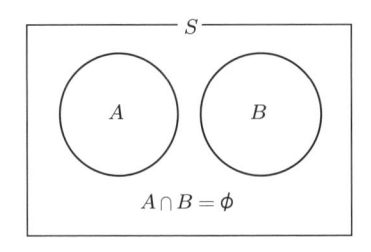

図 4.3　A と B が排反事象の場合

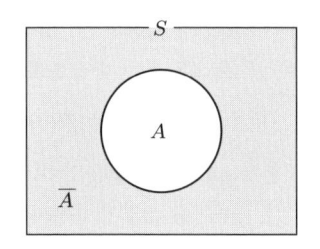

図 4.4　余事象 $\overline{A}$

(b) 確率の基本性質　事象 A, B などが起こる確率を，それぞれ，$P(A), P(B)$ などで表すとき，確率の基本性質は次のように表される．

確率の基本性質
① $0 \leqq P(A) \leqq 1$
② $P(S) = 1, P(\phi) = 0$
③ A, B が互いに排反であるとき，次の式が成り立つ．
$$P(A \cup B) = P(A) + P(B) \tag{4.1}$$

基本性質①〜③を説明すると，次のとおりである．
① ある事象 A の起こる確率は負になることも，また，1 を超えることもない．
② すべての事象が起こる確率は 1，絶対起こらない事象の確率は 0 である．
③ 一般に，2 つの事象 A, B については，
$$P(A \cup B) = P(A) + P(B) - P(A \cap B) \tag{4.2}$$

が成り立つ．これを**加法定理**という．とくに，事象 A, B が互いに排反であるとき，$A \cap B = \phi$ であるので $P(A \cap B) = 0$ となり，③の式 (4.1) が導かれる．また，事象 A とその余事象 $\overline{A}$ は排反であり $(A \cap \overline{A} = \phi)$，しかも $A \cup \overline{A} = S$ であるので，式 (4.1) より容易に次の余事象に関する定理が導かれる．

$$P(\overline{A}) = 1 - P(A) \tag{4.3}$$

(3) 条件つき確率

(a) 条件つき確率　2 つの事象 A, B について，事象 A が起こるという条件のもとに事象 B が起こる確率を，A を条件とする B の**条件つき確率**という．これを $P(B|A)$ または $P_A(B)$ で表し，次のように定義する．

$$P(B|A) = \frac{P(A \cap B)}{P(A)} \tag{4.4}$$

この条件つき確率を用いると，事象 A と B が同時に起こる確率 $P(A\cap B)$ は式 (4.4) より次のように表される．これを**乗法定理**という．

$$P(A \cap B) = P(A)P(B|A) = P(B)P(A|B) \tag{4.5}$$

$P(B|A)$ と $P(A|B)$ の違いについては，集合とその図で考えると理解しやすい．事象 S, A, B, $A \cap B$ の要素の個数をそれぞれ $n(S)$, $n(A)$, $n(B)$, $n(A \cap B)$ で表すとき，図 4.5 では $n(S) = 100$, $n(A) = 20 + 15 = 35$, $n(B) = 35 + 15 = 50$, $n(A \cap B) = 15$ である．これから，$P(B|A)$ と $P(A|B)$ はそれぞれ次のように求まる．

$$P(B|A) = \frac{n(A \cap B)/n(S)}{n(A)/n(S)} = \frac{15/100}{35/100} = \frac{15}{35}$$

$$P(A|B) = \frac{n(A \cap B)/n(S)}{n(B)/n(S)} = \frac{15/100}{50/100} = \frac{15}{50}$$

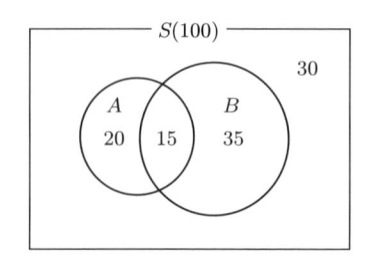

図 4.5 2 つの条件つき確率（$P(B|A) = 15/35$, $P(A|B) = 15/50$）

(b) 独立　2 つの事象 A, B について，条件つき確率 $P(B|A)$ と $P(B)$ との間に

$$P(B|A) = P(B) \tag{4.6}$$

という関係が成り立つとき，事象 A と B とは**互いに独立**であるという．独立でないときは**従属**であるという．一般に，$P(B|A) \neq P(B)$ であるが，A と B が独立のとき，式 (4.6) は一方の事象 B が起こる確率は，ほかの事象 A が起こったかどうかによらず，その影響をまったく受けないことを示している．式 (4.5), (4.6) より，2 つの事象 A, B が独立のとき，

$$P(A \cap B) = P(A)P(B) \tag{4.7}$$

である．

例題 4.1　1 から 8 までの数字を 1 つずつ書いた 8 枚のカードがある．1 枚のカードを引くとき，奇数のカードが出る事象を A，6 以上のカードが出る事象を B，2 以下のカードが出る事象を C とする．次の問いに答えよ．

(1) 事象 A と B は独立か従属か． (2) 事象 A と C は独立か従属か．

解 2つの事象 A, B について独立か従属であるかは，式 (4.6) または式 (4.7) が成り立つかどうかを調べればよい．
$$P(A) = \frac{4}{8}, \quad P(B) = \frac{3}{8}, \quad P(C) = \frac{2}{8}, \quad P(A \cap B) = \frac{1}{8}, \quad P(A \cap C) = \frac{1}{8}$$

(1) 式 (4.6) が成り立つかどうかを調べる．
$$P(B|A) = \frac{P(A \cap B)}{P(A)} = \frac{1/8}{4/8} = \frac{1}{4}$$

であるから，$P(B|A) \neq P(B)$ である．したがって，事象 A と B は従属である．
…（答）

(2) 式 (4.7) が成り立つかどうかを調べる．
$$P(A)P(C) = \frac{4}{8} \times \frac{2}{8} = \frac{1}{8}$$

であるから，$P(A \cap C) = P(A)P(C)$ である．したがって，事象 A と C は独立である．
…（答）

(4) 反復試行の確率

サイコロをふったり，コインを投げたりする場合のように，何回も繰り返しておこなうことのできる試行について，どの回の試行の結果もほかの回の試行の影響をまったく受けないとき，このような試行を**独立試行**という．

例として，正しく作られた 1 個のサイコロを 2 回続けてふるという試行を考える．第 1 回目に 1 から 6 までのいずれの目が出ても，この結果は第 2 回目の試行の結果に影響するとは考えられず，さらに，第 1 回目の結果が第 2 回目の試行の影響を受けたものであるとも考えられないので，この試行は独立試行である．

同じ条件で独立試行を繰り返すとき，これらの一連の試行を**反復試行**とよび，次に示す重要な定理がある．

反復試行の確率

1 回の試行である事象 A の起こる確率 $P(A)$ が p である反復試行において，n 回の試行のうち $r\,(0 \leqq r \leqq n)$ 回事象 A が起こる確率は次の式で与えられる．
$$_nC_r\, p^r (1-p)^{n-r} \tag{4.8}$$
ただし，$_nC_r = \dfrac{n!}{r!(n-r)!}$ である．

ここで，英大文字 C は Combination（組合せ）の頭文字から取った記号で，${}_nC_r$ は n 個のなかから r 個取り出す組合せの数を表す．そして，$n!$ は n の階乗といい，1 から n までの積である．すなわち，

$$n! = n \cdot (n-1) \cdot \cdots \cdot 2 \cdot 1$$

である．たとえば，$4! = 4 \times 3 \times 2 \times 1 = 24$ である．なお，$0! = 1$ とする．

例題 4.2 1つのサイコロを5回続けてふるとき，2の目がちょうど3回出る確率を求めよ．

解 式 (4.8) の反復試行の確率において，$n = 5, r = 3, p = 1/6$ とおいた場合である．

$$_5C_3 = \frac{5!}{3!(5-3)!} = \frac{5 \times 4 \times 3 \times 2 \times 1}{(3 \times 2 \times 1) \times (2 \times 1)} = 10$$

したがって，求める確率 P は次のようになる．

$$P = {}_5C_3 \left(\frac{1}{6}\right)^3 \left(\frac{5}{6}\right)^{5-3} = 10 \times \frac{5^2}{6^5} = \frac{250}{7776} \fallingdotseq 0.032 \quad \cdots \text{(答)}$$

(5) ベイズの定理

一般に，2つの事象 A, B について，図 4.6 に示すように

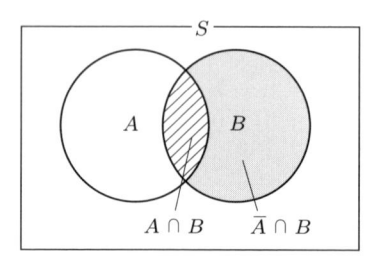

$$P(B) = P(A \cap B) + P(\overline{A} \cap B) \tag{4.9}$$

が成り立つ．ところで，式 (4.9) の右辺は，条件つき確率を用いれば，それぞれ，

$$P(A \cap B) = P(A)P(B|A), \quad P(\overline{A} \cap B) = P(\overline{A})P(B|\overline{A})$$

と表される．したがって，条件つき確率 $P(A|B)$ は次のように変形することができる．

$$\begin{aligned} P(A|B) &= \frac{P(A \cap B)}{P(B)} = \frac{P(A \cap B)}{P(A \cap B) + P(\overline{A} \cap B)} \\ &= \frac{P(A)P(B|A)}{P(A)P(B|A) + P(\overline{A})P(B|\overline{A})} \end{aligned} \tag{4.10}$$

図 4.6　$P(B) = P(A \cap B) + P(\overline{A} \cap B)$

これを**ベイズ（Bayes）の定理**という．ここで，$P(A)$ を**事前確率**，$P(A|B)$ を**事後確率**という．ベイズの定理は，条件つき確率 $P(A|B)$ が未知のとき，その逆確率 $P(B|A)$ から $P(A|B)$ を求める方法を示している．

たとえば，図 4.5 では $P(\overline{A}) = 65/100$，$P(B|\overline{A}) = P(\overline{A} \cap B)/P(\overline{A}) = 35/65$ であるので，次のように $P(B|A) = 15/35$ から $P(A|B)$ を求めることができる．

$$P(A|B) = \frac{\dfrac{35}{100} \times \dfrac{15}{35}}{\dfrac{35}{100} \times \dfrac{15}{35} + \dfrac{65}{100} \times \dfrac{35}{65}} = \frac{15}{50}$$

ベイズの定理は，医学関連領域でもスクリーニング（例題 4.3 を参照）などで応用されている．また，主観的確率の概念を認め，ベイズの定理を積極的に取り入れて意思決定の場に応用しようとする立場は，一般に**ベイズ統計学**とよばれている．

例題 4.3 集団健康診断において，ある病気に罹っているかどうかを調べるために検査をおこなった．ここで，病気という事象を A，検査で陽性と出る事象を B としよう．この検査では病気に罹っている人が正しく陽性と出る確率 $P(B|A)$ は 99%，病気に罹っていない人が正しく陰性と出る確率 $P(\overline{B}|\overline{A})$ は 90%であるという．次の問いに答えよ．

(1) 集団 X では，病気に罹っている確率 $P(A)$ は 2.0%である．集団 X のある人が検査で陽性と出た場合，病気である確率 $P(A|B)$ はいくらか．

(2) 集団 Y では，病気に罹っている確率 $P(A)$ は 20%である．集団 Y のある人が検査で陽性と出た場合，病気である確率 $P(A|B)$ はいくらか．

解 式 (4.10) のベイズの定理を用いて確率を求める．$P(B|\overline{A}) = 1 - P(\overline{B}|\overline{A}) = 1 - 0.90 = 0.10$ であることに注意する．

(1) $P(A) = 0.020$ より，$P(\overline{A}) = 1 - P(A) = 0.980$ なので，次の式を得る．

$$P(A|B) = \frac{0.020 \times 0.99}{0.020 \times 0.99 + 0.980 \times 0.10} \fallingdotseq 0.17 \qquad \cdots （答）$$

(2) $P(A) = 0.20$ より，$P(\overline{A}) = 1 - P(A) = 0.80$ なので，次の式を得る．

$$P(A|B) = \frac{0.20 \times 0.99}{0.20 \times 0.99 + 0.80 \times 0.10} \fallingdotseq 0.71 \qquad \cdots （答）$$

（注）例題の確率 $P(B|A)$ を**鋭敏度**または**敏感度**（sensitivity）といい，$P(\overline{B}|\overline{A})$ を**特異度**（specificity），$P(A|B)$ を陽性反応的中率（positive predictive value）という．簡易な検査方法により病気を早期に発見することを**スクリーニング**（screening）というが，敏感度と特異度は検査方法の妥当性を評価する重要な指標である．例題に示すとおり，陽性反応的中率 $P(A|B)$ は対象集団の**有病率** $P(A)$ により変化する．

4.2 確率変数と確率分布

(1) 確率変数と確率分布

(a) 離散変数の確率分布　正しく作られた 1 個のサイコロをふるとき，1 から 6 までの目の出る確率はすべて 1/6 である．このとき，サイコロの目を X とすると，表 4.1 に示すように，X は 1, 2, 3, 4, 5, 6 のいずれかの値をとる変数であり，X のおのおのの値に確率 1/6 が対応していると考えることができる．

表 4.1　サイコロの目の出る確率

サイコロの目 X	1	2	3	4	5	6	計
確率 P	$\frac{1}{6}$	$\frac{1}{6}$	$\frac{1}{6}$	$\frac{1}{6}$	$\frac{1}{6}$	$\frac{1}{6}$	1

表 4.2　離散変数の確率分布

変数 X	x_1	x_2	$\cdots$	x_i	$\cdots$	x_n	計
確率 P	p_1	p_2	$\cdots$	p_i	$\cdots$	p_n	1

$(p_1 + p_2 + \cdots + p_i + \cdots + p_n = 1)$

一般に，表 4.2 に示すように，ある変数 X のおのおのの値 $x_1, x_2, \ldots, x_n$ に対して確率 $p_1, p_2, \ldots, p_n$ が対応しているとき，この対応関係を**確率分布** (probability distribution)，変数 X をそのような確率分布に従う**確率変数** (random variable) という．そして，変数 $X = x_i$ に対して確率 p_i が対応していることを $P(X = x_i) = p_i$ と表す．サイコロの目の例では，

$$P(X = 1) = P(X = 2) = \cdots = P(X = 6) = \frac{1}{6}$$

である．

離散変数 X の確率分布の性質には，次のようなものがある．

① $0 \leqq P(X = x_i) \leqq 1$

② $\sum_{i=1}^{n} P(X = x_i) = 1$

例題 4.4　1 つのサイコロを続けて 4 回ふるとき，6 の目の出る回数を X とすれば，X は 0, 1, 2, 3, 4 のいずれかの値をとる離散的な確率変数である．X の確率分布を求めよ．

解　6 の目が $X = x$ 回出る確率を $P(X = x)$ で表すと，式 (4.8) の反復試行の確率より

$$P(X = x) = {}_4C_x \left(\frac{1}{6}\right)^x \left(\frac{5}{6}\right)^{4-x}$$

と表される．x に 0〜4 までを代入して計算すれば，次のようになる．

$$P(X = 0) = 625/1296 \fallingdotseq 0.4823$$
$$P(X = 1) = 500/1296 \fallingdotseq 0.3858$$

$$P(X = 2) = 150/1296 \fallingdotseq 0.1157$$
$$P(X = 3) = 20/1296 \fallingdotseq 0.0154$$
$$P(X = 4) = 1/1296 \fallingdotseq 0.0008$$

したがって，X の確率分布は次のように表される．

変数 X	0	1	2	3	4	計
確率 P	$\dfrac{625}{1296}$ (0.4823)	$\dfrac{500}{1296}$ (0.3858)	$\dfrac{150}{1296}$ (0.1157)	$\dfrac{20}{1296}$ (0.0154)	$\dfrac{1}{1296}$ (0.0008)	$\dfrac{1296}{1296}$ (1)

これは二項分布とよばれている確率分布である（4.3節（1）参照）．

(b) 連続変数の確率分布　確率変数 X が離散変数の場合，$X = x_i$ には確率 $P(X = x_i) = p_i$ が対応した．しかし，確率変数 X が連続変数のときには，$X = x$ に対して**確率密度関数**（probability density function）$f(x)$ が対応する．たとえば，人口密度 [人/km^2] は面積が与えられないと人口を求められないように，確率密度関数 $f(x)$ は X が一定の幅（$\alpha \leqq X \leqq \beta$）をもつときはじめて確率となり，次のような性質をもつ．

① 確率密度関数 $f(x)$ は非負の値をとる．すなわち，$f(x) \geqq 0$ である．
② $\alpha \leqq X \leqq \beta$ の値をとる確率 $P(\alpha \leqq X \leqq \beta)$ は，図 4.7 の斜線部分で与えられる．これを積分の記号を使って表すと次のようになる．

$$P(\alpha \leqq X \leqq \beta) = \int_\alpha^\beta f(x)dx \tag{4.11}$$

面積は縦 y，横 x の 2 次元で考えなければ計算できないように，X が幅（横の長さ）をもたないで 1 点（たとえば $X = a$）を示すとき，縦（確率密度 $f(a)$）しか定まらず横の幅は 0 であるので，面積（$X = a$ となる確率）は 0 となる．

$$P(X = a) = \int_a^a f(x)dx = 0$$

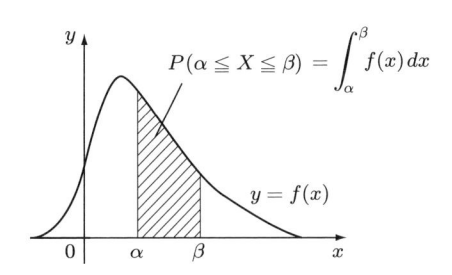

図 4.7　$\alpha \leqq X \leqq \beta$ の値をとる確率
　　　　（$P(\alpha \leqq X \leqq \beta)$ ＝ 斜線部分の面積）

③ 確率密度関数 $f(x)$ と x 軸とで囲まれる部分の面積は 1 である（図 4.8）．

$$\int_{-\infty}^{+\infty} f(x)dx = 1 \tag{4.12}$$

(a) $f(x)$ が全区間で定義されている場合

(b) $f(x)$ が区間 $[a, b]$ で定義されている場合

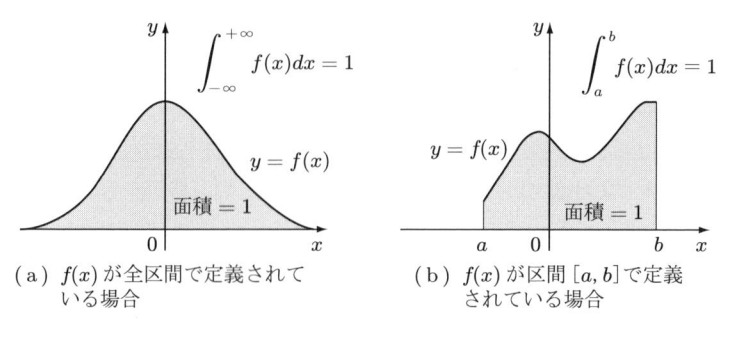

図 4.8　確率密度関数 $f(x)$
（定義されている区間で $f(x)$ と x 軸の囲む面積はつねに 1 である）

本書（本文中）では積分の記号を使うことがあるが，これらはすべて図 4.7 に示したように面積であると考えてさしつかえない．そして，具体的に面積を求める作業は，積分の計算法を知らなくても種々の表を利用して求めることができるようになっている．

さて，ここで**分布関数**（distribution function）$F(x)$ について説明しよう．分布関数 $F(x)$ は**累積分布関数**（cumulative distribution function）ともよばれ，図 4.9 の斜線部分の面積で示されるように，変数 X が $X = x$ 以下の値をとる確率を表すものである．これを積分の記号を使って表すと，次のようになる．

$$F(x) = P(X \leqq x) = \int_{-\infty}^{x} f(x)dx \tag{4.13}$$

したがって，（累積）分布関数 $F(x)$ を微分すると確率密度関数 $f(x)$ に，確率密度関数を $-\infty$ から x まで積分すると（累積）分布関数になるという関係が，両者の間に

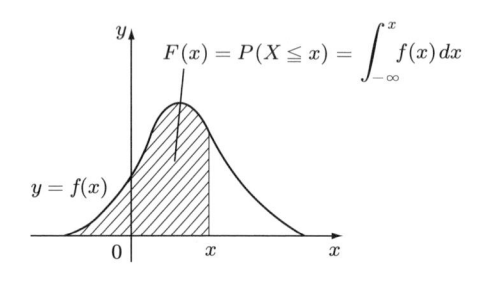

図 4.9　分布関数 $F(x)$（図の斜線部分の面積）

成り立っている．

例題 4.5 k を正の定数とするとき，連続的な確率変数 X の確率密度関数 $f(x)$ は次のように与えられているという．このとき，(1)〜(3) を求めよ．

$$f(x) = kx \quad (\text{ただし},\ 0 \leqq x \leqq 2)$$

(1) 定数 k 　(2) 分布関数 $F(x)$ 　(3) $P(1.0 \leqq X \leqq 1.5)$

解　確率密度関数 $y = f(x)$ を表すと，図 4.10 のようになる．

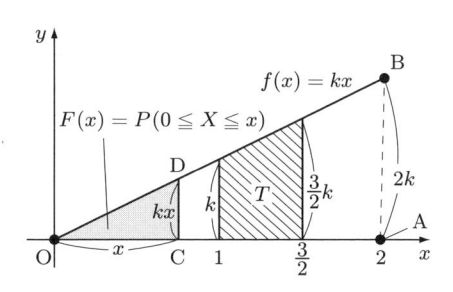

図 4.10　$f(x) = kx\ (0 \leqq x \leqq 2)$

(1)　$f(x)$ と x 軸とで囲まれる部分（△OAB）の面積は 1 であるから，k は次の式を満たす．

$$\frac{1}{2} \times 2 \times 2k = 1$$

したがって，$k = \dfrac{1}{2}$ となる．　　　　　　　　　　　　　　　　　　…（答）

(2)　分布関数 $F(x)$ は図中の △OCD の面積であるから，次のようになる．

$$F(x) = \frac{1}{2} \times x \times kx = \frac{1}{4}x^2 \qquad \cdots（答）$$

(3)　求める確率 $P(1.0 \leqq X \leqq 1.5)$ は図中の台形 T の面積である．

$$\frac{1}{2} \times \left(k + \frac{3}{2}k\right) \times \left(\frac{3}{2} - 1\right) = \frac{1}{2} \times \frac{5}{2}k \times \frac{1}{2} = \frac{5}{8}k$$

$k = \dfrac{1}{2}$ を代入して，次の式を得る．

$$P(1.0 \leqq X \leqq 1.5) = \frac{5}{16} \qquad \cdots（答）$$

（別解）　分布関数 $F(x)$ を利用して求める．

$$P(1.0 \leqq X \leqq 1.5) = F(1.5) - F(1.0) = \frac{9}{16} - \frac{1}{4} = \frac{5}{16}$$

(c) **確率変数の独立**　一般に，2つの確率変数 X, Y の任意の値 $X = x, Y = y$ について，$P(X = x, Y = y) = P(X = x)P(Y = y)$ が成り立つとき，確率変数 X, Y は**独立**であるという．なお，連続変数の場合にもほぼ同様に考えられる（同時確率密度関数 $f(x, y)$ について，$f(x, y) = f_1(x)f_2(y)$ が成り立つとき独立であるという．ただし，f_1, f_2 はそれぞれ $f(x, y)$ の周辺確率密度関数とよばれているものである）．

(2) **確率変数の平均値（期待値）と分散**

(a) **離散変数の場合**　離散的な確率変数 X の確率分布が表 4.3 のように示されているとき，確率変数 X の**平均値**（**期待値**，expectation；μ，$E(X)$ などの記号で表す），**分散**（σ^2，$V(X)$ などの記号で表す）および**標準偏差** σ を①～③のように定める．"μ" はギリシャ文字の小文字で「ミュー」，"σ" はギリシャ文字の小文字で「シグマ」と読む．

表 4.3　離散的な確率変数 X の確率分布

変数 X	x_1	x_2	$\cdots$	x_i	$\cdots$	x_n	計
確率 P	p_1	p_2	$\cdots$	p_i	$\cdots$	p_n	1

$(p_1 + p_2 + \cdots + p_i + \cdots + p_n = 1)$

①　$E(X) = \mu = x_1 p_1 + x_2 p_2 + \cdots + x_i p_i + \cdots + x_n p_n = \sum_{i=1}^{n} x_j p_i$ 　(4.14)

②　$V(X) = \sigma^2 = (x_1 - \mu)^2 p_1 + \cdots + (x_n - \mu)^2 p_n = \sum_{i=1}^{n} (x_i - \mu)^2 p_i$ 　(4.15)

式 (4.15) は次のように変形することができる．

$$V(X) = \sigma^2 = \sum_{i=1}^{n} (x_i^2 + \mu^2 - 2\mu x_i) p_i$$

$$= \sum_{i=1}^{n} x_i^2 p_i + \mu^2 \sum_{i=1}^{n} p_i - 2\mu \sum_{i=1}^{n} x_i p_i$$

$$= \left(\sum_{i=1}^{n} x_i^2 p_i \right) - \mu^2 \quad (= E(X^2) - E(X)^2) \quad (4.16)$$

したがって，分散を式 (4.16) からも求めることができる．

③　$\sigma = \sqrt{\sigma^2}$

分散や標準偏差が小さいほど，確率変数 X の確率分布は平均値のまわりに集中する傾向がある．

例題 4.6　1つのサイコロを続けて2回ふるとき，6の目の出る回数を X とすれば，X は離散的な確率変数で，その確率分布は次のように表される．X の平均値 μ と

分散 σ^2 を求めよ．

6 の目の出る回数 X	$0\,(=x_1)$	$1\,(=x_2)$	$2\,(=x_3)$	計
確率 P	$\dfrac{25}{36}(=p_1)$	$\dfrac{10}{36}(=p_2)$	$\dfrac{1}{36}(=p_3)$	1

解 式 (4.14), (4.15) において，$n=3$ の場合である．

$$\mu = \sum_{i=1}^{n} x_i p_i = 0 \times \frac{25}{36} + 1 \times \frac{10}{36} + 2 \times \frac{1}{36} = \frac{12}{36} = \frac{1}{3} \qquad \cdots (\text{答})$$

$$\begin{aligned}
\sigma^2 &= \sum_{i=1}^{n} (x_i - \mu)^2 p_i \\
&= \left(0 - \frac{1}{3}\right)^2 \times \frac{25}{36} + \left(1 - \frac{1}{3}\right)^2 \times \frac{10}{36} + \left(2 - \frac{1}{3}\right)^2 \times \frac{1}{36} \\
&= \frac{10}{36} = \frac{5}{18} \qquad \cdots (\text{答})
\end{aligned}$$

(b) 連続変数の場合 連続的な確率変数の平均値，分散は積分して求めるので，本書では必要に応じて説明するが，ここでは定義を示すにとどめておく．

連続的な確率変数 X の確率密度関数を $f(x)$ とするとき，確率変数 X の平均値（μ，$E(X)$）と分散（σ^2, $V(X)$）は次の式で与えられる．なお，標準偏差 σ は分散の正の平方根である．

$$E(X) = \mu = \int_{-\infty}^{+\infty} x f(x) dx \tag{4.17}$$

$$V(X) = \sigma^2 = \int_{-\infty}^{+\infty} (x - \mu)^2 f(x) dx \tag{4.18}$$

4.3 離散変数の確率分布

離散的な確率変数の確率分布として，ここでは二項分布，ポアソン分布，多項分布について説明する．

(1) 二項分布

1 回の試行である事象 A の起こる確率 $P(A)$ が p であるような反復試行において，n 回の試行を繰り返したとする．このとき，事象 A の起こる回数を X とすれば，X は $0, 1, \ldots, n$ と離散的な値をとる変数であり，しかも表 4.4 に示すように，X のおの

表 4.4 二項分布 $B(n,p)$：$P(X=x) = {}_nC_x p^x q^{n-x}$ （ただし，$q=1-p$）

X	0	1	$\cdots$	x	$\cdots$	n	計
$P(X=x)$	${}_nC_0 \cdot p^0 q^n$	${}_nC_1 \cdot p^1 q^{n-1}$	$\cdots$	${}_nC_x \cdot p^x q^{n-x}$	$\cdots$	${}_nC_n \cdot p^n q^0$	1

おのの値に次のように確率が対応している（ただし，$q=1-p$）．

$$P(X=x) = {}_nC_x \cdot p^x (1-p)^{n-x} \tag{4.19}$$
$$= {}_nC_x \cdot p^x q^{n-x} \quad (X=0,1,\ldots,n)$$

このような確率分布を**二項分布**（binomial distribution）といい，n と p とにより定まるので $B(n,p)$ と表すことが多い．例題 4.4, 4.6 で示した離散変数の確率分布は，いずれも二項分布である．

二項分布の性質を示すと次のとおりである．

① 二項分布の平均値は np，分散は $np(1-p)$ である[注4.1]．

$$E(X) = \mu = np, \quad V(X) = \sigma^2 = np(1-p)$$

② 二項分布の形は，図 4.11 に示すように，$p=0.5$ のとき対称的であり，この値から離れるほど非対称的な形を示すようになる．

③ p の値が 0.5 でなくても，図 4.12 に示すように，n の値が大きくなるに従って対称的な分布をするようになり，後述する正規分布とよばれる分布に近づいていく．

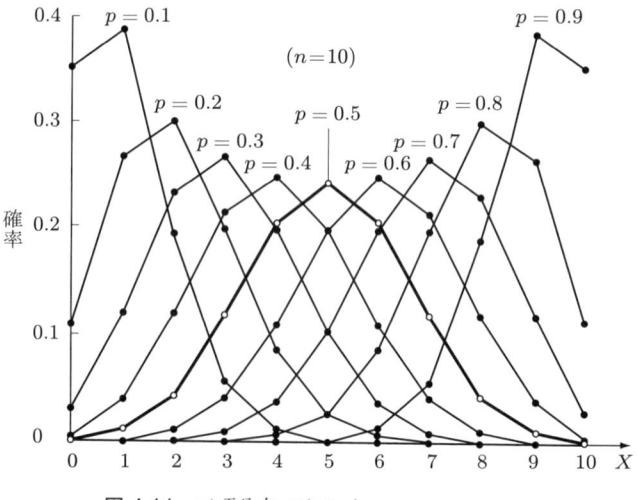

図 4.11 二項分布 $B(10,p)$
（$p=0.5$ のとき対称的な分布を示す）

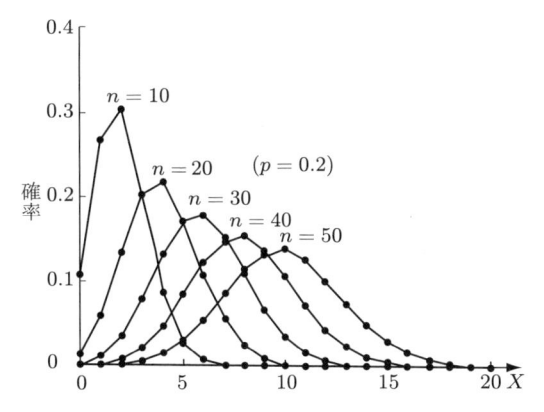

図 4.12 二項分布 $B(n, 0.2)$
（$p \neq 0.5$ でも n が大となるに従って対称的な分布に近づく）

(2) ポアソン分布

ポアソン分布および後述する正規分布などでは，自然対数の底とよばれる無理数 e が現れる．そこで，まず e について説明し，そのあとでポアソン分布を説明する．

(a) 自然対数の底 e　　いま，$-0.5 \leqq x \leqq +0.5$ で，関数 $y = (1+x)^{\frac{1}{x}}$ を考える．この関数は図 4.13 に示すようになり，$x = 0$ のときには定義されない．しかし，x が 0 に近いいくつかの例について y の値を計算すると，表 4.5 のようになる．このように，$x \neq 0$ ではあるが，

① x の値が $+0.5$ から 0 に近づいていく場合（図中左向きの矢印）
② x の値が -0.5 から 0 に近づいていく場合（図中右向きの矢印）

のいずれにおいても，y がある一定の値に限りなく近づいていくことが考えられるので，この値を e と定める．e は無理数で，$2.71828\cdots$ という値を示す．x を限りなく

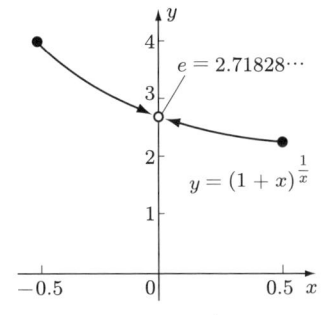

図 4.13 $y = (1+x)^{\frac{1}{x}}$ のグラフ
（$-0.5 \leqq x \leqq 0.5$, $x \neq 0$）

表 4.5　自然対数の底 $e\ (=2.7182818284590\cdots)$

x	$y=(1+x)^{\frac{1}{x}}$	x	$y=(1+x)^{\frac{1}{x}}$
-0.001	$2.719642\cdots$	0.001	$2.716923\cdots$
-0.0001	$2.718417\cdots$	0.0001	$2.718145\cdots$
-0.00001	$2.718295\cdots$	0.00001	$2.718268\cdots$
$x \to -0$	$2.7182818284590\cdots$	$x \to +0$	$2.7182818284590\cdots$

0 にするとき，$y=(1+x)^{\frac{1}{x}}$ の値が e になることを次のように表す．

$$\lim_{x \to 0}(1+x)^{\frac{1}{x}} = e \quad (=2.7182818284590\cdots) \tag{4.20}$$

本書では，e については円周率 $\pi\ (\fallingdotseq 3.14)$ と同じように，約 2.7 の値を示す無理数であると理解すればよい．

(b)　ポアソン分布　　二項分布 $B(n,p)$ において $np=\lambda$（一定）とし，さらに，p を小さく n を大きくすると，変数 X のおのおのの値に次のような確率が対応する分布となる[注4.2]．"λ" はギリシャ文字の小文字で「ラムダ」と読む．

$$P(X=x) = \frac{e^{-\lambda} \cdot \lambda^x}{x!} \quad (X=0,1,2,\ldots,\infty) \tag{4.21}$$

これを**ポアソン分布**（Poisson distribution）という．ポアソン分布は起こる確率 p が非常に小さい事象（たとえば，一定の地域および期間における非伝染性の疾患や交通事故の発生数など）の確率分布に使われることが多い．

ポアソン分布の性質を示すと次のとおりである．

① X は $0,1,2,\ldots,\infty$ と離散的な値をとり，確率分布であるから

$$\sum_{x=0}^{\infty} P(X=x) = 1$$

② ポアソン分布の平均値と分散はともに λ である．

$$E(X) = \mu = \lambda, \quad V(X) = \sigma^2 = \lambda$$

③ ポアソン分布の形は正の実数 λ により定まり，図 4.14 に示すように，λ の値が大きくなるほど対称的な分布になる．

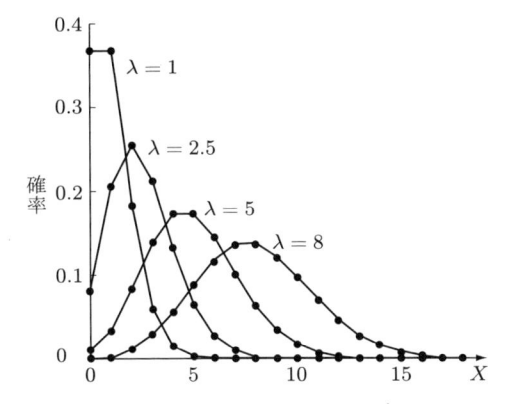

図 4.14 ポアソン分布 $P(X=x) = \dfrac{e^{-\lambda} \cdot \lambda^x}{x!}$
（λ が大きくなるほど対称的な分布に近づく）

(3) 多項分布

1 回の試行で，互いに排反な k 個の事象 $A_1, A_2, \ldots, A_k$ の起こる確率がそれぞれ $p_1, p_2, \ldots, p_k$ であり，いずれか 1 つの事象が必ず起こるとする．この試行を独立に n 回繰り返すとき，事象 $A_1, A_2, \ldots, A_k$ の起こる回数に注目し，回数をそれぞれ $X_1, X_2, \ldots, X_k$ とすれば，これらは離散的な値をとる確率変数である．そして，事象 A_1 が $X_1 = x_1$ 回，事象 A_2 が $X_2 = x_2$ 回，…，事象 A_k が $X_k = x_k$ 回起こる確率は次のように表される．

$$P(X_1 = x_1,\ X_2 = x_2,\ \ldots,\ X_k = x_k) = \frac{n!}{x_1! x_2! \cdots x_k!} p_1^{x_1} p_2^{x_2} \cdots p_k^{x_k}$$

（ただし，$p_1 + p_2 + \cdots + p_k = 1,\ x_1 + x_2 + \cdots + x_k = n$） (4.22)

このような確率分布は**多項分布**（multinomial distribution）とよばれている．二項分布は多項分布において，とくに $k = 2$ とした場合である．

4.4 連続変数の確率分布

連続的な確率変数の確率分布として，正規分布，χ^2 分布，t 分布，F 分布について説明する．これらには高校数学の範囲を超える諸関数が出てくるが，検定や推定で数表を使用することが多い分布である．したがって，本書ではそれぞれの確率分布の数表を正しく使用できるようになればよい．

(1) 正規分布

変数 X が連続的な確率変数で，その確率密度関数が

$$f(x) = \frac{1}{\sigma\sqrt{2\pi}} e^{-\frac{(x-\mu)^2}{2\sigma^2}} \tag{4.23}$$

と表されるとき，このような確率分布を**正規分布**（normal distribution）という（図 4.15）．ここで，μ と σ^2 はそれぞれ確率変数 X の平均値と分散である．正規分布は平均値と分散が与えられればその形がただ 1 つに定まるので，平均値 μ，分散 σ^2 の正規分布を $N(\mu, \sigma^2)$ という形で表し，このとき確率変数 X は正規分布 $N(\mu, \sigma^2)$ に従うという．とくに，$\mu = 0$, $\sigma^2 = 1$ の正規分布 $N(0, 1)$ は**標準正規分布**とよばれる．

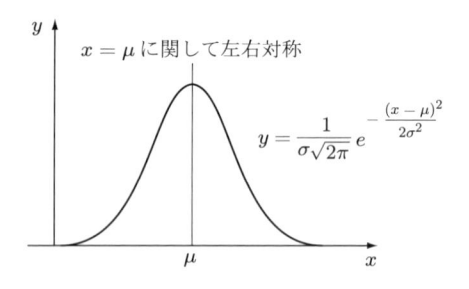

図 4.15 正規分布 $N(\mu, \sigma^2)$

たとえば，同じような年齢で構成される集団の身長や，真の値と実際の観測値との誤差など，われわれをとりまくさまざまな現象について，観測された変数が正規分布に近い確率分布を示すことが多い．また，あとで述べる標本理論においても中心的な役割を果たすので，正規分布は最もよく利用される．

正規分布のいくつかの性質を示すと次のとおりである．

① 正規分布 $N(\mu, \sigma^2)$ の確率密度関数 $f(x)$ は，$-\infty < x < \infty$ で，図 4.15 のような釣鐘状の形を示し，直線 $x = \mu$ に関して対称である．

② 正規分布であれば，μ と σ^2 (> 0) の値によらず，図 4.16 に示すように，

$$P(\mu - 1\sigma \leqq X \leqq \mu + 1\sigma) \fallingdotseq 0.683$$
$$P(\mu - 2\sigma \leqq X \leqq \mu + 2\sigma) \fallingdotseq 0.954$$
$$P(\mu - 3\sigma \leqq X \leqq \mu + 3\sigma) \fallingdotseq 0.997$$

である．

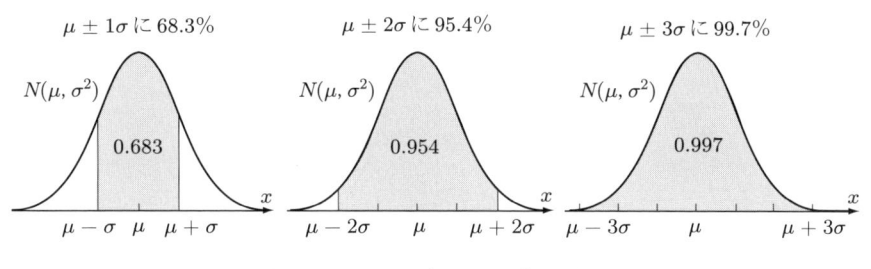

図 4.16 正規分布 $N(\mu, \sigma^2)$ の確率

③ 確率変数 X, Y が独立で，それぞれ正規分布 $N(\mu_1, \sigma_1^2), N(\mu_2, \sigma_2^2)$ に従うとき，

$X + Y$ は，正規分布 $N(\mu_1 + \mu_2, \sigma_1^2 + \sigma_2^2)$

$X - Y$ は，正規分布 $N(\mu_1 - \mu_2, \sigma_1^2 + \sigma_2^2)$

に従う．

なお，確率変数 X が正規分布に従わない場合でも，$Y = \log X$ と対数変換をおこなうことにより，変数 Y が正規分布に従うことがある．このとき確率変数 X は対数正規分布に従うという．

(a) 標準正規分布 確率変数 Z が標準正規分布 $N(0,1)$ に従うとき，その確率密度関数 $f(z)$ は次のように表される．

$$f(z) = \frac{1}{\sqrt{2\pi}} e^{-\frac{z^2}{2}} \tag{4.24}$$

付表1の標準正規分布表 (I) は，図 4.17 に示すように，$Z = z_0$ という数値を与えて $0 \leqq Z \leqq z_0$ の範囲にある確率（図の斜線部分）を求めるものである．いま，$Z = 1.24$ のとき，$0 \leqq Z \leqq 1.24$ の範囲にある確率 $P(0 \leqq Z \leqq 1.24)$ を求める場合を例に，標準正規分布表 (I) の使用法を図 4.18 により説明する．

① 行には整数部分と小数第1位までの部分が示されており，"1.2" という行を見つける．
② 列には小数第2位の部分が示されているので，"0.04" という列を見つける．
③ ①と②の行と列が交わる数字（= 0.3925）が求める確率 $P(0 \leqq Z \leqq 1.24)$ である．

標準正規分布表 (I) では右半分の範囲 $(0 \leqq Z)$ の確率しか示されていないが，$z = 0$ に関して対称であるという性質を利用すれば，任意の範囲にある確率を求めることができる．次に，計算例を示す．

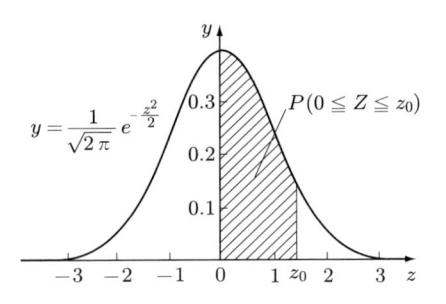

図 4.17 標準正規分布 $N(0,1)$

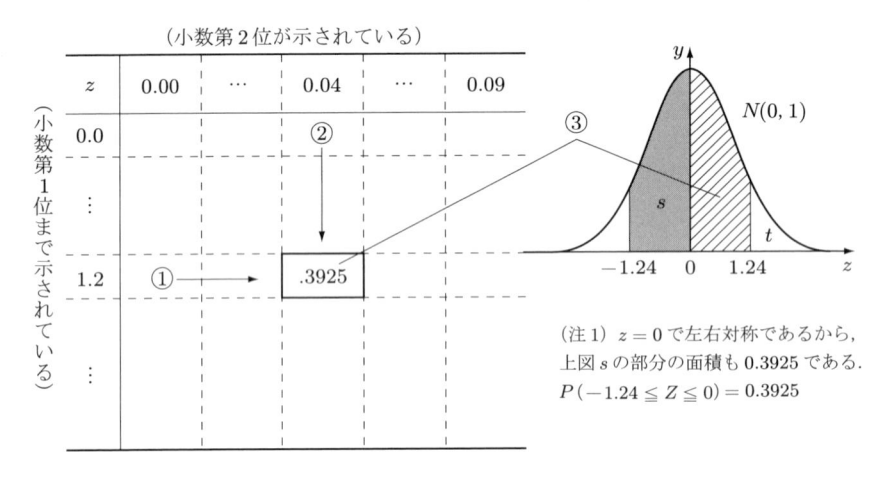

図 4.18 標準正規分布表（I）の使用法
（例：$0 \leq Z \leq 1.24$ の範囲にある確率 $P(0 \leq Z \leq 1.24)$ を求める場合）

（注1）$z=0$ で左右対称であるから，上図 s の部分の面積も 0.3925 である．$P(-1.24 \leq Z \leq 0) = 0.3925$

（注2）$z=0$ で左右対称であるから，左半分および右半分の面積は 0.5 である．したがって，上図 t の部分の面積は，$P(1.24 \leq Z) = 0.5 - P(0 \leq Z \leq 1.24) = 0.5 - 0.3925 = 0.1075$ である．

〈例1〉 $-0.5 \leq Z \leq 1.2$ の範囲にある確率 $P(-0.5 \leq Z \leq 1.2)$

図 4.19 に示すように，$-0.5 \leq Z \leq 0$ の範囲の面積と $0 \leq Z \leq 0.5$ の範囲の面積は対称であるから等しい．したがって，

$$\begin{aligned} P(-0.5 \leq Z \leq 1.2) &= P(-0.5 \leq Z \leq 0) + P(0 \leq Z \leq 1.2) \\ &= P(0 \leq Z \leq 0.5) + P(0 \leq Z \leq 1.2) \\ &= 0.1915 + 0.3849 = 0.5764 \end{aligned}$$

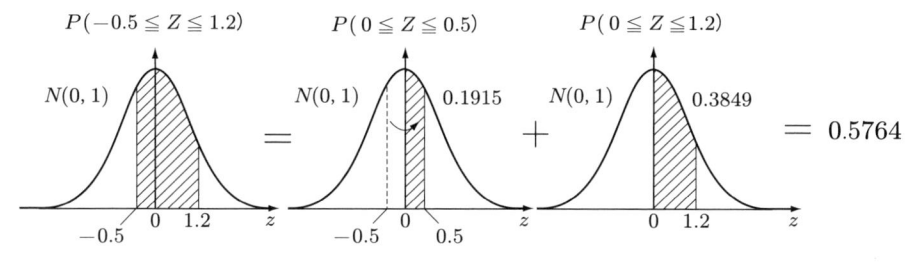

図 4.19 $-0.5 \leqq Z \leqq 1.2$ の範囲にある確率 $P(-0.5 \leqq Z \leqq 1.2)$ の求め方

〈例 2〉 $0.8 \leqq Z \leqq 2.0$ の範囲にある確率 $P(0.8 \leqq Z \leqq 2.0)$

図 4.20 に示すように，2 つの部分の面積の差を求めればよい．

$$P(0.8 \leqq Z \leqq 2.0) = P(0 \leqq Z \leqq 2.0) - P(0 \leqq Z \leqq 0.8)$$
$$= 0.4772 - 0.2881 = 0.1891$$

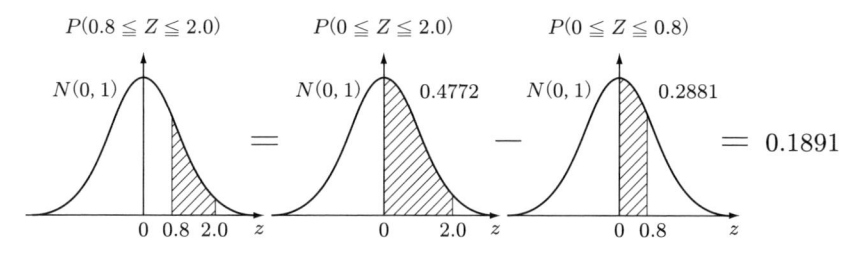

図 4.20 $0.8 \leqq Z \leqq 2.0$ の範囲にある確率 $P(0.8 \leqq Z \leqq 2.0)$ の求め方

(b) 一般の正規分布 　確率変数 X が正規分布 $N(\mu, \sigma^2)$ に従うとき，$a \leqq X \leqq b$ の範囲にある確率 $P(a \leqq X \leqq b)$ も標準正規分布表（I）を利用して求めることができる．

> **一般の正規分布**
> 一般に，確率変数 X が正規分布 $N(\mu, \sigma^2)$ に従うとき
> $$Z = \frac{X - \mu}{\sigma} \tag{4.25}$$
> とおくと，Z は確率変数で標準正規分布 $N(0,1)$ に従う．

この性質を利用すれば，次のことが成り立つ．すなわち，図 4.21 に示すように，X が $a \leqq X \leqq b$ の範囲にある確率 $P(a \leqq X \leqq b)$ は，

$$z_a = \frac{a - \mu}{\sigma}, \quad z_b = \frac{b - \mu}{\sigma} \tag{4.26}$$

とすれば，Z が $z_a \leqq Z \leqq z_b$ の範囲にある確率 $P(z_a \leqq Z \leqq z_b)$ に等しい．

$P(a \leqq X \leqq b)$ 　　　$P(z_a \leqq Z \leqq z_b)$

$N(\mu, \sigma^2)$　同じ面積　$N(0,1)$

$\left(z_a = \dfrac{a-\mu}{\sigma}\right)$ 　$\left(z_b = \dfrac{b-\mu}{\sigma}\right)$

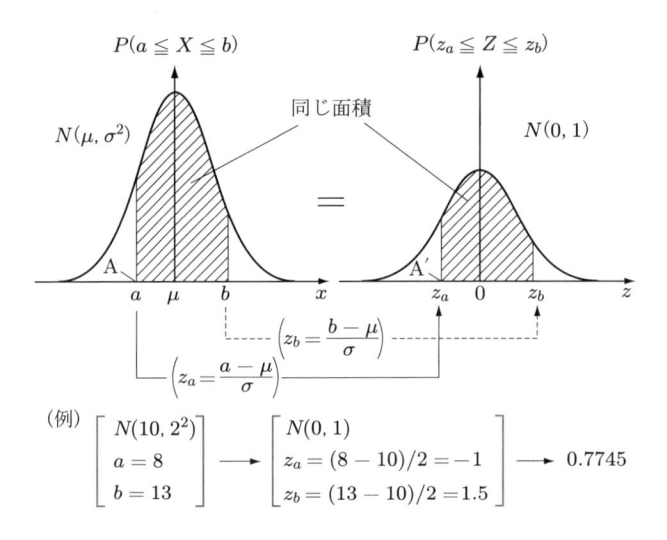

(例) $\begin{bmatrix} N(10, 2^2) \\ a = 8 \\ b = 13 \end{bmatrix} \longrightarrow \begin{bmatrix} N(0,1) \\ z_a = (8-10)/2 = -1 \\ z_b = (13-10)/2 = 1.5 \end{bmatrix} \longrightarrow 0.7745$

図 4.21　一般の正規分布 $N(\mu, \sigma^2)$ の確率の計算

標準偏差 σ という "ものさし" で測れば，図 4.21 において，点 A ($X=a$) は平均値 μ からは $(a-\mu)/\sigma$ だけ離れており，一方，点 A' ($Z=z_a$) は，標準偏差 $=1$ であるから，平均値 ($=0$) からは $(z_a - 0)/1 = z_a$ だけ離れている．したがって，式 (4.26) は点 A と A' が標準偏差を "ものさし" にして，それぞれの分布の平均値から離れている距離を等しくするための操作であると考えればよい．この操作を**標準化**という．

以後，Z は標準正規分布 $N(0,1)$ に従う確率変数とし，z_a, z_b は，式 (4.26) のようなもとの確率変数の範囲に対応する点とする．

例題 4.7　ある年齢の女性の身長 [cm] は，平均値 $=156$，標準偏差 $=5$ の正規分布に従うと考えられるとき，153 cm 以上 160 cm 以下の女性は全体の何%を占めるか．

解　身長を X とすれば，X は $N(156, 5^2)$ に従うと考えられるので，$a=153, b=160$ として，$P(a \leqq X \leqq b) = P(153 \leqq X \leqq 160)$ を求めればよい．式 (4.26) より，

$$z_a = \frac{153-156}{5} = -0.6, \quad z_b = \frac{160-156}{5} = 0.8$$

である．したがって，Z を $N(0,1)$ に従う確率変数とすると，$P(153 \leqq X \leqq 160) = P(-0.6 \leqq Z \leqq 0.8)$ が成り立つ．これを求めると次のようになる．

$$P(-0.6 \leqq Z \leqq 0.8) = P(0 \leqq Z \leqq 0.6) + P(0 \leqq Z \leqq 0.8)$$
$$= 0.2257 + 0.2881 = 0.5138 \quad (51.38\%) \quad \cdots \text{(答)}$$

4.4 連続変数の確率分布

(c) 正規分布による二項分布の近似　二項分布 $B(n, p)$ は，$p \neq 0.5$ であっても，n が大きくなるに従って対称的な分布に近づくことはすでに説明した．二項分布において $n \to \infty$, $np = \mu$, $npq = \sigma^2$ (ただし, $q = 1 - p$) とすれば，

$$\lim_{n \to \infty} {}_nC_x \cdot p^x q^{n-x} = \frac{1}{\sqrt{npq} \cdot \sqrt{2\pi}} e^{-\frac{(x-np)^2}{2npq}} = \frac{1}{\sigma\sqrt{2\pi}} e^{-\frac{(x-\mu)^2}{2\sigma^2}}$$

となることが知られている．これは，平均値 μ，分散 σ^2 の正規分布 $N(\mu, \sigma^2)$ の確率密度関数である．すなわち,

$$\lim_{n \to \infty} B(n, p) = N(np, npq)$$

と，二項分布の極限が正規分布になることを意味する．したがって，このことを利用して，二項分布における確率の計算を，正規分布によって近似しておこなうことができる．図 4.22 にその方法を示す．

① 二項分布 $B(n,p)$ は，$np \geqq 5, nq \geqq 5$ のとき，正規分布 $N(np, npq)$ で近似することができるとされている．ただし，$q = 1 - p$ である．

② 二項分布は離散的な確率分布であるのに対して，正規分布は連続的な確率分布である．正規分布の確率密度関数は，区間 (横の幅) が与えられないと確率を求めることができないので，いわゆる**連続性の補正**をおこなう．たとえば，離散的な確率変数 X の確率 $P(X = 50)$ は，連続的な確率変数 X では $P(49.5 \leqq X \leqq 50.5)$ という区間の確率で求める．同様に，c, d を整数とするとき，離散的な確率変数 X の確率 $P(X = c) + \cdots + P(X = d)$ は，連続的な確率変数 X では $P(c - 0.5 \leqq X \leqq d + 0.5)$ で近似する．

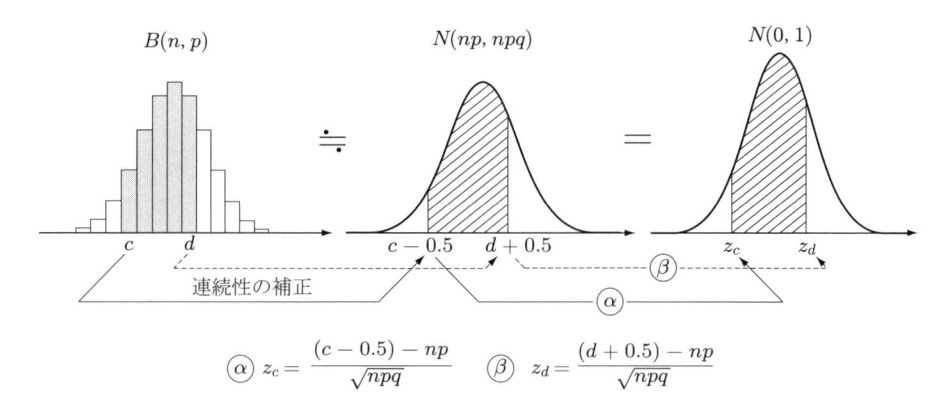

図 4.22　正規分布による二項分布の近似 (ただし，$q = 1 - p$)

$$\text{ⓐ } z_c = \frac{(c - 0.5) - np}{\sqrt{npq}} \quad \text{ⓑ } z_d = \frac{(d + 0.5) - np}{\sqrt{npq}}$$

③ 図 4.22 にあるように，確率 $P(c-0.5 \leqq X \leqq d+0.5)$ は

$$z_c = \frac{(c-0.5)-np}{\sqrt{npq}}, \quad z_d = \frac{(d+0.5)-np}{\sqrt{npq}} \tag{4.27}$$

とすれば，確率 $P(z_c \leqq Z \leqq z_d)$ で近似できる．

④ $c=0, d=n$ のときは，$c \to -\infty, d \to +\infty$ として処理する．

以後，z_c, z_d は，式 (4.27) のようなもとの確率変数の範囲に連続性の補正をおこなった操作に対応する点とする．

例題 4.8 1 回の試行である事象 A の起こる確率 $P(A)$ が 0.6 であるような反復試行において，100 回試行を繰り返した．(1) と (2) を正規分布で近似して求めよ．
(1) ちょうど 70 回事象 A が起こる確率
(2) 70 回以上事象 A が起こる確率

解 事象 A の起こる回数を X とすれば，X は二項分布 $B(n,p) = B(100, 0.6)$ に従う．ここで，$np = 60$，$npq = 100 \times 0.6 \times 0.4 = 24$ であるから，二項分布 $B(n,p)$ は正規分布 $N(np, npq) = N(60, 24)$ で近似される．ここでは図 4.22 の説明にしたがって確率を求める．

(1) ちょうど 70 回事象 A が起こる確率は，正規分布 $N(60, 24)$ の確率密度関数を $f(x)$ とするとき，区間 $69.5 \leqq x \leqq 70.5$ の確率で近似される．さらに，標準正規分布 $N(0,1)$ を利用して確率を求める．式 (4.27) より，

$$z_c = \frac{69.5-np}{\sqrt{npq}} = \frac{69.5-60}{\sqrt{24}} \fallingdotseq 1.94, \quad z_d = \frac{70.5-np}{\sqrt{npq}} = \frac{70.5-60}{\sqrt{24}} \fallingdotseq 2.14$$

である．したがって，付表 1 の標準正規分布表 (I) から

$$\begin{aligned} P(69.5 \leqq X \leqq 70.5) &= P(1.94 \leqq Z \leqq 2.14) \\ &= P(0 \leqq Z \leqq 2.14) - P(0 \leqq Z \leqq 1.94) \\ &= 0.4838 - 0.4738 = 0.010 \qquad \cdots \text{(答)} \end{aligned}$$

(注) 二項分布を利用して確率を計算すると，$P(X=70) = {}_{100}C_{70} \times 0.6^{70} \times 0.4^{30} = 0.010007\cdots$ であり，近似した結果とほぼ同じ値になる．

(2) 70 回以上事象 A が起こる確率は，70 回以上 100 回以下事象 A が起こる確率である．正規分布 $N(60, 24)$ の確率密度関数を $f(x)$ とするとき，区間 $69.5 \leqq x < \infty$ の確率で近似される．したがって，(1) と同じ z_c を用いる．

$$\begin{aligned} P(69.5 \leqq X < \infty) &= P(1.94 \leqq Z < \infty) = 0.5 - P(0 \leqq z \leqq 1.94) \\ &= 0.5 - 0.4738 = 0.0262 \qquad \cdots \text{(答)} \end{aligned}$$

(注) 二項分布を利用して確率を求めると，${}_{100}C_{70} \times 0.6^{70} \times 0.4^{30} + {}_{100}C_{71} \times 0.6^{71} \times 0.4^{29} + \cdots + {}_{100}C_{100} \times 0.6^{100} \times 0.4^0$ を計算することになって複雑になる．

(2) χ^2 分布

確率変数 $X_1, X_2, \ldots, X_\nu$ が独立で,標準正規分布 $N(0,1)$ に従うとき,

$$\chi^2 = X_1^2 + X_2^2 + \cdots + X_\nu^2 \tag{4.28}$$

は**自由度** (degree of freedom) ν の **χ^2 分布** (chi-square distribution) とよばれる確率分布に従う."ν" はギリシャ文字の小文字で「ニュー」と読む."χ^2" は「カイ 2 乗」と読むが (χ はギリシャ文字の小文字カイ),ここでは 1 つの記号と考えればよい.χ^2 分布の確率密度関数 $f(\chi^2; \nu)$ は,次のように表される.

$$f(\chi^2; \nu) = \frac{1}{\Gamma\left(\frac{\nu}{2}\right) 2^{\frac{\nu}{2}}} (\chi^2)^{\frac{\nu}{2}-1} e^{-\frac{\chi^2}{2}} \tag{4.29}$$

ただし,ν は自然数 ($\nu = 1, 2, 3, \ldots$) である.また,$\Gamma(\nu/2)$ は**ガンマ関数**という関数である.一般に,ガンマ関数は次のように表される.

$$\Gamma(a) = \int_0^\infty x^{a-1} e^{-x} dx \quad (a > 0)$$

χ^2 分布のいくつかの性質を示すと次のとおりである.

① χ^2 分布の確率密度関数 $f(\chi^2; \nu)$ は,図 4.23 に示すように,自由度 ν によって変化する ($0 < \chi^2 < \infty$).

② 確率変数 χ_1^2, χ_2^2 が独立で,自由度 ν_1, ν_2 の χ^2 分布に従うとき,$\chi_1^2 + \chi_2^2$ は自由度 $\nu_1 + \nu_2$ の χ^2 分布に従う.

③ 確率変数 X_i ($i = 1, 2, \ldots, \nu$) が独立で,それぞれ $N(\mu_i, \sigma_i^2)$ に従うとき,$\sum_{i=1}^{\nu} \{(X_i - \mu_i)/\sigma_i\}^2$ は自由度 ν の χ^2 分布に従う.

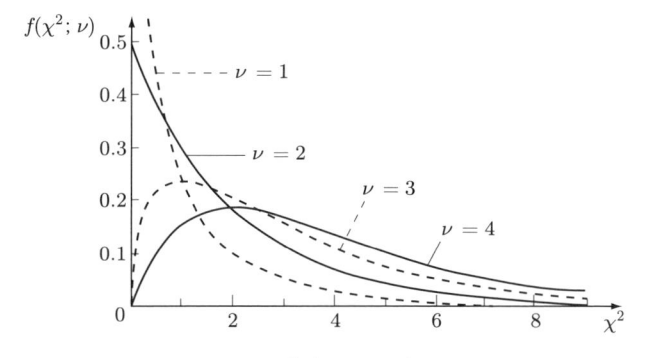

図 4.23 χ^2 (カイ 2 乗) 分布

付表 2 の χ^2 分布表は,図 4.24 の使用法に示すように,自由度が ν の χ^2 分布について,$1\%, 5\%$ など上側の特定の確率を与える値 (χ^2 値という) を求めるものである.

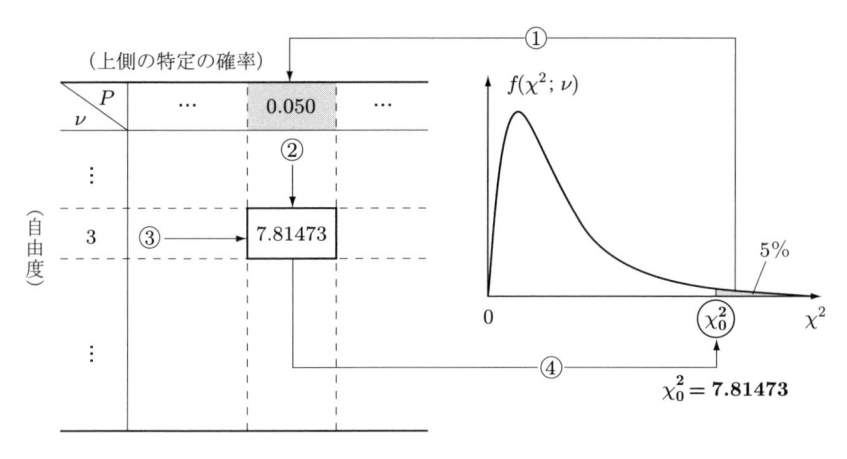

図 4.24 χ^2 分布表の使用法
　　　　（例：自由度 3, 上側 5% の確率を与える χ^2 値（$=\chi_0^2$）を求める場合）

(3) t 分布

確率変数 X, Y が独立で，X が標準正規分布 $N(0,1)$, Y が自由度 ν の χ^2 分布に従うとき,

$$T = \frac{X}{\sqrt{\dfrac{Y}{\nu}}} \tag{4.30}$$

は，次のような確率密度関数 $f(t;\nu)$ をもつ分布となる．これを，自由度 ν の **t 分布**（t distribution），あるいは発見者ゴセット（William Sealy Gosset）のペンネームをとって**スチューデントの t 分布**（Student's t distribution）とよぶ．

$$f(t;\nu) = \frac{1}{\sqrt{\nu}B\left(\dfrac{1}{2},\dfrac{\nu}{2}\right)} \left(1+\frac{t^2}{\nu}\right)^{-\frac{\nu+1}{2}} \tag{4.31}$$

ここで，$B\left(\dfrac{1}{2},\dfrac{\nu}{2}\right)$ は**ベータ関数** $B(a,b) = \dfrac{\Gamma(a)\Gamma(b)}{\Gamma(a+b)}$ とよばれるものである．
t 分布のいくつかの性質を示すと次のとおりである．

① t 分布の確率密度関数 $f(t;\nu)$ は，図 4.25 に示すように $t=0$ に関して対称で，自由度 ν により変化する（$-\infty < t < \infty$）．

② t 分布は自由度 ν が大きくなるほど標準正規分布 $N(0,1)$ に近づき，$\nu = \infty$ のとき $N(0,1)$ になる．

付表 3 の t 分布表は，図 4.26 の使用法に示すように，自由度 ν の t 分布について 1% や 5% など両側の特定の確率を与える値（t 値という）を求めるものである．

4.4 連続変数の確率分布　61

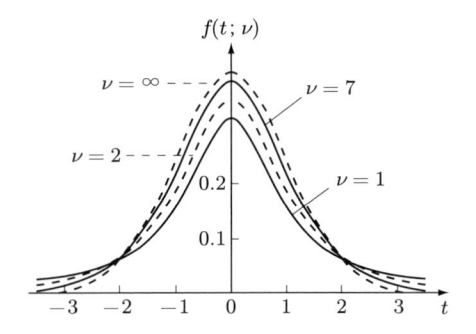

図 4.25　t 分布（自由度 $\nu = \infty$ のとき標準正規分布になる）

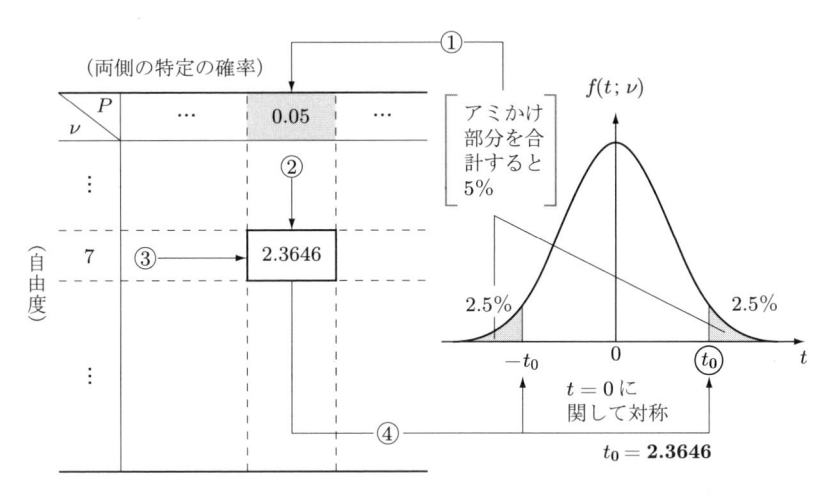

図 4.26　t 分布表の使用法
　　　　（例：自由度 7，両側 5% の確率を与える t 値（$= t_0$）を求める場合）

(4) F 分布

確率変数 X, Y が独立で，それぞれ自由度 ν_1, ν_2 の χ^2 分布に従うとき，

$$F = \frac{\dfrac{X}{\nu_1}}{\dfrac{Y}{\nu_2}} \tag{4.32}$$

は自由度 (ν_1, ν_2) の **F 分布**（F distribution）とよばれる確率分布に従う．

F 分布の確率密度関数 $f(F; \nu_1, \nu_2)$ は次のように表される．

$$f(F; \nu_1, \nu_2) = \frac{\nu_1^{\frac{\nu_1}{2}} \nu_2^{\frac{\nu_2}{2}} F^{\frac{\nu_1}{2}-1}}{B\left(\dfrac{\nu_1}{2}, \dfrac{\nu_2}{2}\right)(\nu_1 F + \nu_2)^{\frac{\nu_1+\nu_2}{2}}} \tag{4.33}$$

F 分布のいくつかの性質を示すと次のとおりである．
① F 分布の確率密度関数 $f(F;\nu_1,\nu_2)$ は，図 4.27 に示すように，自由度 (ν_1,ν_2) により変化する $(0<F<\infty)$．
② T が自由度 ν の t 分布に従うとき，T^2 は自由度 $(1,\nu)$ の F 分布に従うという関係がある．

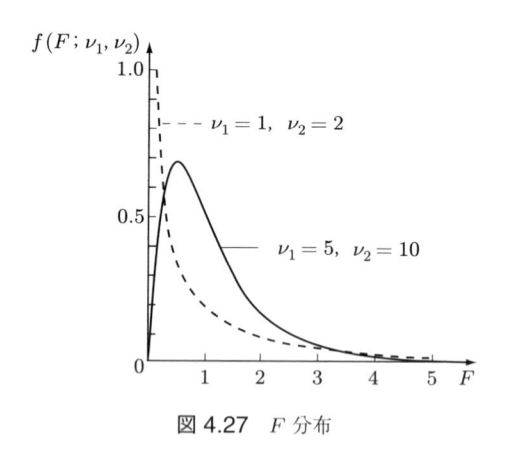

図 4.27 F 分布

付表 4 の F 分布表は，図 4.28 の使用法に示すように，自由度 (ν_1,ν_2) の分布について上側 1% あるいは 5% の確率を与える値（F 値という）を求めるものである．

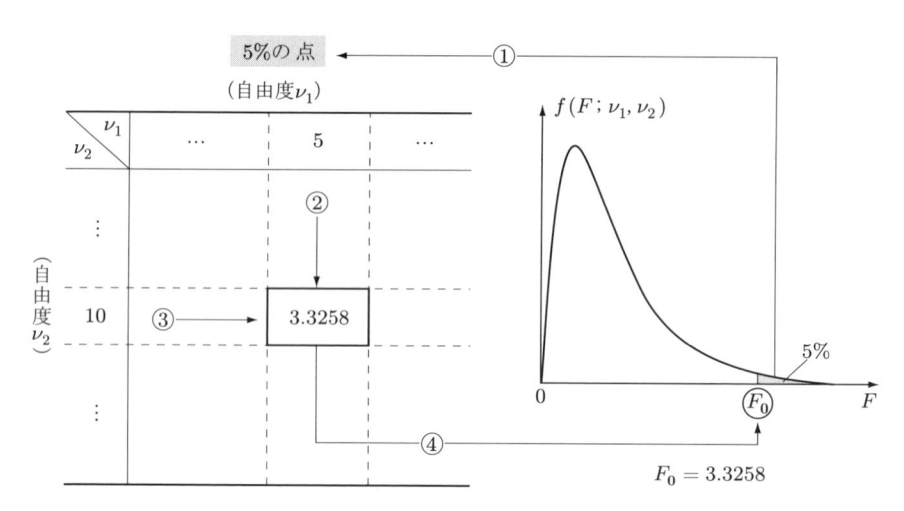

図 4.28 F 分布表の使用法
　　　　（例：自由度 $(5,10)$ の上側 5% の確率を与える F 値（$=F_0$）を求める場合）

練習問題

4.1 $P(A) = 0.35$, $P(B) = 0.25$, $P(A \cap B) = 0.10$ のとき，$P(A \cup B)$, $P(B|A)$, $P(A|B)$ を求めよ．

4.2 1つのサイコロを繰り返して4回ふるとき，次の問いに答えよ．
 (1) 5の目が2回だけ出る確率を求めよ．
 (2) 奇数の目が2回だけ出る確率を求めよ．
 (3) 1の目が3回以上出る確率を求めよ．

4.3 ある疾病に罹患しているかどうかを調べるため，地域健康診断を実施した．この疾病に罹患している確率はほかのデータから0.50%と考えられている．また，疾病に罹患している人がこの検査で正しく陽性と出る確率は0.95，疾病に罹患していないのに誤って検査で陽性と出る確率は0.10である．ある人が検査を受けた結果，陽性であった．このとき疾病に罹患している確率はいくらか．

4.4 ある疾病に罹患している確率が5.0%と考えられる集団に対して，鋭敏度（敏感度）= 0.90，特異度 = 0.90 という検査をおこなった．この集団のある人が検査で陽性と判定されたとき，罹患している確率はいくらか．

4.5 1つのサイコロを続けて4回ふるとき，奇数の出る回数を X とすれば，X は離散的な確率変数である．X の確率分布を求めよ．

4.6 k を定数とするとき，連続的な確率変数 X の確率密度関数 $f(x)$ は次のように与えられているという．(1)〜(3) を求めよ．

$$f(x) = \frac{1}{3} + kx \quad (\text{ただし}, \ 0 \leqq x \leqq 2)$$

 (1) 定数 k　(2) 分布関数 $F(x)$　(3) 確率 $P(0.5 \leqq X \leqq 1)$

4.7 1つのサイコロを続けて2回ふるとき，偶数の目の出る回数を X とすれば，X は離散的な確率変数である．X の平均値 μ と分散 σ^2 を求めよ．

4.8 確率変数 Z が標準正規分布 $N(0,1)$ に従うとき，次の確率を求めよ．
 (1) $P(-1.06 \leqq Z \leqq 0.34)$　(2) $P(-1.48 \leqq Z \leqq -0.25)$

4.9 ある年齢の男性10 000人について身長 [cm] を調べたところ，平均値 = 170.2，標準偏差 = 5 の正規分布に従うことがわかった．次の問いに答えよ．
 (1) 身長が165 cm から176 cm までの人数は何人か．
 (2) 身長が180 cm 以上の人数は何人か．

4.10 1つのサイコロを360回ふったとき，3の目の出る回数が次の範囲にある確率を，正規分布で近似して求めよ．
 (1) 70回以上　(2) 52回以上65回以下

第5章
母集団と標本

データの量が膨大な場合，すべてを収集して計算することは難しいため，一部のデータを抽出して評価する，という方法が有効である．このときのもとの膨大なデータの集まりを母集団といい，抽出された一部のデータを標本という．この章では，どのように標本を抽出するのかを説明し，母集団や標本の性質を表す母数および統計量を紹介する．また，標本平均と標本比率は，中心極限定理により，近似的に正規分布に従うことをみる．

5.1 母集団と標本

わが国では 1920（大正 9）年以降，1945 年の戦争混乱期を除き，5 年ごとに国勢調査が実施されている．国勢調査ではわが国のすべての人口について，氏名，性別，出生の年月，配偶関係など種々の項目について調査がおこなわれている．このように，対象すべてについておこなう調査を**全数調査**あるいは**悉皆調査**（census）という．全数調査は費用，時間ともに多くを要し，また性質上すべての対象を調査することができない場合も多いことなど実用的ではないので，おこなわれるのがまれである．

たとえば，20 歳の日本人女性のある 1 日のビタミン C 摂取量の平均値を知りたいとき，対象者全員について調査することは実際的には不可能である．このような場合，20 歳の日本人女性の中から，一部の人（ここでは 3 000 人とする）をなんらかの方法によって選び出して調査をおこない，それによって対象全体を推測しようとするのが一般的である．このような調査を**標本調査**（sample survey）という．

このとき，調査の対象とすべき 20 歳の日本人女性のビタミン C 摂取量に着目し，これに関するデータの集まりを仮想的に考え，**母集団**（population）とよぶ．母集団に含まれるデータの個数を**母集団の大きさ**（population size）といい，それが有限か無限かによって，母集団は有限母集団と無限母集団とに分かれる．

調査のために実際に選び出された一部の人についての，ビタミン C 摂取量のデータの集まりを**標本**（sample）という．標本調査のために標本を選び出すことを**抽出**（sampling）といい，標本に含まれるデータの個数を**標本の大きさ**（sample size）あ

るいは標本サイズという．この例では標本の大きさは3000である．

標本の選び方や性質などに関する理論を，**標本理論**とよぶ．次の5.2節では，標本を選ぶときの注意と方法について説明する．さらに，5.3節と5.4節では，抽出した標本から計算できる平均と分散に注目し，その性質を母集団の確率分布と関連づけて説明する．

5.2　標本の抽出

この節では，標本をどのように抽出したらよいかを考えよう．ここでとりあげる世論調査は，標本調査の代表的な例である．とりわけ選挙予測はあとで結果を知ることができるので，その失敗例を解析することにより問題点が明らかになるという利点がある．

(1) アメリカ大統領選挙予測の失敗

アメリカ大統領選挙予測については，1936年（ローズベルト vs. ランドン）と1948年（トルーマン vs. デューイ）の2つの失敗例が有名であるが，ここでは前者の例を紹介する．

1936年の選挙は7人以上の候補者で争われたが，事実上，民主党のローズベルト（Franklin D. Roosevelt）と共和党のランドン（Alfred M. Landon）の一騎打ちであった．リテラリー・ダイジェスト誌は，おもに電話加入者名簿と自動車所有者名簿から1000万人に調査票を送付し，このうち返送された2376523人のデータからランドン勝利の予測をしたが，表5.1に示すように，ローズベルトが大勝した．

表5.1　アメリカ大統領選挙（1936年）の予測と結果

大統領候補者	政党	予測	結果		
		比率	比率	一般得票数	大統領選挙人
F.D. ローズベルト	民主党	42.9%	62.5%	27752869	523
A.M. ランドン	共和党	57.1%	37.5%	16674665	8

(注)　比率は2人の合計を100%としたときのものである．（資料：アメリカ商務省「アメリカ歴史統計」，ジョージ H. ギャラップ「ギャラップの世論調査入門」）

失敗の理由については，次の2点が考えられている．
① 標本の対象が電話加入者や自動車所有者といった当時では経済的に富裕な人であったこと．ニューディール政策以降，選挙民の分極化が進み，当時の高額所得

者には共和党支持者が多かったので，共和党を過大評価した．
② 郵送法による調査をおこなって回収された 20% あまりの意見に基づいて予測したこと．このような調査票にわざわざ回答し，返送するような人は，高学歴で教育レベルが高く，保守的で共和党支持の傾向があったので，共和党を過大評価した．

標本の大きさ（= 2 376 523）が大きくても，リテラリー・ダイジェスト誌のおこなった方法による標本は，本当に調査すべき有権者あるいは当日投票にいく人の意見を反映するものではなかった．したがって，世論調査のような標本調査にとって一番重要なことは，抽出した標本が母集団を反映するものでなければならないということである．

（注）上記の失敗の 2 つの理由は，世論調査で有名なギャラップ（George H. Gallup）によるものである．

(2) 標本抽出の方法

母集団を反映するような標本を抽出する方法として，一般におこなわれているのが**無作為抽出法**（random sampling）である．無作為抽出法は，母集団の個々の要素がどれも等しい確率（あるいはある一定の確率）で抽出される方法であり，これにより母集団の母数（パラメータ）と推定値との誤差が統計的に計算される．

まず，基本的な 5 つの無作為抽出法を表 5.2 に挙げる．次いで，単純無作為抽出法を除く 4 種類の標本抽出法（II 系統抽出法，III 層化抽出法，IV 二段抽出法，V 集落抽出法）について，図を使って詳しく説明する．いずれも母集団の大きさ，調査費用，地理的分布状況など調査実施上さまざまな制約条件のもとでも，標本の代表性が失われることが少ないように（母集団を反映するように）工夫されたものである．実際には II〜V の方法を複数個組み合わせて使用していることが多い．

表 5.2 標本抽出の方法

抽出方法	概要	長所	短所
I 単純無作為抽出法	たとえば,クジや乱数表などを使って,母集団のすべての構成要素が等しい確率で抽出されるようにおこなう方法.	標本理論を適用して誤差の計算が容易にできる.	母集団の大きさが大であるとき,抽出が困難である.
II 系統抽出法(等間隔抽出法)	標本の大きさに応じて抽出間隔を決定する(たとえば60). →1から抽出間隔までの数の中から無作為に開始番号を決定する(たとえば12). →開始番号から始めて等間隔に標本を抽出する(12, 72, 132, ...).	比較的,大きな母集団に適用するときに便利である.	母集団に隠れた周期性があるとき,偏りが生じる危険がある.
III 層化抽出法(層別抽出法)	母集団をある標識(たとえば年齢)に従って部分集団(層とよぶ)に分ける. →各層から互いに独立に無作為に標本を抽出する.なお,各層から抽出する標本の大きさについては,比例割当法やネイマンの最適割当法などがある.	各部分集団(層)内が均一に(分散が小さく)なるようにすれば,単純無作為抽出法よりも推定の精度が良くなる.	各部分集団(層)内の分散が小さくなるような標識をみつけることや,母集団の全構成要素の標識を知ることが困難である.
IV 二段抽出法	母集団をたとえば地域により,部分集団(集落とよぶ)に分ける. →部分集団を抽出の単位として,ある確率に従いいくつかの集落を抽出する(第一段階終了). →抽出された集落からある確率に従い母集団の構成要素を抽出して標本とする(第二段階終了).	全国的な規模の調査など,大きな母集団から標本を抽出するときに有効である.	推定の精度は一般に単純無作為抽出法よりも悪くなる.
V 集落抽出法	母集団をたとえば世帯により部分集団(集落とよぶ)に分ける. →部分集団を抽出の単位としていくつかの集落を抽出する(ここまでは二段抽出法と同じ). →抽出された各集落のすべての要素を標本とする.	世帯と個人の両面から調査する場合など,多面的に調査するときに便利である.	抽出された集落について全数調査をするので二段抽出法に比べて効率が悪い.

II 系統抽出法（等間隔抽出法）

〔例〕 母集団の大きさ＝123のとき，これから大きさ5の標本を抽出する場合．

① 母集団の各要素に1から母集団の大きさ（＝123）までの番号を割り当てる．

母集団
1 2 3 …… 122 123

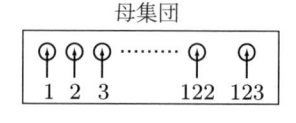

② 母集団の大きさ（＝123）を標本の大きさ（＝5）で割り，小数点以下を切り捨てた値を間隔にする．

$\dfrac{123}{5} = 24.6 \xrightarrow{\text{切り捨て}} 24$

（間隔＝24）

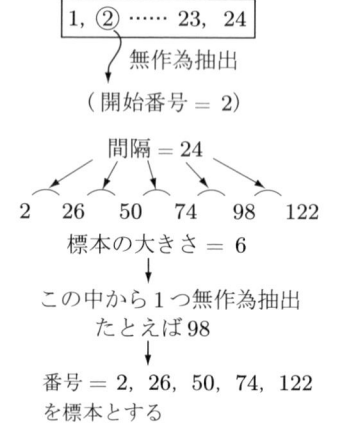

③ 1から②で求めた数（＝24）までの中から，無作為に1つ抽出する．この値を開始番号にする．

1, ② …… 23, 24
↓ 無作為抽出
（開始番号＝2）

④ ③で求めた数（＝2）を開始番号として，②で求めた数（＝24）の間隔で抽出する．

間隔＝24
2 26 50 74 98 122
標本の大きさ＝6

⑤ ④で抽出した標本の大きさ（＝6）が求めるもの（＝5）であればそのまま標本とする．そうでないときには，この中から無作為に1つ抽出して，これを除いた番号の要素を標本とする．

この中から1つ無作為抽出
たとえば98
↓
番号＝2, 26, 50, 74, 122
を標本とする

（注）②において小数点以下を切り捨てることにより，④で抽出される個数は，求める標本の大きさに等しいか，あるいは1多いかのいずれかになる．これに対して，②で四捨五入や切り上げをおこなうと，求める標本の大きさだけ抽出することができないことがある．たとえば，上記の例で，間隔＝24.6 → 25，開始番号＝24のとき，番号＝24, 49, 74, 99, 124（不可）となるので，大きさ5の標本を抽出することはできない．

Ⅲ 層化抽出法（層別抽出法）

［例］ 1 000人の集団Aから比例割当法により10人抽出する場合

① 集団Aの構成員をある標識（この例では年齢）に従って分割する．

集団A 1 000人 ― 0～19歳（400人） / 20～39歳（300人） / 40～59歳（200人） / 60歳以上（100人）

② 分割された部分集団（層とよぶ）の大きさの比を求める．

(0～19歳) : (20～39歳) : (40～59歳) : (60歳以上)
= (400人) : (300人) : (200人) : (100人)
= 4 : 3 : 2 : 1

③ 各層から標本を無作為抽出する．各層から抽出する標本の大きさは，②で求めた比に応じて，各層の標本の大きさの合計が10となるようにする．これにより，どの層に属していても，すべて 1/100 の確率で抽出されることになる．

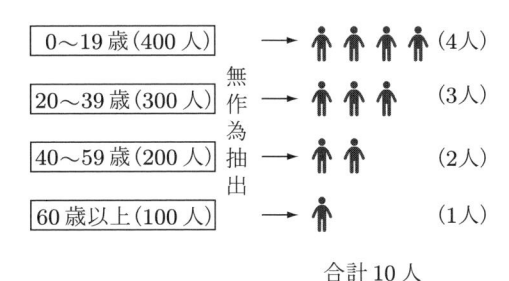

0～19歳（400人） → （4人）
20～39歳（300人） → （3人）
40～59歳（200人） → （2人）
60歳以上（100人） → （1人）

無作為抽出

合計10人

（注）母集団の大きさ N，標本の大きさ n，層の個数 k，第 i ($1 \leq i \leq k$) 層の大きさ N_i，第 i 層から抽出する標本の大きさ n_i，第 i 層の求める変数についての母分散 σ_i^2 とする．n_i を求める代表的な方法として，次の2つが挙げられる．

（a）比例割当法

$$n_i = \frac{N_i}{\sum_{i=1}^{k} N_i} \times n = \frac{N_i}{N} \times n$$

（b）ネイマンの最適割当法（$N_i/(N_i - 1) \fallingdotseq 1$ のとき）

$$n_i = \frac{N_i \sigma_i}{\sum_{i=1}^{k} N_i \sigma_i} \times n$$

IV 二段抽出法

〔例〕 X県（92市町村，人口270万人）から12人抽出する場合

① X県を地域別に分割する．この例では92市町村に分割する．分割された部分集団はあとで抽出単位となるので，集落とよぶ．

② ①で分割した92市町村について，各市町村の人口とは無関係に無作為抽出する．たとえばX07村，X35市，X82町の3市町村を抽出する．ここで，人ではなく市町村を単位として抽出していることに注意すること．

③ ②で抽出した集落（X07村，X35市，X82町）から人を無作為抽出する．集落から抽出する標本［人］の大きさは集落の人口に比例（X07村：X35市：X82町＝2：6：4）して，合計が12となるようにする．

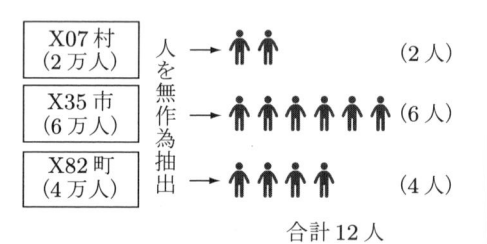

(注1) ②で抽出した単位（市町村）と③で抽出した単位（人）とが異なるのが二段抽出法の特徴である．これに対して，二回おこなう抽出の単位が同じ場合を二重（重複）抽出法とよぶ．

(注2) ②の抽出を各市町村の人口の大きさに比例した確率でおこない（大きな市は小さな村よりも抽出されやすくなる），③では，抽出された市町村の人口とは無関係に，一定数（同じ人数）を抽出する，確率比例法とよばれる二段抽出法もよく利用される．

V　集落抽出法

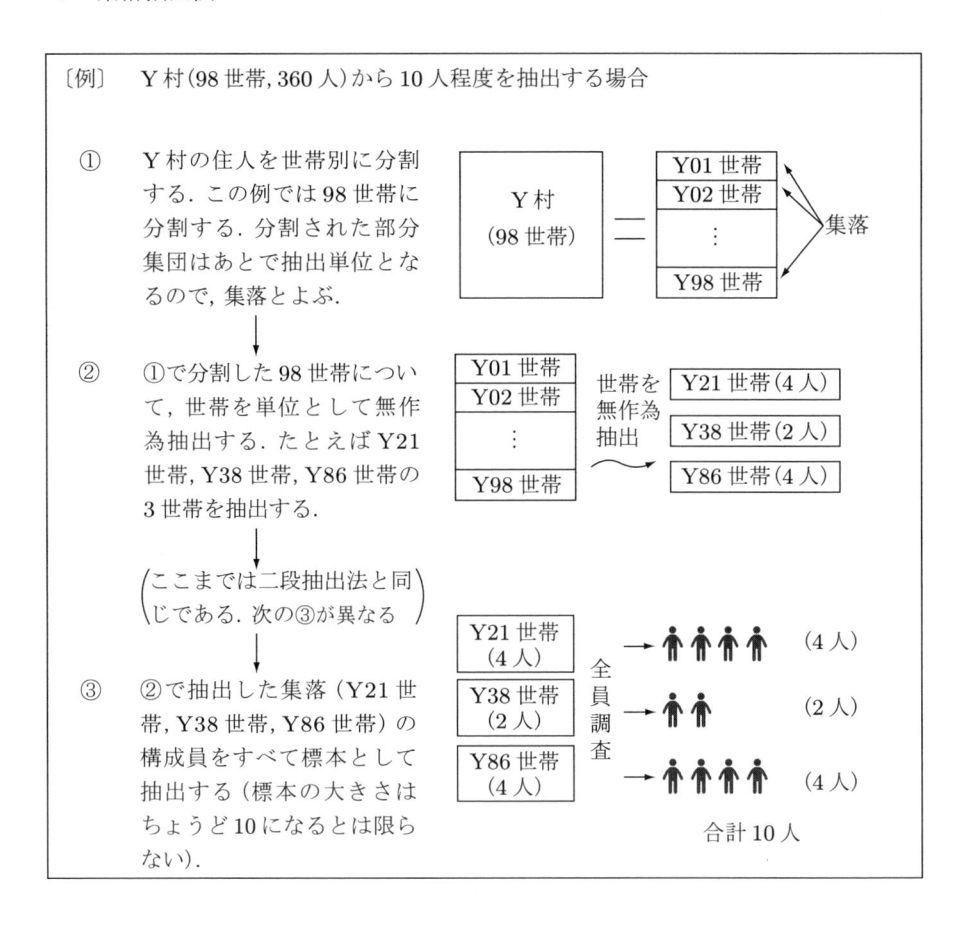

〔例〕　Y村（98世帯，360人）から10人程度を抽出する場合

① Y村の住人を世帯別に分割する．この例では98世帯に分割する．分割された部分集団はあとで抽出単位となるので，集落とよぶ．

② ①で分割した98世帯について，世帯を単位として無作為抽出する．たとえばY21世帯，Y38世帯，Y86世帯の3世帯を抽出する．

（ここまでは二段抽出法と同じである．次の③が異なる）

③ ②で抽出した集落（Y21世帯，Y38世帯，Y86世帯）の構成員をすべて標本として抽出する（標本の大きさはちょうど10になるとは限らない）．

5.3　標本平均の分布

　本書では無限母集団の場合について標本分布を説明する．なお，有限母集団であっても，データの個数が十分に大きいときは，無限母集団として扱っても実用上さしつかえない．

　この節では，抽出された標本の詳しい性質，とくに平均の分布について説明する．

(1)　サイコロを用いた実験例

　いま，1つのサイコロを続けて100回ふり，出た目の数の平均値を計算するという

実験を何回も繰り返すと、平均値は実験をするたびに変動する。たとえば、表5.3は、この実験を1000回繰り返しておこなったときの平均値（1000個）の相対度数分布表である。平均値は3.45以上3.55未満の区間（中央値3.5）の相対度数が最も多く、比較的対称的な分布をしていることがわかる。

表5.3 平均値の分布の例
（1つのサイコロを続けて100回ふり、出た目の数の平均値を計算するという実験を1000回繰り返したとき）

平均値	度数	相対度数
～2.95 未満	0	0
2.95～3.05	4	0.004
3.05～3.15	16	0.016
3.15～3.25	59	0.059
3.25～3.35	121	0.121
3.35～3.45	184	0.184
3.45～3.55	213	0.213
3.55～3.65	199	0.199
3.65～3.75	130	0.130
3.75～3.85	61	0.061
3.85～3.95	10	0.010
3.95～4.05	3	0.003
4.05 以上	0	0
計	1000	1.000

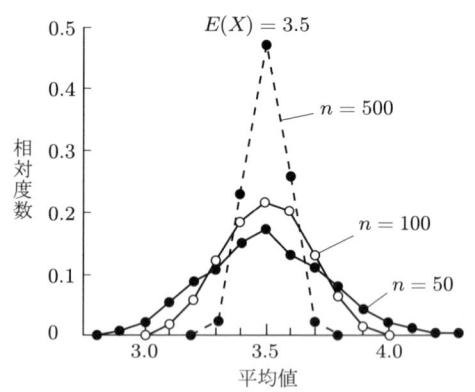

図5.1 平均値の相対度数分布
（1つのサイコロを続けてn回ふり、出た目の数の平均値を計算するという実験を1000回繰り返したとき。分布の中心は$E(X)=3.5$と一致し、nが大となるほど分布のばらつきが小さくなる）

次に、1つのサイコロを続けて①50回、②100回、③500回ふり、出た目の数の平均値を計算するという3種類の実験をそれぞれ1000回繰り返しておこなったとき、平均値の相対度数折れ線（相対度数分布多角形）を重ねて示したのが図5.1である。1つのサイコロを続けてふる回数が多いほど対称的な形となり、しかも分布のばらつきが小さくなるという傾向がある。

ところで、1つのサイコロを1回ふるとき出る目の数をXとすれば、Xは1から6までの値をとる離散的な確率変数であり、Xの平均値$E(X)$、μと分散$V(X)$、σ^2は次のように計算される。

$$E(X) = \mu = 1 \times \frac{1}{6} + 2 \times \frac{1}{6} + \cdots + 6 \times \frac{1}{6} = \frac{7}{2} = 3.5$$

$$V(X) = \sigma^2 = \left(1 - \frac{7}{2}\right)^2 \times \frac{1}{6} + \cdots + \left(6 - \frac{7}{2}\right)^2 \times \frac{1}{6} = \frac{35}{12} \fallingdotseq 2.92$$

したがって、サイコロの実験例では平均値は確率変数Xの平均値を中心に分布し

(2) 標本平均の分布

(a) 母集団分布　前項 (1) において，1 つのサイコロを 100 回ふるという実験は，1〜6 までの 6 種類の数 X がそれぞれ無数にある母集団から，大きさが 100 の標本を独立に無作為抽出する場合と同じである．すなわち，X の確率分布は次のように表される．

$$P(X=1) = P(X=2) = \cdots = P(X=6) = \frac{1}{6}$$

ここで，母集団の確率分布を母集団分布という．母集団分布の平均値，分散，標準偏差はそれぞれ**母平均** μ，**母分散** σ^2，**母標準偏差** σ といい，とりまとめて**母数**または**パラメータ**（parameter）とよばれる．

(b) 標本平均　図 5.2 に示すように，無限母集団から大きさが n の標本を独立に無作為抽出する場合について考えよう．

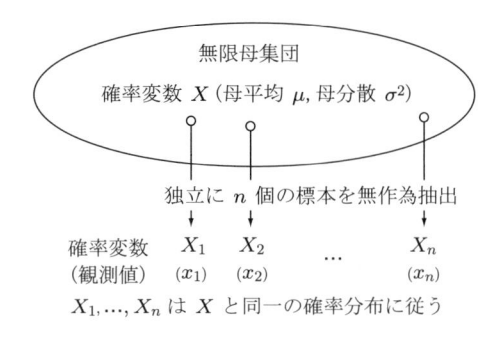

図 5.2　無限母集団からの標本抽出（大きさ n）

1 番目に抽出する値を $X_1, \ldots, n$ 番目に抽出する値を X_n とすると，$X_1, X_2, \ldots, X_n$ はそれぞれ母集団の X と同一の確率分布（母平均 μ，母分散 σ^2）に従う確率変数である．そして，$X_1, X_2, \ldots, X_n$ の平均値を**標本平均**といい，$\overline{X}$（エックス・バー）で表す．

$$\overline{X} = \frac{X_1 + X_2 + \cdots + X_n}{n} \tag{5.1}$$

標本平均 $\overline{X}$ も，標本を抽出するたびにその値が変動する確率変数である．一般に，標本平均や後述する標本分散，不偏分散のように $X_1, X_2, \ldots, X_n$ の関数として表される変数を**統計量**（statistic）という．

(c) 標本平均の平均値（期待値）と分散　母平均 μ，母分散 σ^2 の無限母集団から大きさ n の標本を独立に無作為抽出するとき，その標本平均 $\overline{X}$ の平均値 $E(\overline{X})$ と分散 $V(\overline{X})$ について，次のことが成り立つ[注5.1]．

① 標本平均 $\overline{X}$ の平均値は母平均 μ に等しい．

$$E(\overline{X}) = \mu \tag{5.2}$$

② 標本平均 $\overline{X}$ の分散は母分散を標本の大きさ n で割ったものに等しい．

$$V(\overline{X}) = \frac{\sigma^2}{n} \tag{5.3}$$

図 5.1 において，3 種類の相対度数折れ線とも $E(X) = \mu = 3.5$ を中心に分布し，標本の大きさ n が大であるほど分布のばらつきが小さいことは，このことを示している．

(d) 中心極限定理　標本平均 $\overline{X}$ は標本を抽出するたびに変動するが，標本の大きさ n が十分に大きいとき，近似的にある確率分布に従うことが知られている．

> **中心極限定理**
>
> 　母平均 μ，母分散 σ^2 の無限母集団から，大きさ n の標本を独立に無作為抽出するとき，n が十分に大きいと，標本平均 $\overline{X}$ は近似的に正規分布 $N\left(\mu, \dfrac{\sigma^2}{n}\right)$ に従う．

図 5.1 において，n が大きくなるに従って，相対度数折れ線が対称的な正規分布に近い形をすることは，このことを示している．n がおよそ 50 以上であれば，正規分布を利用してもさしつかえないとされている．

例題 5.1　1 から 6 までの 6 種類の数 X がそれぞれ無数にある母集団から大きさ 50 の標本を独立に無作為抽出するとき，その標本平均 $\overline{X}$ はどのような分布に従うと考えられるか．

解　X は 1 から 6 までの値をとる離散的な確率変数であり，母集団分布は次のように表される．

$$P(X=1) = P(X=2) = \cdots = P(X=6) = \frac{1}{6}$$

$$母平均\ \mu = \frac{7}{2}, \quad 母分散\ \sigma^2 = \frac{35}{12}$$

標本の大きさ $(n = 50)$ から，中心極限定理を利用できるので，標本平均 $\overline{X}$ は近似的に正規分布 $N(\mu, \sigma^2/n)$ に従う．

$$\frac{\sigma^2}{n} = \frac{35}{12} \div 50 = \frac{7}{120}$$

したがって，$\overline{X}$ は近似的に正規分布 $N(7/2, 7/120)$ に従う（図 5.3）． ・・・（答）

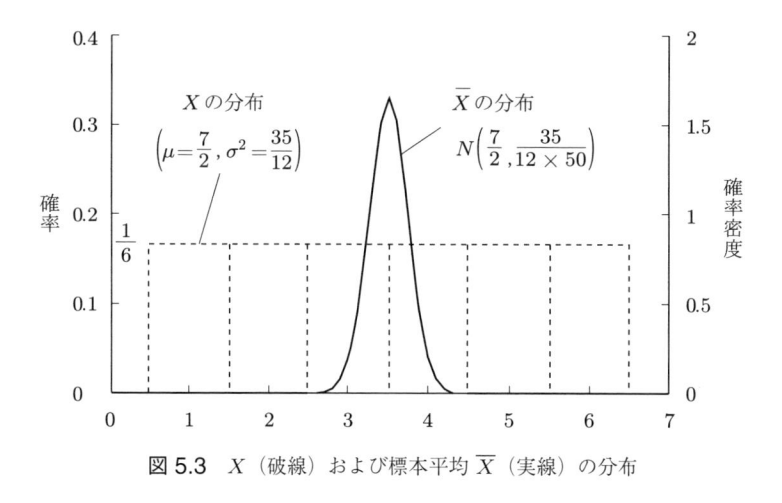

図 5.3 X（破線）および標本平均 $\overline{X}$（実線）の分布

(e) 正規母集団からの標本平均の分布　　母集団の確率分布が正規分布に従うとき，このような母集団を**正規母集団**という．正規母集団からの標本については，その標本平均 $\overline{X}$ は正規分布に従うことが知られている．中心極限定理との比較を表 5.4 に示す．

> **正規母集団の標本**
> 　　母平均 μ，母分散 σ^2 の正規母集団から，大きさ n の標本を独立に無作為抽出するとき，その標本平均 $\overline{X}$ は正規分布 $N\left(\mu, \dfrac{\sigma^2}{n}\right)$ に従う．

表 5.4　正規母集団からの標本平均と中心極限定理との関係

	母集団分布	標本の大きさ n	標本平均 $\overline{X}$ の分布
正規母集団からの標本平均	正規分布 $N(\mu, \sigma^2)$ に限定	$n \geq 1$	正確に $N\left(\mu, \dfrac{\sigma^2}{n}\right)$ に従う
中心極限定理	すべての確率分布に適用可能	十分に大きいこと（$n \geq 50$ 程度）	近似的に $N\left(\mu, \dfrac{\sigma^2}{n}\right)$ に従う

例題 5.2 ある年齢の女性の身長 X は，平均値 $= 156.0\,\mathrm{cm}$，標準偏差 $= 5.0\,\mathrm{cm}$ の正規分布に従うと考えられている．いま，この年齢の女性 25 人を独立に無作為抽出するとき，次の問いに答えよ．

(1) 25 人の身長の平均値 $\overline{X}$ はどのような確率分布に従うか．

(2) 25 人の身長の平均値が $157.5\,\mathrm{cm}$ 以上である確率を求めよ．

解 正規母集団からの標本については，抽出する標本の大きさが小さくても，その標本平均 $\overline{X}$ は正規分布に従うことを用いる．

(1) 確率分布が正規分布 $N(\mu, \sigma^2)$ に従う正規母集団から抽出された，大きさ 25 の標本を $X_1, X_2, \ldots, X_{25}$ とし，その標本平均を $\overline{X}$ とすると

$$\overline{X} = \frac{X_1 + X_2 + \cdots + X_{25}}{25}$$

である．このとき，$\overline{X}$ は標本抽出するたびに変動する確率変数であって $N(\mu, \sigma^2/25)$ に従う．ここで，$\mu = 156.0$, $\sigma^2 = 5.0^2$ であるから $\sigma^2/25 = 1.0$ である．したがって，$\overline{X}$ は $N(156.0, 1.0)$ に従う（図 5.4）． …（答）

(2) $P(157.5 \leqq \overline{X} < \infty) = P(z_a \leqq Z < \infty)$ となる z_a を求めると

$$z_a = \frac{157.5 - 156.0}{\sqrt{1.0}} = 1.5$$

したがって，次の式が成り立つ．

$$\begin{aligned} P(1.5 \leqq Z) &= 0.5 - P(0 \leqq Z \leqq 1.5) \\ &= 0.5 - 0.4332 = 0.0668 \end{aligned}$$ …（答）

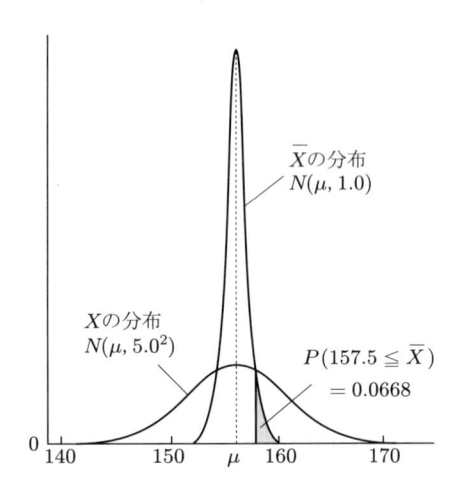

図 5.4 X および $\overline{X}$ の分布（$\mu = 156.0$）

(f) 二項母集団からの標本平均の分布（標本比率の分布）　一般に，母集団から抽出した大きさ n の標本のうち，r 個についてある特性（解析の対象とする性質）A がみられるとき，相対度数 r/n を**標本比率**といい，$\overline{p}$ で表す．たとえば，むし歯（う歯）をもっていることを特性 A とすれば，5歳の児童のなかから100人調べたところ82人がむし歯をもっているとき，標本比率は 0.82 である．

標本比率 $\overline{p}$ は標本を抽出するたびに変動するので，標本比率 $\overline{p}$ の分布を考えよう．

母比率（母集団が特性 A をもつ確率）が p である母集団の確率分布は，

$$X = 0 \quad \Leftrightarrow \quad 特性 A をもたないこと$$
$$X = 1 \quad \Leftrightarrow \quad 特性 A をもつこと$$

と対応させれば，表 5.5 のように表される．これは最も簡単な二項分布であり，母集団は**二項母集団**とよばれる．

表 5.5　母比率 p の母集団分布

	特性 A なし	特性 A あり	計
$X = x$	0	1	
$P(X=x)$	$q \, (= 1-p)$	p	1

$P(X=x) = {}_1C_x \cdot p^x q^{1-x}$
$E(X) = \mu = p,\ V(X) = \sigma^2 = pq$

表 5.5 の分布に従う母集団から抽出された大きさ n の標本を $X_1, \ldots, X_n$，標本平均を $\overline{X}$ とすれば，$X_1 + \cdots + X_n$ は特性 A の観測された個数 r に等しいので，

$$\overline{X} = \frac{X_1 + \cdots + X_n}{n} = \frac{r}{n} = \overline{p}$$

が成り立つ．したがって，n が十分に大きいとき，中心極限定理から次のことが導かれる．

> **標本比率の分布**
>
> 母比率 p の無限母集団から，大きさ n の標本を独立に無作為抽出するとき，n が十分に大きいと，標本比率 $\overline{p}$ は近似的に正規分布 $N\left(p, \dfrac{pq}{n}\right)$ に従う．ただし，$q = 1 - p$ である．

n を大きくしていくと，標本比率 $\overline{p}$ の分散 pq/n は小さくなるので，$\overline{p}$ の分布は母比率 p のまわりに集中する．たとえば，サイコロが正しく作られて奇数の目の出る確率 $p = 1/2$ が正しいのであれば，サイコロを多数回ふるという試行をおこなうと，奇数の目の出る相対度数の分布は近似的に正規分布に従い，$p = 1/2$ のまわりに集中する．

例題 5.3 平成 23（2011）年度学校保健統計調査によれば，小学校 6～11 歳でむし歯の児童の割合（処置完了者を含む）は 57.2% である．これを仮に母比率 p とみなして 1000 人を標本抽出する場合，むし歯のある児童が 55.2% 以下である確率を求めよ．

解 標本の大きさ n が大のとき，標本比率 $\bar{p}$ は近似的に正規分布 $N\left(p, \dfrac{p(1-p)}{n}\right) = N\left(0.572, \dfrac{0.572 \times 0.428}{1000}\right)$ に従う．ここで，$Z = \dfrac{\bar{p} - p}{\sqrt{\dfrac{p(1-p)}{n}}}$ と標準化すれば，Z は標準正規分布 $N(0,1)$ に従うので，$P(\bar{p} \leqq 0.552) = P(Z \leqq z_p)$ となる z_p を求めると，

$$z_p = \frac{0.552 - 0.572}{\sqrt{\dfrac{0.572 \times 0.428}{1000}}} \fallingdotseq -1.28$$

となる．したがって，次のようになる．

$$P(\bar{p} \leqq 0.552) = P(Z \leqq -1.28) = 0.5 - 0.3997 = 0.1003 \quad \cdots \text{（答）}$$

（注）これは二項分布 $B(n,p) = B(1000, 0.572)$ に従う確率変数 X について，$P(X \leqq 552)$ あるいは $P(X \leqq 552.5)$ を求めることと同等である．連続性の補正をおこなうときは，面積が大となる方向に $\bar{p} \to \bar{p} \pm 1/(2n)$ と修正する（例題では $0.552 \to 0.5525$ と修正するので，求める確率は 0.1056 となる）．

5.4 標本分散の分布

前節に続き，この節では標本の分散の性質をみていく．

（1） サイコロを用いた実験例

1 つのサイコロを続けて n 回ふり，出た目の数の分散を計算するという実験を何回も繰り返すと，分散は実験のたびに変動する．

たとえば，図 5.5 は，$n = 20, 50, 100$ という 3 種類の実験をそれぞれ 1000 回繰り返しておこなったとき，分散の相対度数折れ線（相対度数分布多角形）を重ねて示したものである．

5.3 節 (1) でみたように，1 つのサイコロを 1 回ふるときに出る目の数を X とすれば，X は離散的な確率変数であり，$E(X) = 3.5, V(X) = 35/12 \fallingdotseq 2.92$ であった．

図 5.5 より，n が小のとき，分散の相対度数分布の形は非対称であって，分布の中心は $V(X) \fallingdotseq 2.92$ と一致しないと考えられる．

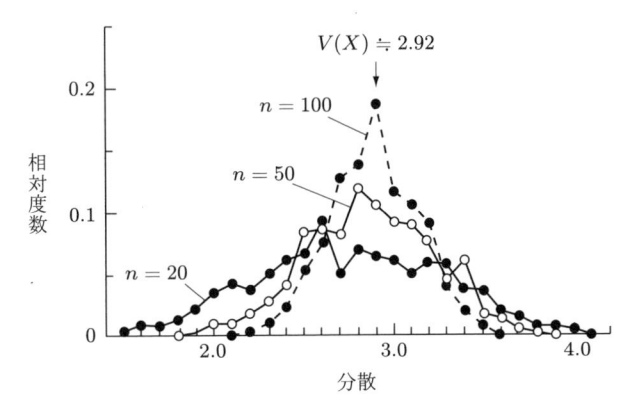

図 5.5 分散の相対度数分布
（1つのサイコロを続けて n 回ふり，出た目の数の分散を計算するという実験を 1000 回繰り返したとき．n が小のとき，分布の中心は $V(X) \fallingdotseq 2.92$ と一致しない）

(2) 標本分散と不偏分散

(a) 標本分散 標本平均の例と同じように，無限母集団から大きさ n の標本を独立に無作為抽出する場合について考える．

1番目に抽出する値を X_1，$\cdots$，n 番目に抽出する値を X_n とすると，$X_1, X_2, \ldots, X_n$ はそれぞれ母集団分布に従う確率変数である．ここで，$X_1, X_2, \ldots, X_n$ の分散を**標本分散**といい，S^2（観測値 s^2）で表すと，次の式になる．

$$S^2 = \frac{(X_1 - \overline{X})^2 + (X_2 - \overline{X})^2 + \cdots + (X_n - \overline{X})^2}{n} \tag{5.4}$$

標本分散 S^2 は標本平均 $\overline{X}$ と同じように，標本を抽出するたびにその値が変動する確率変数である．

(b) 標本分散の平均値（期待値） 母平均 μ，母分散 σ^2 の無限母集団から大きさ n の標本を独立に無作為抽出するとき，その標本分散 S^2 の平均値は

$$E(S^2) = \frac{n-1}{n}\sigma^2 \tag{5.5}$$

と表され[注5.2]，母分散 σ^2 と一致しない．図 5.5 において，n が小のとき，相対度数折れ線が $V(X) \fallingdotseq 2.92$ を中心として分布していると考えにくいのは，このように $E(S^2)$ と σ^2 がわずかに異なるためである．

(c) 不偏分散 式 (5.5) を変形すると，次の式が得られる．

$$\sigma^2 = \frac{n}{n-1}E(S^2) = E\left(\frac{n}{n-1}S^2\right)$$

$S'^2 = \dfrac{n}{n-1}S^2$ を考えると，統計量 S'^2 の平均値は母分散と一致するので，S'^2 は母分散からの偏りがないという意味で不偏分散とよばれる．

> **不偏分散**
> $$S'^2 = \frac{n}{n-1}S^2 \tag{5.6}$$
> $$= \frac{(X_1 - \overline{X})^2 + (X_2 - \overline{X})^2 + \cdots + (X_n - \overline{X})^2}{n-1} \tag{5.7}$$

本書では，標本分散を S^2（観測値 s^2），不偏分散を S'^2（観測値 s'^2）として，以後取り扱う．また，不偏分散 S'^2 の平方根 S' は母標準偏差 σ の不偏推定量とはならない（$E(S') \neq \sigma$）ので，S'^2 を 1 つの記号としてまとめて表す．

(d) 正規母集団からの標本抽出　正規母集団からの標本の場合，標本分散 S^2，不偏分散 S'^2 と密接に関連する次の統計量は，χ^2 分布に従うことが知られている．

> **正規母集団からの標本抽出**
> 母平均 μ，母分散 σ^2 の正規母集団から，大きさ n の標本 $X_1, X_2, \ldots, X_n$ を独立に無作為抽出するとき，統計量
> $$\frac{1}{\sigma^2}\sum_{i=1}^{n}(X_i - \overline{X})^2 = \frac{nS^2}{\sigma^2} = \frac{(n-1)S'^2}{\sigma^2} \tag{5.8}$$
> は自由度 $\nu = n-1$ の χ^2 分布に従う[注5.3]．

練習問題

5.1　1 つのサイコロを続けて 100 回ふり，出た目の数の平均値を計算したとき，3.75 以上になる確率はおよそいくらか．

5.2　ある年齢の女性の胸囲 X は平均値 82.2 cm，標準偏差 5.0 cm の正規分布に従うという．平均胸囲 $\overline{X}$ が 80.2 cm 以上 84.2 cm 以下の確率を，(1)～(3) のそれぞれの場合について求めよ．
(1)　4 人を標本抽出して測定するとき．
(2)　20 人を標本抽出して測定するとき．
(3)　40 人を標本抽出して測定するとき．

5.3　ある年齢の女性の身長 X は平均値 156.0 cm，標準偏差 5.0 cm の正規分布に従うという．いま，この集団から n 人標本抽出することを何回もおこなったとき，その標本平均 $\overline{X}$ は正規分布 $N(156.0, 0.2)$ に従った．標本の大きさ n を求めよ．

5.4　ある考えに賛成の意見をもっている人の割合は 50% であるという．100 人標本抽出して

調べた場合，賛成意見が 40% 以上 60% 以下である確率を求めよ．

5.5 次のデータについて，それぞれ標本分散 s^2 と不偏分散 s'^2 を求めよ．

(1) $-3, -2, 0, 1, 4$

(2) $6, -7, 9, 3, 3$

第6章 検定

母集団がどのような分布に従っているか，2つの母集団の平均値が等しいかなどを調べたいときには，まず仮説を設定する．次に，これまで学習した確率をツールとして，設定した仮説の真偽を判断するが，そのような調べ方を検定という．検定には独立性の検定や平均値の検定など，さまざまな種類があり，目的に応じて適切な検定をおこなわなければならない．基本的には，観測された実験結果や調査結果をもとに，標本理論を適用して求めた確率が，あらかじめ定められた基準（有意水準）を下回るかどうかを考えることになる．いずれの検定においても，母集団が何かを考えることが重要である．

6.1 検定

個々の検定方法を解説するまえに，具体例をとおして検定の概要を説明する．

本章および第7章では，母集団から大きさ n の標本を独立に無作為抽出することを，単に大きさ n の標本を抽出すると省略する．

医療用器具に使われるある部品 A は取り替えができるので，不良率（不良品の現れる確率）p は2%以内であればよいという．いま，B工場で大量生産された部品 A のなかから 1000 個標本抽出したとき，不良品が 30 個あった．B工場の部品 A を購入してよいか検討しよう．これには，次の (1) と (2) の方法がある．

(1) P値（p値）

次に示すように，①〜④の順序で考える．

① B工場の部品 A は不良品が多く疑わしいが，不良率 p は合格する上限の 2% であると考える．

この仮定を**帰無仮説**あるい単に**仮説**といい，"H_0" で表す．

$$H_0 : p = 0.02$$

これに対して，帰無仮説 H_0 を否定（棄却）して主張したい命題を**対立仮説**とい

い，"H_1" で表す．

$$H_1 : p > 0.02$$

② $p = 0.02$ という仮定のもとで，1000 個の標本中 30 個以上不良品の出る確率を求める．

1 回の試行で不良品の現れる確率 p が 0.02 という反復試行を 1000 回（n 回）おこなうと考えれば，不良品の個数 X は二項分布 $B(n, p) = B(1000, 0.02)$ に従う．これは正規分布 $N(np, np(1-p)) = N(20, 19.6)$ で近似できるので，連続性の補正をして求める確率は

$$P(29.5 \leqq X) = P(2.15 \leqq Z) = 0.0158 \ (1.58\%)$$

である．これを P 値（P-value）あるいは p 値（p-value）という．

③ このとき，2 つのことが考えられる．
 （i） $p = 0.02$ という仮定が正しく，1.58% というまれなことが生じた．
 （ii） $p = 0.02$ という仮定が誤りである．

④ ここではひとまず ③ (ii) を採用して，帰無仮説 $H_0 : p = 0.02$ が誤りであり，対立仮説 $H_1 : p > 0.02$，すなわち，B 工場の部品 A の不良率は 2% より大であると考え，購入しないという意思決定をする．

P 値は，帰無仮説 H_0 が正しいにもかかわらずそれが否定される確率を直接示しているので，問題点もあるが，次に述べる有意水準の考え方よりも望ましい．しかし，本書では χ^2, t, F 分布の数表を用意できないので，従来の有意水準に従って説明する．

(2) 有意水準

(a) 検定の手順
検定は，一般に次の ①〜⑤ の順序でおこなわれる．

① 帰無仮説 H_0 と対立仮説 H_1 を立てる．

$$H_0 : p = 0.02 \qquad H_1 : p > 0.02$$

② 有意水準 α を 1 つ定める．

$$\alpha = 0.05 \ (\text{有意水準 } 5\% \text{ で検定する})$$

帰無仮説 H_0 が正しいにもかかわらず H_0 を否定（棄却）する確率を**有意水準**（significance level）あるいは単に**危険率**といい，α で表す．有意水準 α は試行・実験をおこなう前に，あらかじめただ 1 つに定めておかなければならない．α は，一般に 0.05（5%）あるいは 0.01（1%）が採用される．

③ 帰無仮説 H_0 のもとで，統計量とその確率分布を求める．

$H_0 : p = 0.02$ という仮定のもとで，不良品の個数 X は近似的に $N(20, 19.6)$ に

従う．したがって，統計量 $Z = (X - 20)/\sqrt{19.6}$ は $N(0, 1)$ に従う．
④ 棄却域を定める．③で求めた確率分布において，両側あるいは片側の部分の面積が α となる区間を**棄却域**（critical region）とする（図 6.1）．

　$Z(>0)$ が大きくなるほど H_0 を受け入れにくく，$p > 0.02$ と考えられるので，$N(0, 1)$ の右片側 5% の確率を与える点を求めると $Z = 1.6449$ である（付表 1 の標準正規分布表（II）参照）．したがって，棄却域は $Z \geq 1.6449$ である．なお，両側に棄却域を定めるときは $Z \leq -1.9600, Z \geq 1.9600$ である（$H_1: p \neq 0.02$ のときおこなう）．

　　（注）　棄却域については，端の点を含めない開区間とすることも多い．このケースでは，$H_1: p > 0.02$ のとき $Z > 1.6449$，$H_1: p \neq 0.02$ のとき $|Z| > 1.9600$ を棄却域とする．P 値の考え方を採用する場合は，P 値 < 0.05 のとき，H_0 を棄却する．

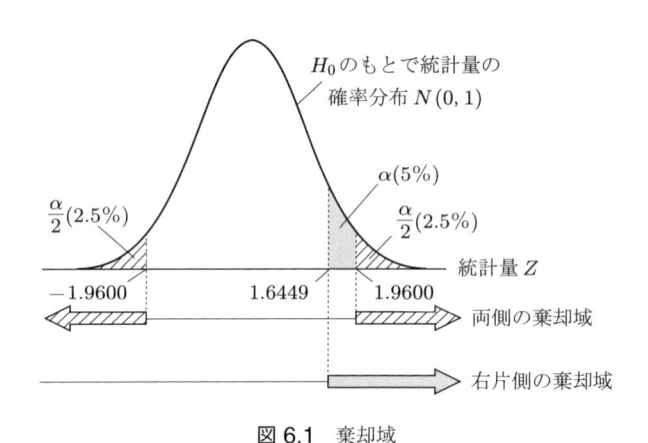

図 6.1　棄却域

⑤ 標本から統計量の観測値（実現値）を計算する．
　（ i ）　統計量の観測値が棄却域にあるとき → H_0 を棄却する．
　　　H_0 を棄却して積極的に H_1 を主張する．
　（ii）　統計量の観測値が棄却域にないとき → H_0 を棄却しない（採択する）．
　　　H_0 が棄却されないことは，H_0 であることを証明するものではない．たとえば，$H_0: $ 母比率 $p = p_0$（ある特定の値），$H_1: p \neq p_0$ のとき，「母比率 p は p_0 と異なるとはいえない」という表現になる．本書では以降「H_0 採択」という表現が出てくるが，このような消極的な意味である．

統計量 Z の観測値 z を計算すると，$z = 2.15$ と棄却域にあるので，有意水準 5% で H_0 を棄却する．したがって，B 工場の部品 A の不良率 p は 2% より大であるという結論になり，購入しないという意思決定をする．

(b) **2種類の誤り**　仮説の検定をおこなうときには，表 6.1 に示すように，2 種類の誤りが考えられる．

① **第 1 種の過誤**：帰無仮説 H_0 が正しいにもかかわらず棄却してしまう誤りを，第 1 種の過誤（error of the first kind）といい，誤りをおかす確率を α で表す．α は有意水準（危険率）のことである．

② **第 2 種の過誤**：帰無仮説 H_0 が誤りであるにもかかわらず棄却しないで採択する誤りを，第 2 種の過誤（error of the second kind）といい，誤りをおかす確率を β で表す．前述の棄却域の設定には β が関連してくるが，本書では省略する．

表 6.1　2 種類の誤り

	帰無仮説 H_0 が真	帰無仮説 H_0 が偽
H_0 を棄却	第 1 種の過誤 α	正しい判断
H_0 を採択	正しい判断	第 2 種の過誤 β

(3) **両側検定と片側検定**

両側検定，片側検定という言葉は，次の 2 つの意味で用いられることが多い．

① 統計量の確率分布の両側（両端）に棄却域がある場合を両側検定，片側（片端）に棄却域がある場合を片側検定という．

② たとえば，$H_0 : p = 0.02$ に対して $H_1 : p \neq 0.02$ のように，帰無仮説 H_0 の両側 ($p < 0.02$, $p > 0.02$) に対立仮説を立てる場合を両側検定，$H_1 : p > 0.02$ のように，帰無仮説 H_0 の片側に対立仮説を立てる場合を片側検定という．

①と②は部品 A の例のように，多くの場合一致する．しかし，χ^2 分布などを使う検定では一致しないこともあるので，本書では混同を避けるため，①を「**両側検定（片側検定）**」，②の意味の検定を「**両側仮説の検定（片側仮説の検定）**」とよび，区別する．また，必要に応じて H_1 を両側仮説（両側対立仮説）または片側仮説（片側対立仮説）とよぶ．

部品 A の例では片側仮説の検定をおこなった．不良率 p が 2%より低いことを問題にする必要がなく，2%を超える場合のみを考慮すればよいからである．しかし，このような特別の事情がない限り，一般的には両側仮説の検定をおこなうべきである．

6.2　適合度の検定

患者の発生数，死亡数，身長などの変数について標本を抽出し，母集団の変数が特定の確率分布（ポアソン分布，正規分布など）に従うかどうかを調べるのが適合度の

検定である．母集団分布の母数（パラメータ）があらかじめわかっているかどうかにより，自由度の取り扱いが異なる．

(1) 母集団分布の母数が既知であるとき

表 6.2 に示すように，ある変数（身長，死亡数，特性の有無など）が $A_1, A_2, \ldots, A_k$ と k 個の階級に分類されているものとする．このとき，母集団分布に着目して，

帰無仮説 H_0：母集団の変数は $P(A_1) = p_1, P(A_2) = p_2, \ldots, P(A_k) = p_k$ という確率分布に従う．

対立仮説 H_1：母集団の変数は H_0 の確率分布には従わない．

についておこなう検定を**適合度の検定**という．

表 6.2 適合度の検定

階級	A_1	A_2	$\cdots$	A_k	計
確率	p_1	p_2	$\cdots$	p_k	1
期待度数	np_1	np_2	$\cdots$	np_k	n
観測度数	$X_1 = x_1$	$X_2 = x_2$	$\cdots$	$X_k = x_k$	n

母集団から大きさ n の標本を抽出するとき，各階級の度数 $X_1, X_2, \ldots, X_n$ を**観測度数**という（表 6.2）．観測度数は標本抽出のたびに変動する確率変数である．一方，H_0 のもとで（確率論的に）期待される度数 $np_1, np_2, \ldots, np_n$ を**期待度数**という．2 つの度数を比較し，どの程度差があるかを調べる．H_0 のもとで次の式 (6.1) の統計量 χ^2 は近似的に自由度 $\nu = k - 1$ の χ^2 分布に従うことが知られている．適合度の検定では，期待度数，観測度数とも大であることが望ましく，経験的に期待度数は 5 以上であることが必要とされている[注6.1]．

$$\chi^2 = \sum \frac{(観測度数 - 期待度数)^2}{期待度数}$$
$$= \frac{(X_1 - np_1)^2}{np_1} + \frac{(X_2 - np_2)^2}{np_2} + \cdots + \frac{(X_k - np_k)^2}{np_k} \quad (6.1)$$

H_0 の分布によく適合するほど期待度数と観測度数との差は小さいので，χ^2 の値も小さくなると考えられる．そこで，次の手順で仮説検定をおこなえばよい（有意水準 α）．

① 標本から実際に得られた観測度数 $(X_1 = x_1, X_2 = x_2, \ldots, X_k = x_k)$ を式 (6.1) に代入して，統計量 χ^2 の観測値 χ_0^2 を計算する．

② $\chi_0^2 \geqq$ 自由度 $(k-1)$ の χ^2 分布の上側（右端）α 点 $\to H_0$ を棄却
$\chi_0^2 <$ 自由度 $(k-1)$ の χ^2 分布の上側（右端）α 点 $\to H_0$ を採択

（注）χ^2 分布を用いる検定を，**χ^2 検定**とよぶ．同様に，正規分布，t 分布，F 分布を用いる検定を，それぞれ **Z 検定**，**t 検定**，**F 検定**という．

例題 6.1 感染症発生動向調査には，2010 年・52 週間（2010 年 1 月 4 日〜2011 年 1 月 2 日）の腸管出血性大腸菌感染症（3 類感染症，全数報告対象）報告数が掲載されている．これを 13 週ずつ 4 期にまとめると，次の表のとおりである．報告数は期間によって変化すると考えられるか．有意水準 5％ で検定せよ．

期間	I 期 (A_1) 1〜13 週	II 期 (A_2) 14〜26 週	III 期 (A_3) 27〜39 週	IV 期 (A_4) 40〜52 週	計
報告数	273	896	2 369	596	4 134

解 報告数が期間により変化しないこと（否定したい命題）は，各期間で死亡する確率が同一（1/4）であると考える．

$$H_0 : P(A_1) = P(A_2) = P(A_3) = P(A_4) = 0.25$$
$$H_1 : P(A_1) \sim P(A_4) \text{ は } H_0 \text{ に従わない．}$$

次のような表にまとめる．

階級	A_1	A_2	A_3	A_4	計
確率	0.25	0.25	0.25	0.25	1
期待度数	1 033.5	1 033.5	1 033.5	1 033.5	4 134
観測度数	273	896	2 369	596	4 134

① 階級の個数 $k = 4$ であるから，H_0 のもとで統計量 χ^2 は，近似的に自由度 $\nu = 3$ $(= k-1)$ の χ^2 分布に従う．そこで，表の観測度数を式 (6.1) に代入して，統計量 χ^2 の観測値 χ_0^2 を計算する．

$$\chi_0^2 = \frac{(273 - 1033.5)^2}{1033.5} + \frac{(896 - 1033.5)^2}{1033.5} + \frac{(2369 - 1033.5)^2}{1033.5} + \frac{(596 - 1033.5)^2}{1033.5}$$
$$\fallingdotseq 2488.9$$

② 自由度 3 の χ^2 分布の上側 5％ 点は，7.81473 である．したがって，$\chi_0^2 > 7.81473$ であるので，有意水準 5％ で H_0 は棄却される．すなわち，腸管出血性大腸菌感染症の報告数は期間によって変化すると考えられる． ・・・（答）

(2) 母集団分布の母数が未知であるとき

母集団分布の母数があらかじめ与えられていないとき，標本の値（観測度数）から母平均，母分散などを推定しなければならない．このとき，自由度は次のように変化する．ただし，k は階級の個数である．

$$\text{自由度 } \nu = k - 1 - \text{推定した母数の数} \tag{6.2}$$

〈例 1〉 母集団分布がポアソン分布のとき：母平均 = 母分散 = λ を 1 つ推定すれば，分布の型が定まるので，$p_1, \ldots, p_k$ の推定値を求めることができる．したがって，自由度 $\nu = k - 1 - 1 = k - 2$ となる．

〈例 2〉 母集団分布が正規分布のとき：母平均 μ と母分散 σ^2 の 2 つの母数を推定すれば，分布の型が定まるので，$p_1, \ldots, p_k$ の推定値を求めることができる．したがって，自由度 $\nu = k - 1 - 2 = k - 3$ となる．

例題 6.2 感染症発生動向調査によれば，2010 年・52 週間（2010 年 1 月 4 日〜2011 年 1 月 2 日）における週別にみたマラリア（4 類感染症，全数報告対象）報告数の分布は，次の表のとおりである．1 週間のマラリア報告数 X はポアソン分布に従うと考えられるか．有意水準 5% で検定せよ．

1 週間の報告数 X	0	1	2	3	4	5	計
度数	11	18	16	5	2	0	52

解　$H_0 : X$ はポアソン分布に従う．
　　　$H_1 : X$ はポアソン分布に従わない．

ポアソン分布の母数が未知なので，観測度数から推定する．母平均 λ の推定値（母分散の推定値でもある）を $\widehat{\lambda}$（ラムダ・ハット）で示すと，

$$\widehat{\lambda} = \frac{0 \times 11 + 1 \times 18 + 2 \times 16 + 3 \times 5 + 4 \times 2 + 5 \times 0}{52} \fallingdotseq 1.40$$

である．ポアソン分布では $X = 0, 1, \ldots, \infty$ となるので，度数が 4 以上の階級を $X \geqq 4$ として，次の表のようにまとめる．

X	確率（ポアソン分布）の推定値（$\widehat{\lambda} = 1.40$）	期待度数	観測度数
0	$P(X=0) = e^{-1.4}(1.4)^0/0! \fallingdotseq 0.2466$	12.82	11
1	$P(X=1) = e^{-1.4}(1.4)^1/1! \fallingdotseq 0.3452$	17.95	18
2	$P(X=2) = e^{-1.4}(1.4)^2/2! \fallingdotseq 0.2417$	12.57	16
3	$P(X=3) = e^{-1.4}(1.4)^3/3! \fallingdotseq 0.1128$	5.86	5
$\geqq 4$	$P(\geqq 4) = 1 - P(0 \leqq X \leqq 3) \fallingdotseq 0.0537$	2.79	2
計	1	52.00	52

ここで，期待度数に 5 未満の階級があるので，これらをまとめて最後に次のような表を作成する．

X（階級）	0 (A_1)	1 (A_2)	2 (A_3)	$\geqq 3$ (A_4)	計
確率（推定値）	0.2466	0.3452	0.2417	0.1665	1
期待度数	12.8	18.0	12.6	8.7	52
観測度数	11	18	16	7	52

① H_0 のもとで統計量 χ^2 は，近似的に自由度 $\nu = 2$ $(= 4 - 2)$ の χ^2 分布に従う（〈例 1〉参照）．そこで，表の観測度数を式 (6.1) に代入して統計量 χ^2 の観測値 χ_0^2 を計算する．

$$\chi_0^2 = \frac{(11-12.8)^2}{12.8} + \frac{(18-18.0)^2}{18.0} + \frac{(16-12.6)^2}{12.6} + \frac{(7-8.7)^2}{8.7} \fallingdotseq 1.51$$

② 自由度 2 の χ^2 分布の上側 5%点は 5.99146 である．したがって，$\chi_0^2 < 5.99146$ であるので，有意水準 5% で H_0 は棄却されない．すなわち，マラリア報告数はポアソン分布に従うという仮説は棄却されない（ポアソン分布に従う）．　　…（答）

(注)　一般の仮説検定では，帰無仮説 H_0 を棄却することにより，対立仮説 H_1 を主張したい命題として採択する．これに対して，適合度の検定では主張したい命題を H_0 に立て，H_0 が棄却されないとき，消極的に特定の分布に従う（適合する）と主張する．

6.3　独立性の検定

2 変数のデータについて，2 つの母集団の変数が独立であるかどうかを調べるのが，独立性の検定である．

(1)　独立性の検定

たとえば，予防接種の有無と罹患の有無など，2 つの特性 A, B の有無について大きさ n の標本調査をおこない，表 6.3 のような 2 次元の集計結果（2×2 分割表という）が得られたとする．

表 6.3　2×2 分割表

特性	B（特性 B あり）	$\overline{B}$（特性 B なし）	計
A（特性 A あり）	a	b	$a+b$
$\overline{A}$（特性 A なし）	c	d	$c+d$
計	$a+c$	$b+d$	n

($n = a+b+c+d$)

このとき，次の仮説 H_0, H_1 についておこなう検定を**独立性の検定**という．

　　帰無仮説 H_0：A と B は独立である（関連がない）．

　　対立仮説 H_1：A と B は独立ではなく，関連がある．

検定は次の手順でおこなえばよい（有意水準 α）．

① 大きさ n の標本抽出によって得られた観測度数 a, b, c, d を次の式に代入して，観測値 χ_0^2 を計算する[注6.2]．

$$\chi_0^2 = \sum \frac{(観測度数 - 期待度数)^2}{期待度数} = \frac{n(ad-bc)^2}{(a+b)(c+d)(a+c)(b+d)} \tag{6.3}$$

② $\chi_0^2 \geqq$ 自由度 1 の χ^2 分布の上側 α 点（例：5%= 3.84146）
　　→ H_0 棄却（A と B は関連あり）
　$\chi_0^2 <$ 自由度 1 の χ^2 分布の上側 α 点（例：5%= 3.84146）
　　→ H_0 採択（A と B は関連があるとはいえない）

独立性の検定は，図 6.2 に示すように，適合度の検定の一種である．特性 A, B の母比率 $P(A), P(B)$ は未知である場合が多く，観測度数から推定するので，自由度は 1 になる．

	B	$\overline{B}$
A	$P(A \cap B)$	$P(A \cap \overline{B})$
$\overline{A}$	$P(\overline{A} \cap B)$	$P(\overline{A} \cap \overline{B})$

$H_0 : A$ と B は独立

	B	$\overline{B}$
A	$P(A)\,P(B)$	$P(A)\,P(\overline{B})$
$\overline{A}$	$P(\overline{A})\,P(B)$	$P(\overline{A})\,P(\overline{B})$

2 × 2 分割表

特性	B（特性Bあり）	$\overline{B}$（特性Bなし）	計
A（特性Aあり）	a	b	$a+b$
$\overline{A}$（特性Aなし）	c	d	$c+d$
計	$a+c$	$b+d$	n

($n = a + b + c + d$)

階級	$A \cap B$	$A \cap \overline{B}$	$\overline{A} \cap B$	$\overline{A} \cap \overline{B}$	計
確率	$P(A)\,P(B)$	$P(A)\,P(\overline{B})$	$P(\overline{A})\,P(B)$	$P(\overline{A})\,P(\overline{B})$	1
期待度数	$nP(A)\,P(B)$	$nP(A)\,P(\overline{B})$	$nP(\overline{A})\,P(B)$	$nP(\overline{A})\,P(\overline{B})$	n
観測度数	a	b	c	d	n

$P(A), P(B)$ 既知（まれな場合）　自由度 $\nu = 3$

$$\chi_0^2 = \sum \frac{(\text{観測度数} - \text{期待度数})^2}{\text{期待度数}}$$

$\chi_0^2 \geqq 7.81473$　YES → H_0 棄却（特性 A, B は関連あり）／NO → H_0 採択（特性 A, B は関連があるとはいえない）

未知
$P(A) \to \dfrac{a+b}{n}$ で推定
$P(B) \to \dfrac{a+c}{n}$ で推定

母数を 2 つ推定したので　自由度 $\nu = 1$

$$\chi_0^2 = \sum \frac{(\text{観測度数} - \text{期待度数})^2}{\text{期待度数}} = \frac{n(ad - bc)^2}{(a+b)(c+d)(a+c)(b+d)}$$

$\chi_0^2 \geqq 3.84146$　YES → H_0 棄却／NO → H_0 採択

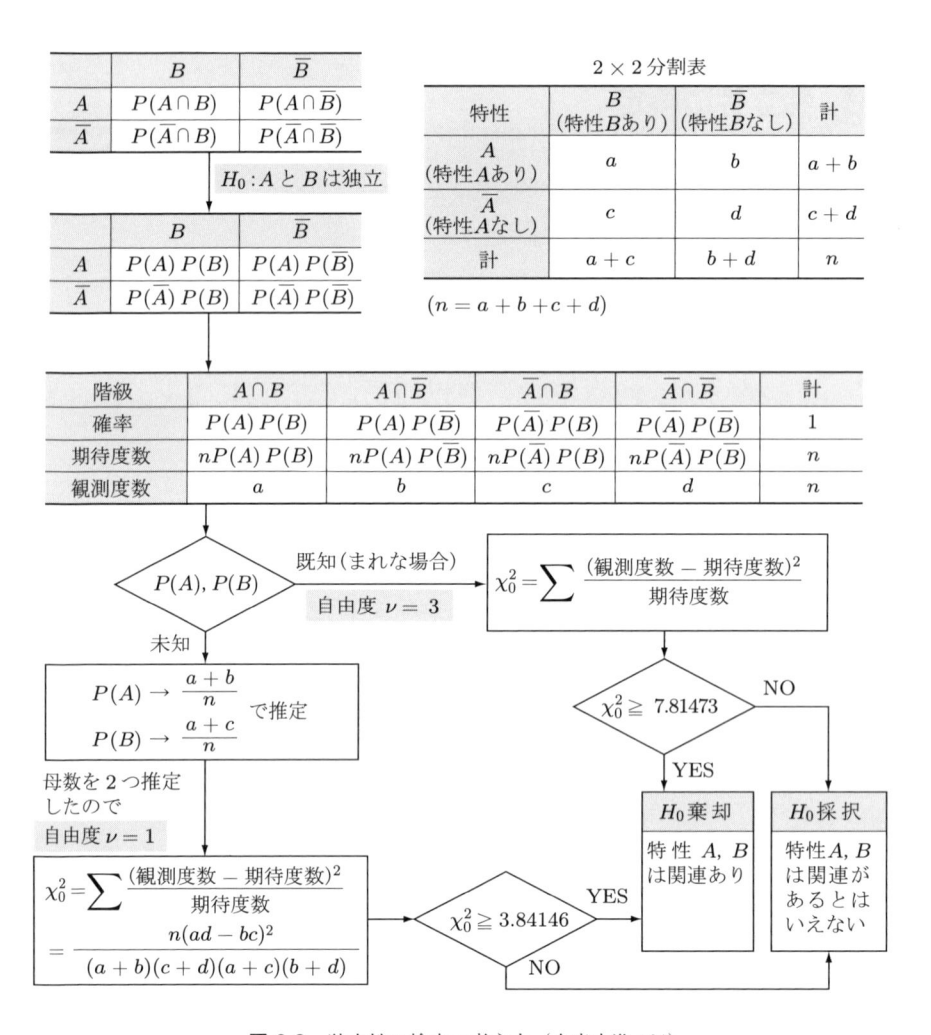

図 6.2　独立性の検定の考え方（有意水準 5%）

例題 6.3 平成22 (2010) 年国民健康・栄養調査 (厚生労働省) では，満20歳以上の世帯員を対象に，生活習慣調査票を配付した．調査票の問「あなたは現在高血圧や糖尿病，高コレステロール，内臓脂肪症候群 (メタボリックシンドローム) などの予防・改善を目的とした生活習慣の改善に取り組んでいますか (回答の選択肢は1 はい，2 いいえ)」について，性別に集計した結果は次のとおりであった．生活習慣改善の取り組み状況と性別には関連があるといえるか．有意水準5%で検定せよ．

	生活習慣の改善に取り組んでいますか		
	はい	いいえ	計
男性	1 766	1 899	3 665
女性	2 321	1 885	4 206
計	4 087	3 784	7 871

解 母比率は未知である．

H_0：生活習慣改善の取り組み状況と性別は独立である (関連がない)．

H_1：生活習慣改善の取り組み状況と性別は独立ではなく関連がある．

$a = 1766, b = 1899, c = 2321, d = 1885$ を式 (6.3) に代入して，χ_0^2 を計算する．

$$\chi_0^2 = \frac{7871 \times (1766 \times 1885 - 1899 \times 2321)^2}{3665 \times 4206 \times 4087 \times 3784} \fallingdotseq 38.416$$

$\chi_0^2 > 3.84146$ (自由度1の χ^2 分布の上側5%点) であるから，H_0 は棄却される．したがって，生活習慣改善の取り組み状況と性別は関連がある． …(答)

(2) 連続性の補正

2×2 分割表では，観測度数が離散的に変化するのに対して，統計量 χ^2 の値は連続的に変化する．そこで，期待度数があまり大きくないときには，次の式による連続性の補正が必要である[注6.3]．

$$\chi_0'^2 = \frac{n(|ad - bc| - 0.5 \times n)^2}{(a+b)(c+d)(a+c)(b+d)} \tag{6.4}$$

式 (6.3) の観測値 χ_0^2 の代わりに，式 (6.4) の観測値 $\chi_0'^2$ を用いて検定をおこなう．

これを，**イエーツ (Yates) による連続性の補正**という (図6.3)．

たとえば，例題 6.3 では $\chi_0'^2$ は次のように計算される．

$$\chi_0'^2 = \frac{7871 \times (|1766 \times 1885 - 1899 \times 2321| - 0.5 \times 7871)^2}{3665 \times 4206 \times 4087 \times 3784} \fallingdotseq 38.136$$

観測度数

	B	$\overline{B}$	計
A	a	b	$a+b$
$\overline{A}$	c	d	$c+d$
計	$a+c$	$b+d$	n

期待度数(推定値)

	B	$\overline{B}$
A	$\dfrac{(a+b)(a+c)}{n}$	$\dfrac{(a+b)(b+d)}{n}$
$\overline{A}$	$\dfrac{(c+d)(a+c)}{n}$	$\dfrac{(c+d)(b+d)}{n}$

判定条件: $a \geqq \dfrac{(a+b)(a+c)}{n}$

NO の場合 ($ad - bc < 0$):

	B	$\overline{B}$	計
A	$a+\frac{1}{2}$	$b-\frac{1}{2}$	$a+b$
$\overline{A}$	$c-\frac{1}{2}$	$d+\frac{1}{2}$	$c+d$
計	$a+c$	$b+d$	n

$$\chi_0^2 = \sum \frac{(観測度数 - 期待度数)^2}{期待度数}$$

$$\chi_0^2 = \frac{n\left(ad - bc + \frac{1}{2}n\right)^2}{(a+b)(c+d)(a+c)(b+d)}$$

YES の場合 ($ad - bc \geqq 0$):

	B	$\overline{B}$	計
A	$a-\frac{1}{2}$	$b+\frac{1}{2}$	$a+b$
$\overline{A}$	$c+\frac{1}{2}$	$d-\frac{1}{2}$	$c+d$
計	$a+c$	$b+d$	n

$$\chi_0^2 = \sum \frac{(観測度数 - 期待度数)^2}{期待度数}$$

$$\chi_0^2 = \frac{n\left(ad - bc - \frac{1}{2}n\right)^2}{(a+b)(c+d)(a+c)(b+d)}$$

$$\chi_0'^2 = \frac{n\left(|ad - bc| - \frac{1}{2}n\right)^2}{(a+b)(c+d)(a+c)(b+d)}$$

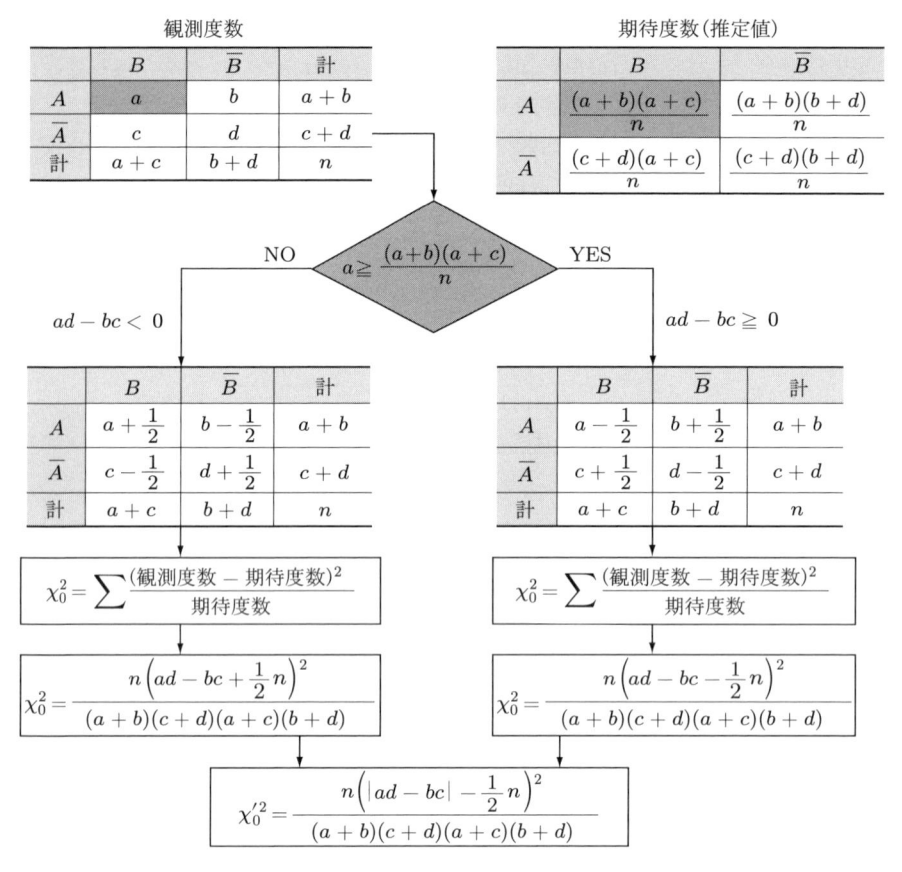

図 6.3 イエーツによる連続性の補正の考え方

(3) 直接確率の方法

2×2 分割表において,期待度数,観測度数に 5 未満のものがあるときは,**フィッシャー (Fisher) による直接確率の方法**を用いて,次の手順でおこなう (図 6.4).

① 標本の周辺度数 $a+b, c+d, a+c, b+d$ は変化しないと仮定する.
② 期待度数 (推定値) を計算する.
③ ①の条件のもとで,実際の観測度数も含めて,期待度数からの偏りがより大きくなる場合をすべて挙げる.
④ 一般に,表 6.4 のような場合,H_0 および①の条件のもとで,このような度数が得られる確率 P は次の式で与えられる[注6.4].

$$P = \frac{(a+b)!(c+d)!(a+c)!(b+d)!}{n!\,x!\,y!\,z!\,w!} \tag{6.5}$$

表 6.4　2×2 分割表（周辺度数固定）

特性	B	$\overline{B}$	計
A	x	y	$a+b$
$\overline{A}$	z	w	$c+d$
計	$a+c$	$b+d$	n

$(n = a+b+c+d)$

そこで，③で挙げたすべての場合について P を計算し，その総和 $\sum P$ を求める．

⑤　H_1 が片側仮説のとき（有意水準 α）

$$\sum P \leqq \alpha (例：0.05) \to H_0 \text{ 棄却},$$

$$\sum P > \alpha \to H_0 \text{ 採択}$$

H_1 が両側仮説のとき（有意水準 α）

$$2 \times \sum P \leqq \alpha (例：0.05) \to H_0 \text{ 棄却},$$

$$2 \times \sum P > \alpha \to H_0 \text{ 採択}$$

この方法は期待度数から特定の一方向に偏りが生じる確率を示すので，片側仮説の検定である．これに対して，χ^2 分布を用いた独立性の検定は，期待度数から両方向に偏りが生じる場合を考慮しているので，両側仮説の検定である．したがって，直接確率の方法による両側仮説の検定をおこなうときは，簡便な方法として，$2 \times \sum P$ を求めて α（たとえば $\alpha = 0.05$）と大小を比較すればよい[注6.5]．

$H_0: A$ と B は独立.
$H_1: A$ と B は独立ではなく,関連がある.

観測度数

	B	$\bar{B}$	計
A	a	b	$a+b$
$\bar{A}$	c	d	$c+d$
計	$a+c$	$b+d$	n

$$P_1 = \frac{Q}{a!\,b!\,c!\,d!}$$

期待度数(推定値)

	B	$\bar{B}$
A	$\frac{(a+b)(a+c)}{n}$	$\frac{(a+b)(b+d)}{n}$
$\bar{A}$	$\frac{(c+d)(a+c)}{n}$	$\frac{(c+d)(b+d)}{n}$

NO ← $a > \frac{(a+b)(a+c)}{n}$ → YES

$\left(\begin{array}{c}= \text{のときは} \\ H_0 \text{採択}\end{array}\right)$

$A \cap B$ のセル度数が増えるほど,期待度数からの偏りが大きくなる.

$$Q = \frac{(a+b)!\,(c+d)!\,(a+c)!\,(b+d)!}{n!}$$

	B	$\bar{B}$	計
A	$a-1$	$b+1$	$a+b$
$\bar{A}$	$c+1$	$d-1$	$c+d$
計	$a+c$	$b+d$	n

$$P_2 = \frac{Q}{(a-1)!\,(b+1)!\,(c+1)!\,(d-1)!}$$

	B	$\bar{B}$	計
A	$a+1$	$b-1$	$a+b$
$\bar{A}$	$c-1$	$d+1$	$c+d$
計	$a+c$	$b+d$	n

$$P_2 = \frac{Q}{(a+1)!\,(b-1)!\,(c-1)!\,(d+1)!}$$

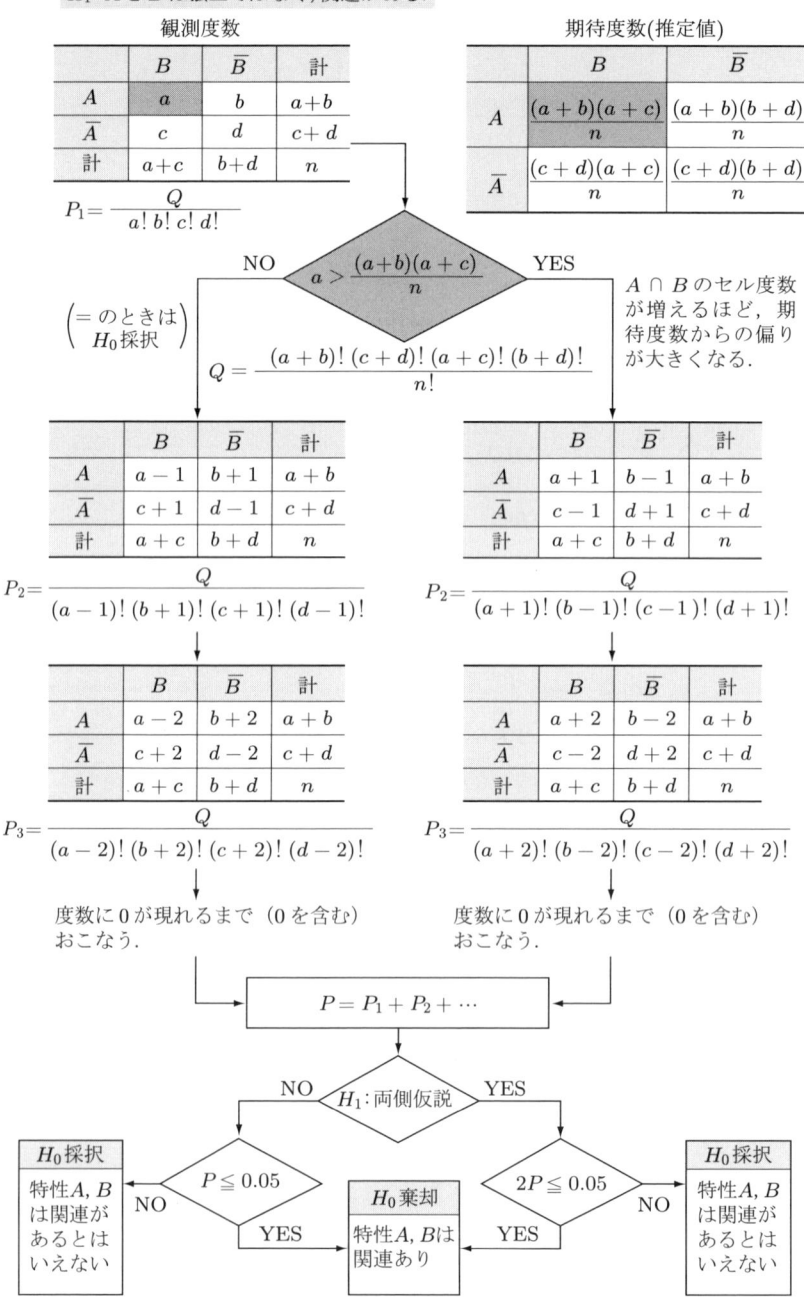

	B	$\bar{B}$	計
A	$a-2$	$b+2$	$a+b$
$\bar{A}$	$c+2$	$d-2$	$c+d$
計	$a+c$	$b+d$	n

$$P_3 = \frac{Q}{(a-2)!\,(b+2)!\,(c+2)!\,(d-2)!}$$

	B	$\bar{B}$	計
A	$a+2$	$b-2$	$a+b$
$\bar{A}$	$c-2$	$d+2$	$c+d$
計	$a+c$	$b+d$	n

$$P_3 = \frac{Q}{(a+2)!\,(b-2)!\,(c-2)!\,(d+2)!}$$

度数に0が現れるまで(0を含む)おこなう.

度数に0が現れるまで(0を含む)おこなう.

$$P = P_1 + P_2 + \cdots$$

NO ← H_1:両側仮説 → YES

$P \leq 0.05$ — NO → H_0採択 特性A, Bは関連があるとはいえない

YES → H_0棄却 特性A, Bは関連あり

$2P \leq 0.05$ — NO → H_0採択 特性A, Bは関連があるとはいえない

YES → H_0棄却

図 6.4 直接確率の方法 (有意水準 5%)

例題 6.4 特性 A, B の有無について大きさ 20 の標本調査をおこない，次のような結果が得られた（かっこの中は期待度数の推定値）. A と B は関連があると考えられるか. 対立仮説を両側にとり，有意水準 5% で検定せよ.

特性	B（あり）	$\overline{B}$（なし）	計
A（あり）	1 (4)	7 (4)	8
$\overline{A}$（なし）	9 (6)	3 (6)	12
計	10	10	20

解 $H_0 : A$ と B は独立である（関連がない）.

$H_1 : A$ と B は独立ではなく，関連がある.

5 未満の度数があるので，直接確率の方法で検定をおこなう. 例題の表も含めて，期待度数からの偏りがより大きくなる場合は次の 2 通りである.

(1)

	B	$\overline{B}$	計
A	1	7	8
$\overline{A}$	9	3	12
計	10	10	20

$$P_1 = \frac{8!\,12!\,10!\,10!}{20!\,1!\,7!\,9!\,3!}$$
$$\fallingdotseq 0.009526$$

(2)

	B	$\overline{B}$	計
A	0	8	8
$\overline{A}$	10	2	12
計	10	10	20

$$P_2 = \frac{8!\,12!\,10!\,10!}{20!\,0!\,8!\,10!\,2!}$$
$$\fallingdotseq 0.000357$$

両側仮説の検定をおこなうので，$2 \times \sum P$ を計算し，$\alpha\,(= 0.05)$ と大小を比較する.

$$2 \times \sum P = 2 \times (P_1 + P_2) \fallingdotseq 0.0198 < \alpha\,(= 0.05)$$

したがって，H_0 は棄却され，A と B は関連があると考えられる. … (答)

6.4 分布の同一性の検定

いま，母集団 I から大きさ n_1，母集団 II から大きさ n_2 の標本を抽出し，ある特性 E の有 (E) 無 ($\overline{E}$) について調べたところ，図 6.5 のような 2×2 分割表が得られたとする.

このとき，次の仮説 H_0, H_1 についておこなう検定を**分布の同一性の検定**という. ただし，特性 E ありの確率を $P(E)$ で表す.

帰無仮説 　H_0：母集団 I の $P(E)$ = 母集団 II の $P(E)$

　　　　　　　(H_0：同じ母数をもつ母集団から抽出された独立な標本)

対立仮説 　H_1：母集団 I の $P(E)$ ≠ 母集団 II の $P(E)$

【分布の同一性の検定】

	E	$\overline{E}$	計
母集団 I の標本	a	b	$n_1 (= a+b)$ ← コントロール可能
母集団 II の標本	c	d	$n_2 (= c+d)$ ← コントロール可能
計	$a+c$	$b+d$	$n (= n_1 + n_2)$ ← コントロール可能

【(参考) 独立性の検定】

	B	$\overline{B}$	計
A	a	b	$a+b$ ←---- コントロール不可能
$\overline{A}$	c	d	$c+d$ ←---- コントロール不可能
計	$a+c$	$b+d$	n ← コントロール可能

(注) 調査前に設定できる（コントロール可能な）標本の大きさが，2つの検定で異なることに注意．

図 6.5 2×2 分割表（分布の同一性の検定）

独立性の検定とは考え方が異なるが，検定の方法は同じである．すなわち，次の手順でおこなう（有意水準 α）．

① 観測度数 a, b, c, d と n を次の式に代入して，観測値 χ_0^2 を計算する[注6.6]．

$$\chi_0^2 = \frac{n(ad-bc)^2}{(a+b)(c+d)(a+c)(b+d)} \tag{6.6}$$

② $\chi_0^2 \geqq$ 自由度 1 の χ^2 分布の上側 α 点（例：5% = 3.84146）
　　→ H_0 棄却（母集団 I の $P(E) \neq$ 母集団 II の $P(E)$）
　$\chi_0^2 <$ 自由度 1 の χ^2 分布の上側 α 点（例：5% = 3.84146）
　　→ H_0 採択（母集団 I, II の比率に差があるとはいえない）

期待度数（の推定値）の求め方，連続性の補正および直接確率の方法もすべて同じである[注6.7]．

例題 6.5 ある疾患に対する免疫の有無を調べるため，A, B の2市で標本調査をおこなったところ，A 市では 100 人のうち 35 人が，B 市では 120 人のうち 60 人が免疫をもっていた．免疫をもっている人の比率は両市で差があると考えられるか．(1) 連続性の補正をしない場合，(2) 連続性の補正をする場合について，それぞれ有意水準 5% で検定せよ．

	免疫あり (E)	免疫なし ($\overline{E}$)	計
A 市（母集団 I）の標本	35	65	100
B 市（母集団 II）の標本	60	60	120
計	95	125	220

解　　H_0：A 市で免疫ありの人の比率 ＝ B 市で免疫ありの人の比率
　　　　H_1：A 市で免疫ありの人の比率 $\neq$ B 市で免疫ありの人の比率

(1) $a = 35, b = 65, c = 60, d = 60, n = 220$ を式 (6.6) に代入して，χ_0^2 を求める．

$$\chi_0^2 = \frac{220 \times (35 \times 60 - 65 \times 60)^2}{100 \times 120 \times 95 \times 125} \fallingdotseq 5.002$$

$\chi_0^2 > 3.84146$（自由度 1 の χ^2 分布の上側 5%点）であるから，H_0 は棄却される．すなわち，免疫をもっている人の比率は A 市と B 市では異なり，差があると考えられる．
　　　　　　　　　　　　　　　　　　　　　　　　　　　　　　　　…（答）

(2) 式 (6.4) を用いて $\chi_0'^2$ を計算する．

$$\chi_0'^2 = \frac{220 \times (|35 \times 60 - 65 \times 60| - 0.5 \times 220)^2}{100 \times 120 \times 95 \times 125} \fallingdotseq 4.409$$

$\chi_0'^2 > 3.84146$（自由度 1 の χ^2 分布の上側 5%点）であるから，H_0 は棄却される．すなわち，免疫をもっている人の比率は A 市と B 市では異なり，差があると考えられる．
　　　　　　　　　　　　　　　　　　　　　　　　　　　　　　　　…（答）

6.5　比率の検定

母比率 p の母集団から大きさ n の標本を抽出したとき，特性 A が x 個みられたとする．このとき，標本比率 ($\bar{p} = x/n$) をデータとして，次の仮説 H_0, H_1 についておこなう検定を**比率の検定**（母比率の検定）という．

　　　　帰無仮説　$H_0 : p = p_0$　（母比率 p はある特定の値 p_0 に等しい）
　　　　対立仮説　$H_1 : p \neq p_0$　（両側仮説）
　　　　　　　　　$H_1 : p > p_0$ あるいは $p < p_0$　（片側仮説）

H_0 のもとで，標本比率 $\bar{p}$ は近似的に正規分布 $N(p_0, p_0(1-p_0)/n)$ に従うという性質がある（5.3 節 (2)(f) 参照）．このことを利用して，次の手順で検定をおこなう．

① n, x, p_0 を次の式に代入して，観測値 z_0 を計算する．

$$z_0 = \frac{\dfrac{x}{n} - p_0}{\sqrt{\dfrac{p_0(1-p_0)}{n}}} \tag{6.7}$$

② H_1 が両側仮説のとき（有意水準 α）

　　　　$|z_0| \geqq N(0,1)$ の両側 α 点（例：5% ＝ 1.9600）$\rightarrow H_0$ 棄却

$|z_0| < N(0,1)$ の両側 α 点（例：5% = 1.9600）$\to H_0$ 採択

H_1 が片側仮説のとき（有意水準 α）

$H_1(p > p_0) : z_0 \geqq N(0,1)$ の右側 α 点（例：5% = 1.6449）

$H_1(p < p_0) : z_0 \leqq N(0,1)$ の左側 α 点（例：5% = −1.6449）

$\to H_0$ 棄却

これ以外のとき $\to H_0$ 採択

なお，標本の大きさ n が小さく，連続性の補正をおこなう場合は，式 (6.7) の代わりに次の式を用いる．ただし，分子の"±"は，観測値 z_0' の絶対値 $|z_0'|$ が小となるほうを採る．

$$z_0' = \frac{\dfrac{x}{n} - p_0 \pm \dfrac{1}{2n}}{\sqrt{\dfrac{p_0(1-p_0)}{n}}} \tag{6.8}$$

図 6.6 に示すように，比率の検定は χ^2 分布を用いた適合度の検定と同等であるので，いずれの方法を用いても同じ結果になる[注6.8]．

[比率の検定]

$H_0 : p = p_0,\quad H_1 : p \neq p_0$

母集団　　　　　標本

母比率 $= p$　大きさ n の　標本比率 $= \dfrac{x}{n}$
　　　　　　　標本抽出

$z_0 = \dfrac{\dfrac{x}{n} - p_0}{\sqrt{\dfrac{p_0(1-p_0)}{n}}}$

[適合度の検定]

$H_0 : P(E) = p_0,\quad H_1 : P(E) \neq p_0$

階級	E	$\bar{E}$	計
確率	p_0	$1-p_0$	1
期待度数	np_0	$n(1-p_0)$	n
観測度数	x	$n-x$	n

$\chi_0^2 = \dfrac{(x - np_0)^2}{np_0} + \dfrac{\{n - x - n(1-p_0)\}^2}{n(1-p_0)}$

$z_0^2 = \chi_0^2$

$N(0,1)$　同じ面積 =　自由度 1 の χ^2 分布

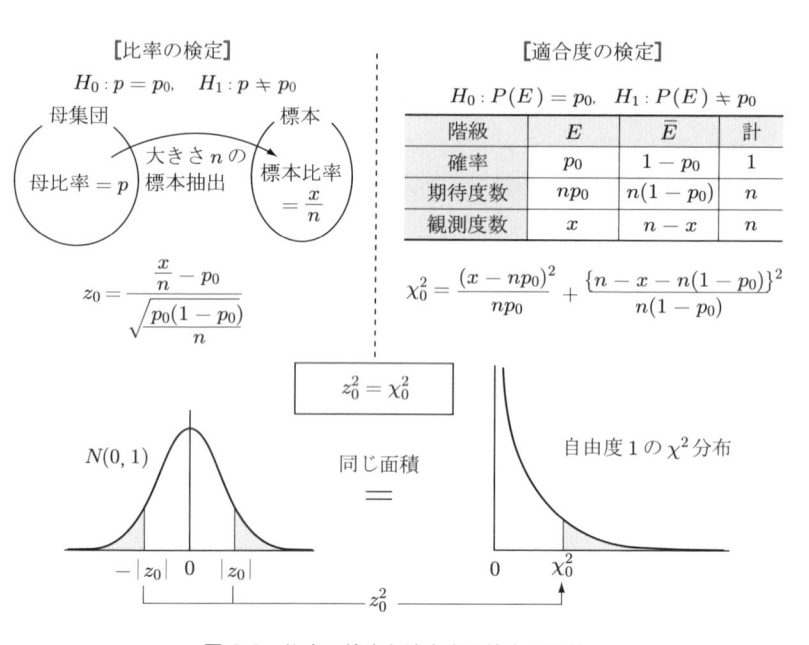

$-|z_0|\ 0\ |z_0|$　　　　$0\ \chi_0^2$

z_0^2

図 6.6　比率の検定と適合度の検定の関係

例題 6.6 A市とB市において，ある福祉政策に対する賛否を調べるために，成人を対象に標本調査をおこなったところ，A市では800人中440人，B市では100人中55人が賛成であり，賛成意見の比率（割合）はともに55%であった．次の問いに答えよ．

(1) A市における福祉政策に対する賛否は五分五分であると考えられるか．対立仮説を両側にとり，有意水準5%で検定せよ．

(2) B市における福祉政策に対する賛否は五分五分であると考えられるか．対立仮説を両側にとり，有意水準5%で検定せよ．

解 $H_0 : p = 0.5 \quad H_1 : p \neq 0.5$

(1) $n = 800, x = 440, p_0 = 0.5$ を式 (6.7) に代入して，z_0 を計算する．

$$z_0 = \frac{\frac{440}{800} - 0.5}{\sqrt{\frac{0.5 \times (1 - 0.5)}{800}}} \fallingdotseq 2.828$$

$|z_0| > 1.9600$（$N(0,1)$の両側5%点）であるから，H_0 は棄却される．すなわち，A市における福祉政策に対する賛否は五分五分ではない． …（答）

連続性の補正をおこなう場合は，式 (6.7) の代わりに式 (6.8) を利用して，z'_0 を計算する．

$$z'_0 = \frac{\frac{440}{800} - 0.5 - \frac{1}{2 \times 800}}{\sqrt{\frac{0.5 \times (1 - 0.5)}{800}}} \fallingdotseq 2.793$$

$|z'_0| > 1.9600$（$N(0,1)$の両側5%点）であるから，H_0 は棄却される．すなわち，A市における福祉政策に対する賛否は五分五分ではない． …（答）

(2) $n = 100, x = 55, p_0 = 0.5$ を式 (6.7) に代入して，z_0 を計算する．

$$z_0 = \frac{\frac{55}{100} - 0.5}{\sqrt{\frac{0.5 \times (1 - 0.5)}{100}}} = 1$$

$|z_0| < 1.9600$（$N(0,1)$の両側5%点）であるから，H_0 は棄却されない．すなわち，B市における福祉政策に対する賛否は五分五分でないとはいえない． …（答）

連続性の補正をおこなう場合は，式 (6.7) の代わりに式 (6.8) を利用して，z'_0 を計算する．

$$z'_0 = \frac{\frac{55}{100} - 0.5 - \frac{1}{2 \times 100}}{\sqrt{\frac{0.5 \times (1 - 0.5)}{100}}} = 0.9$$

$|z'_0| < 1.9600$（$N(0,1)$の両側5%点）であるから，H_0 は棄却されない．すなわち，B市における福祉政策に対する賛否は五分五分でないとはいえない． …（答）

(注) 同じ標本比率 0.55 であっても，標本の大きさによって結論は変わる．標本比率と H_0 で検定する p_0 との差が同じであっても，標本の大きさ n が大であるほど統計量 z_0 の分母が小となるため，H_0 は棄却されやすくなる．

6.6 比率の差の検定

2つの母集団について，それぞれの母比率が同じかどうかを調べるのが，比率の差の検定（母比率の差の検定）である．標本に対応がない場合とある場合では，標本の抽出と集計の方法，母集団の考え方，さらに解析方法が異なるので注意が必要である．

(1) 2標本間に対応がない場合

ある特性 E の有無について，母比率 p_1 の母集団 I から大きさ n_1，母比率 p_2 の母集団 II から大きさ n_2 の標本をそれぞれ独立に抽出したとき，母集団 I の標本では x_1 個（標本比率 x_1/n_1），母集団 II の標本では x_2 個（標本比率 x_2/n_2），特性 E がみられたとする．

このとき，次の仮説 H_0, H_1 についておこなう検定を**比率の差の検定**（母比率の差の検定）といい，①〜③の手順でおこなう．

帰無仮説 $H_0 : p_1 = p_2$

対立仮説 $H_1 : p_1 \neq p_2$　（両側仮説）

$H_1 : p_1 > p_2$ あるいは $p_1 < p_2$　（片側仮説）

① n_1, n_2, x_1, x_2 を次の式に代入して，$\hat{p}$（ピー・ハット）を求める．$\hat{p}$ は H_0 のもとで，$p_1 = p_2 = p$ の推定値である．

$$\hat{p} = \frac{x_1 + x_2}{n_1 + n_2} \tag{6.9}$$

② $n_1, n_2, x_1, x_2, \hat{p}$ を次の式に代入して，観測値 z_0 を計算する．

$$z_0 = \frac{\dfrac{x_1}{n_1} - \dfrac{x_2}{n_2}}{\sqrt{\hat{p}(1-\hat{p})\left(\dfrac{1}{n_1} + \dfrac{1}{n_2}\right)}} \tag{6.10}$$

③ H_1 が両側仮説のとき（有意水準 α）

$|z_0| \geq N(0,1)$ の両側 α 点（例：5% = 1.9600）→ H_0 棄却

$|z_0| < N(0,1)$ の両側 α 点（例：5% = 1.9600）→ H_0 採択

H_1 が片側仮説のとき（有意水準 α）

$H_1(p_1 > p_2): z_0 \geqq N(0,1)$ の右側 α 点（例：5% = 1.6449）

$H_1(p_1 < p_2): z_0 \leqq N(0,1)$ の左側 α 点（例：5% = −1.6449）

$\to H_0$ 棄却

これ以外のとき $\to H_0$ 採択

なお，標本の大きさ n_1, n_2 が小さく連続性の補正をおこなう場合は，式 (6.10) の代わりに次の式を用いる．ただし，分子の "±" は，観測値 z_0' の絶対値 $|z_0'|$ が小となるほうを採る．

$$z_0' = \frac{\dfrac{x_1}{n_1} - \dfrac{x_2}{n_2} \pm \dfrac{1}{2} \times \left(\dfrac{1}{n_1} + \dfrac{1}{n_2}\right)}{\sqrt{\hat{p}(1-\hat{p})\left(\dfrac{1}{n_1} + \dfrac{1}{n_2}\right)}} \tag{6.11}$$

図 6.7 に示すように，比率の差の検定は χ^2 分布を用いた分布の同一性の検定と同等であるので，いずれの方法を用いても同じ結果になる[注6.9]．

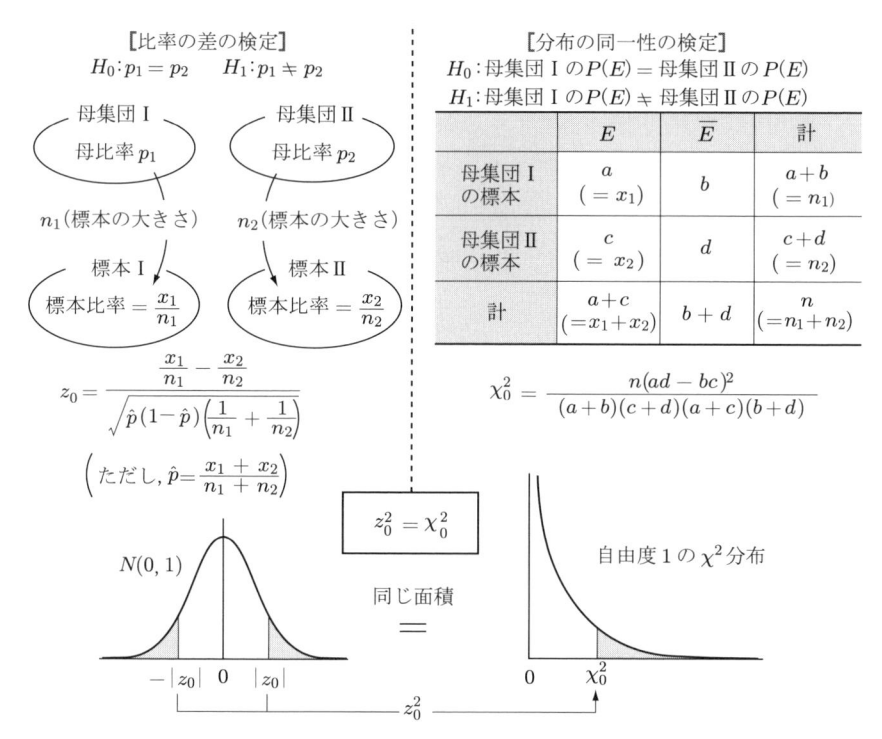

図 6.7 比率の差の検定と分布の同一性の検定の関係

例題 6.7 ある疾患に対する免疫の有無を調べるため，A，B の 2 市で標本調査をおこなったところ，A 市では 35%（100 人のうち 35 人），B 市では 50%（120 人のうち 60 人）の人が免疫をもっていた．免疫をもっている人の比率は両市で差があると考えられるか．(1) 連続性の補正をしない場合，(2) 連続性の補正をする場合について，それぞれ有意水準 5% で検定せよ．

解 6.4 節（分布の同一性の検定）の例題 6.5 と同じ事例である．A 市，B 市で免疫をもっている人の母比率を，それぞれ p_1, p_2 とする．

$$H_0 : p_1 = p_2 \qquad H_1 : p_1 \neq p_2$$

(1) $n_1 = 100, n_2 = 120, x_1 = 35, x_2 = 60$ を式 (6.9) に代入して，$\hat{p}$ を求める．

$$\hat{p} = \frac{35 + 60}{100 + 120} = \frac{95}{220} \quad \text{よって} \quad 1 - \hat{p} = \frac{125}{220}$$

z_0 を式 (6.10) により計算する．

$$z_0 = \frac{\dfrac{35}{100} - \dfrac{60}{120}}{\sqrt{\dfrac{95}{220} \times \dfrac{125}{220} \times \left(\dfrac{1}{100} + \dfrac{1}{120}\right)}} \fallingdotseq -2.237$$

$|z_0| > 1.9600$ であるから，H_0 は棄却される．すなわち，免疫をもっている人の比率は A 市と B 市では異なり，差があると考えられる． …（答）

(2) 式 (6.11) により，z_0' を計算する．

$$z_0' = \frac{\dfrac{35}{100} - \dfrac{60}{120} + \dfrac{1}{2} \times \left(\dfrac{1}{100} + \dfrac{1}{120}\right)}{\sqrt{\dfrac{95}{220} \times \dfrac{125}{220} \times \left(\dfrac{1}{100} + \dfrac{1}{120}\right)}} \fallingdotseq -2.100$$

$|z_0'| > 1.9600$ であるから H_0 は棄却される．すなわち，免疫をもっている人の比率は A 市と B 市では異なり，差があると考えられる． …（答）

（注） 6.4 節の例題 6.5 との間には，${z_0}^2 = {\chi_0}^2, {z_0'}^2 = {\chi_0'}^2$ という関係が成り立っている．

(2) 2 標本間に対応がある場合

ある要因の有無について，母集団 I と母集団 II の比率の差を検定するときに，要因に大きな影響を与える，性別や年齢などの属性が一致するペアを単位として，標本抽出する方法がある．たとえば，図 6.8 に示すように，疾患に罹患した症例（患者）を母集団 I，罹患していない対照（非患者）を母集団 II，過去の生活習慣（喫煙歴など）を要因とするとき，この研究方法は症例対照研究（case control study）とよばれるが，標本抽出の方法が異なれば検定の考え方も異なる．

6.6 比率の差の検定　**103**

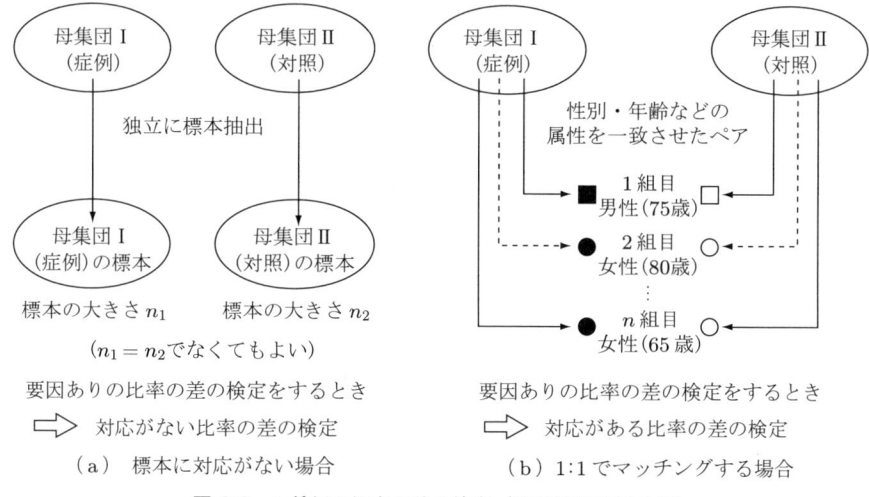

図 6.8 2種類の比率の差の検定（症例対照研究の例）

(a) 標本に対応がない場合
(b) 1:1でマッチングする場合

(a) 標本の集計，母集団と仮説　ペア単位で性別や年齢などの属性を一致させて（1:1でマッチングするという），標本抽出するときの仮説を考えよう．母集団Ⅰ（症例）が要因をもっていることを E（もっていないことは $\overline{E}$），母集団Ⅱ（対照）が要因をもっていることを F（もっていないことは $\overline{F}$）で表すとき，仮説は次のように示される．

$$H_0 : P(E) = P(F) \quad H_1 : P(E) \neq P(F) \quad (両側仮説)$$

図 6.9 は標本の集計，母集団と仮説との関係を示す．$P(E)$ と $P(F)$ はそれぞれ

$$P(E) = P(E \cap F) + P(E \cap \overline{F})$$
$$P(F) = P(E \cap F) + P(\overline{E} \cap F)$$

と分解され，$P(E \cap F)$ が共通項として現れるので，仮説は次のように変形される．

$$H_0 : P(E \cap \overline{F}) = P(\overline{E} \cap F)$$
$$H_1 : P(E \cap \overline{F}) \neq P(\overline{E} \cap F) \quad (両側仮説)$$

ここで，$H_0 : P(E \cap \overline{F}) = P(\overline{E} \cap F)$ を検定する方法として一般におこなわれるのは，周辺度数を固定して条件つき確率を求める方法である．すなわち，$P(E \cap \overline{F})$ のセルに対応する観測度数 b，$P(\overline{E} \cap F)$ のセルに対応する観測度数 c が得られるとき，観測度数の和 $b+c$ を周辺度数と考えて固定する条件つき確率を求める．最終的に仮説は次のように示されるので，比率の検定または適合度の検定と同等になる．

$$H_0 : P(E \cap \overline{F}) = P(\overline{E} \cap F) = 0.5$$
$$H_1 : P(E \cap \overline{F}) \neq P(\overline{E} \cap F) \quad (両側仮説)$$

1 : 1で属性をマッチングする標本の抽出（症例対照研究の例）

ペア	母集団 I（症例）の標本	母集団 II（対照）の標本
1 組目	要因あり	要因なし
2 組目	要因あり	要因あり
3 組目	要因なし	要因なし
⋮	⋮	⋮
n 組目	要因あり	要因なし

標本の集計結果		母集団 II（対照）の標本		計
		要因あり (F)	要因なし ($\overline{F}$)	
母集団 I（症例）の標本	要因あり (E)	a	b	$a+b$
	要因なし ($\overline{E}$)	c	d	$c+d$
計		$a+c$	$b+d$	n

母集団		母集団 II（対照）		計
		要因あり (F)	要因なし ($\overline{F}$)	
母集団 I（症例）	要因あり (E)	$P(E \cap F)$	$P(E \cap \overline{F})$	$P(E)$
	要因なし ($\overline{E}$)	$P(\overline{E} \cap F)$	$P(\overline{E} \cap \overline{F})$	$P(\overline{E})$
計		$P(F)$	$P(\overline{F})$	1

$H_0 : P(E) = P(F)$
→ $H_0 : P(E \cap F) + P(E \cap \overline{F}) = P(E \cap F) + P(\overline{E} \cap F)$
→ $H_0 : P(E \cap \overline{F}) = P(\overline{E} \cap F)$

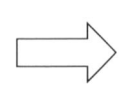

階級	$E \cap \overline{F}$	$\overline{E} \cap F$	計
確率	0.5	0.5	1
期待度数	$\dfrac{b+c}{2}$	$\dfrac{b+c}{2}$	$b+c$
観測度数	b	c	$b+c$

【適合度の検定】
$H_0 : P(E \cap \overline{F}) = P(\overline{E} \cap F) = 0.5$
$H_1 : P(E \cap \overline{F}) \neq P(\overline{E} \cap F)$

図 6.9　1 : 1 で属性をマッチングするときの標本の集計，母集団と仮説

なお，薬剤の効果を検証するために実験動物を対象に実施するクロスオーバー研究（crossover study）という研究方法があるが，解析の方法は同じである[注6.10]．

(b) χ^2 分布を利用する検定　簡便で近似的な方法として，適合度の検定を利用する．これをマクニマー（McNemar）またはマクネーマーの検定という．

次の手順で仮説を検定する（有意水準 α）．

① 大きさ n の標本抽出によって得られた観測度数 a, b, c, d のうち，b と c を次の式に代入して，観測値 χ_0^2 を計算する．

$$\chi_0^2 = \frac{(b-c)^2}{b+c} \tag{6.12}$$

② $\chi_0^2 \geqq$ 自由度 1 の χ^2 分布の上側 α 点（例：5%のとき $= 3.84146$）
　→ H_0 棄却：母集団 I と母集団 II では要因ありの比率に差がある
　$\chi_0^2 <$ 自由度 1 の χ^2 分布の上側 α 点（例：5%のとき $= 3.84146$）
　→ H_0 採択：母集団 I と母集団 II では要因ありの比率に差があるとはいえない

2×2 分割表と同じように，観測度数と期待度数があまり大きくないときは，次の式

による連続性の補正が必要である[注6.11]．

$$\chi_0'^2 = \frac{(|b-c|-1)^2}{b+c} \tag{6.13}$$

例題 6.8 循環器疾患と過去の喫煙歴との関連を調べるために，1：1でマッチングした症例対照研究を実施した．症例（患者）100人と1：1で性別と年齢をマッチングした対照100人について，次のような結果を得た．症例と対照で過去の喫煙歴の比率（割合）に差があると考えられるか．(1) 連続性の補正をしない場合，(2) 連続性の補正をする場合について，それぞれ有意水準5％で検定せよ．

標本の集計結果		対照		
		喫煙歴あり	喫煙歴なし	計
症例	喫煙歴あり	32	24	56
	喫煙歴なし	11	33	44
	計	43	57	100

解　　H_0：症例の喫煙歴ありの比率 ＝ 対照の喫煙歴ありの比率
　　　　H_1：症例の喫煙歴ありの比率 ≠ 対照の喫煙歴ありの比率

(1) $b=24, c=11$ を式 (6.12) に代入して，χ_0^2 を計算する．

$$\chi_0^2 = \frac{(24-11)^2}{24+11} = \frac{169}{35} \fallingdotseq 4.829$$

$\chi_0^2 > 3.84146$（自由度1のχ^2分布の上側5％点）であるから，H_0 は棄却される．したがって，症例と対照の喫煙歴ありの比率には差があると考えられる．　　…（答）

(2) $b=24, c=11$ を式 (6.13) に代入して，$\chi_0'^2$ を計算する．

$$\chi_0'^2 = \frac{(|24-11|-1)^2}{24+11} = \frac{144}{35} \fallingdotseq 4.114$$

$\chi_0'^2 > 3.84146$（自由度1のχ^2分布の上側5％点）であるから，H_0 は棄却される．したがって，症例と対照の喫煙歴ありの比率には差があると考えられる．　　…（答）

　　（注）　誤って標本に対応のないケースと考えて，症例の標本比率 56/100 と対照の標本比率 43/100 から比率の差の検定あるいは分布の同一性の検定をおこなうと，$\chi_0^2 \fallingdotseq 3.380 < 3.84146$ となるので注意すること．

(c) 二項分布を利用する検定　　(b) とは異なり，観測度数と期待度数が小さい場合にも正確な確率を求めることができる方法として，二項分布を用いる検定がある．帰無仮説 $H_0 : P(E \cap \overline{F}) = P(\overline{E} \cap F) = 0.5$ のもとで，観測度数は二項分布 $B(b+c, 0.5)$ に従う．このことを利用して，次の手順で仮説を検定する（図 6.10）．

① 得られた標本の観測度数の和 $b+c$ は変化しないと仮定する．
② 期待度数の推定値 $(b+c)/2$ を計算する．

$H_0 : P(E) = P(F)$
$H_1 : P(E) \not= P(F)$（両側仮説）　$H_1 : P(E) > P(F)$ あるいは $P(E) < P(F)$（片側仮説）

標本の集計結果		母集団Ⅱの標本		
	要因	あり(F)	なし($\overline{F}$)	計
母集団Ⅰ の標本	あり(E)	a	b	$a+b$
	なし($\overline{E}$)	c	d	$c+d$
	計	$a+c$	$b+d$	n

階級	$E \cap \overline{F}$	$\overline{E} \cap F$	計
確率	0.5	0.5	1
観測度数	b	c	$b+c$

$$P_1 = {}_{b+c}C_b \left(\frac{1}{2}\right)^{b+c}$$

（$=$ のときは H_0 採択）

分岐：$b > c$　NO（左）／YES（右）

$E \cap \overline{F}$ のセル度数が増えるほど，期待度数からの偏りが大きくなる．

【NO側】

階級	$E \cap \overline{F}$	$\overline{E} \cap F$	計
確率	0.5	0.5	1
観測度数	$b-1$	$c+1$	$b+c$

$$P_2 = {}_{b+c}C_{b-1}\left(\frac{1}{2}\right)^{b+c}$$

階級	$E \cap \overline{F}$	$\overline{E} \cap F$	計
確率	0.5	0.5	1
観測度数	$b-2$	$c+2$	$b+c$

$$P_3 = {}_{b+c}C_{b-2}\left(\frac{1}{2}\right)^{b+c}$$

度数に 0 が現れるまで(0 を含む)おこなう

$P = P_1 + P_2 + \cdots$

【YES側】

階級	$E \cap \overline{F}$	$\overline{E} \cap F$	計
確率	0.5	0.5	1
観測度数	$b+1$	$c-1$	$b+c$

$$P_2 = {}_{b+c}C_{b+1}\left(\frac{1}{2}\right)^{b+c}$$

階級	$E \cap \overline{F}$	$\overline{E} \cap F$	計
確率	0.5	0.5	1
観測度数	$b+2$	$c-2$	$b+c$

$$P_3 = {}_{b+c}C_{b+2}\left(\frac{1}{2}\right)^{b+c}$$

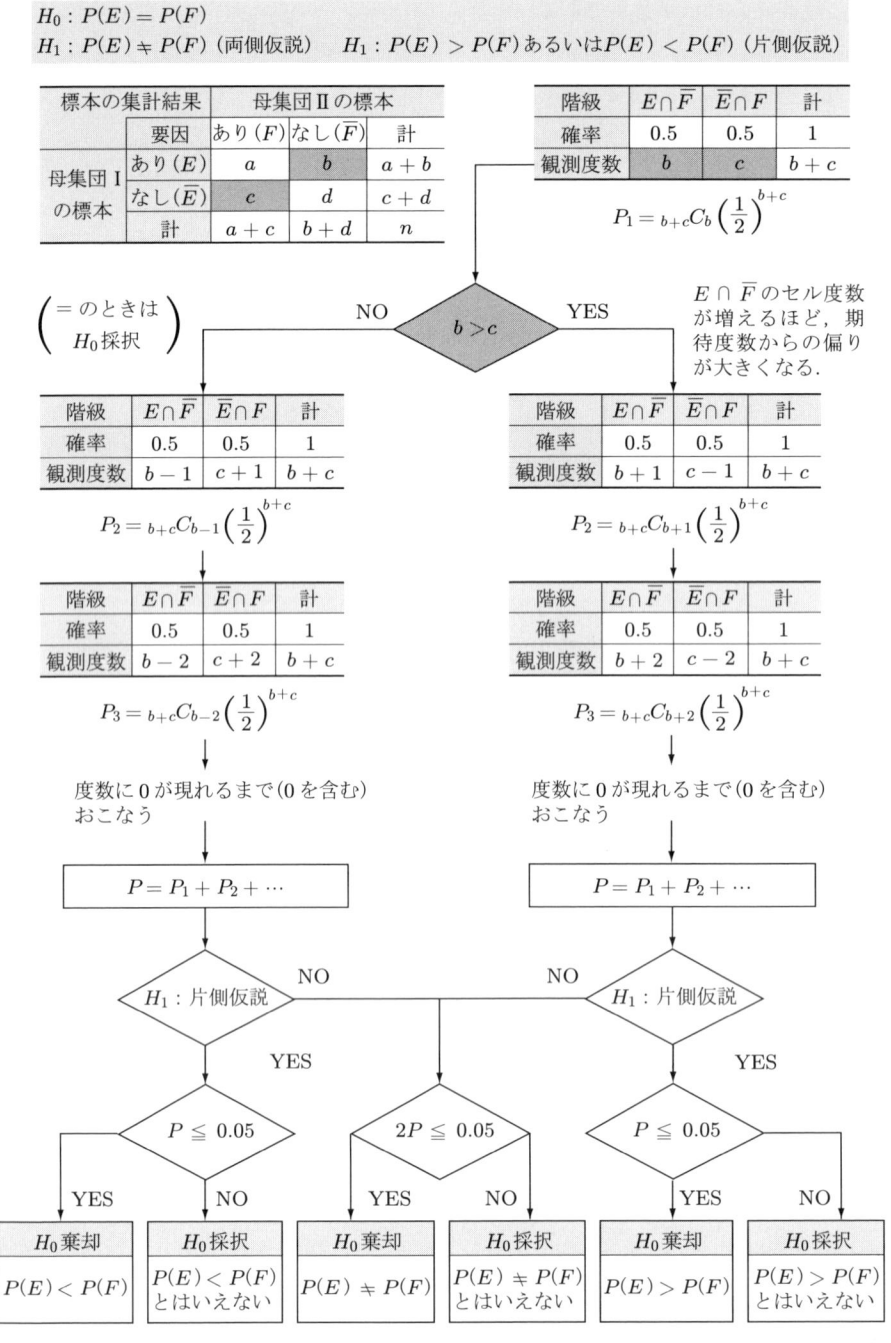

度数に 0 が現れるまで(0 を含む)おこなう

$P = P_1 + P_2 + \cdots$

H_1：片側仮説　NO → 両側仮説へ　YES → 片側検定

【左側 片側】$P \leqq 0.05$
- YES：H_0 棄却　$P(E) < P(F)$
- NO：H_0 採択　$P(E) < P(F)$ とはいえない

【両側】$2P \leqq 0.05$
- YES：H_0 棄却　$P(E) \not= P(F)$
- NO：H_0 採択　$P(E) \not= P(F)$ とはいえない

【右側 片側】$P \leqq 0.05$
- YES：H_0 棄却　$P(E) > P(F)$
- NO：H_0 採択　$P(E) > P(F)$ とはいえない

図 6.10　2 標本間に対応がある場合の比率の差の検定
（二項分布による検定，有意水準 5%）

③ 実際の観測度数も含めて，期待度数からの偏りがより大きくなる場合をすべて挙げる．

④ 二項分布 $B(b+c, 0.5)$ において，観測度数 b と c が得られる確率 P は反復試行の確率の定理から次の式で与えられる．

$$P = {}_{b+c}C_b \left(\frac{1}{2}\right)^{b+c} \tag{6.14}$$

そこで，③で挙げたすべての場合について P を計算し，その総和 $\sum P$ を求める．

⑤ H_1 が片側仮説のとき（有意水準 α）

$$\sum P \leqq \alpha (例：0.05) \to H_0 \text{ 棄却}, \quad \sum P > \alpha (例：0.05) \to H_0 \text{ 採択}$$

H_1 が両側仮説のとき（有意水準 α）

$$2 \times \sum P \leqq \alpha (例：0.05) \to H_0 \text{ 棄却}, \quad 2 \times \sum P > \alpha (例：0.05) \to H_0 \text{ 採択}$$

二項分布 $B(b+c, 0.5)$ は対称分布であるので，両側仮説の場合は $\sum P$ を 2 倍すれば正確な確率を求めることができる．

例題 6.9 呼吸器疾患と過去の喫煙歴との関連を調べるために 1:1 でマッチングした症例対照研究を実施した．症例（患者）40 人と 1:1 で性別と年齢をマッチングした対照 40 人について，次のような結果を得た．症例と対照で過去の喫煙歴の比率（割合）に差があると考えられるか．対立仮説を両側にとり，有意水準 5% で検定せよ．

標本の集計結果		対照		
		喫煙歴あり (F)	喫煙歴なし ($\overline{F}$)	計
症例	喫煙歴あり (E)	16	12	28
	喫煙歴なし ($\overline{E}$)	3	9	12
	計	19	21	40

解 H_0：症例の喫煙歴ありの比率 ＝ 対照の喫煙歴ありの比率
H_1：症例の喫煙歴ありの比率 ≠ 対照の喫煙歴ありの比率

5 未満の度数があるので，二項分布を用いる正確な検定をおこなう．検定に必要な情報を次の表にとりまとめる．

階級	$E \cap \overline{F}$	$\overline{E} \cap F$	計
確率	0.5	0.5	1
期待度数	7.5	7.5	15
観測度数	12	3	15

H_0 のもとで観測度数の和 15（$= 12 + 3$）が変化しないと仮定する場合に，この表も含めて期待度数からの偏りがより大きくなるすべてのケースについて，式 (6.14) を用いて確率

を計算する．
(1) $E \cap \overline{F}$ の観測度数が 12 のとき，$P_1 = {}_{15}C_{12}\left(\dfrac{1}{2}\right)^{15} = 455 \times \left(\dfrac{1}{2}\right)^{15}$ である．
(2) $E \cap \overline{F}$ の観測度数が 13 のとき，$P_2 = {}_{15}C_{13}\left(\dfrac{1}{2}\right)^{15} = 105 \times \left(\dfrac{1}{2}\right)^{15}$ である．
(3) $E \cap \overline{F}$ の観測度数が 14 のとき，$P_3 = {}_{15}C_{14}\left(\dfrac{1}{2}\right)^{15} = 15 \times \left(\dfrac{1}{2}\right)^{15}$ である．
(4) $E \cap \overline{F}$ の観測度数が 15 のとき，$P_4 = {}_{15}C_{15}\left(\dfrac{1}{2}\right)^{15} = 1 \times \left(\dfrac{1}{2}\right)^{15}$ である．

$$P = P_1 + P_2 + P_3 + P_4 = (455 + 105 + 15 + 1) \times \left(\dfrac{1}{2}\right)^{15} = \dfrac{576}{32768} \fallingdotseq 0.017578$$

H_1 は両側仮説であるので，$2 \times P \fallingdotseq 0.0352 < 0.05$ となる．したがって，症例と対照で過去の喫煙歴ありの比率には差があると考えられる． …（答）

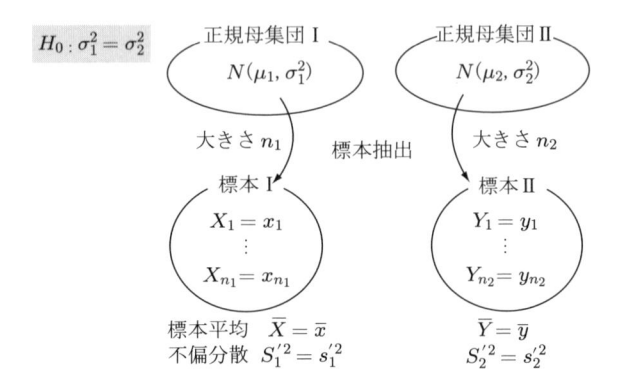

6.7 分散比（等分散）の検定

分散比（等分散）の検定では，母集団の確率分布が正規分布に従う正規母集団を想定する．

図 6.11 に示すように，正規母集団 I：$N(\mu_1, \sigma_1^2)$ から大きさ n_1 の標本 I を，正規母集団 II：$N(\mu_2, \sigma_2^2)$ から大きさ n_2 の標本 II を独立に抽出するとき，得られた観測値から 2 つの母分散が等しいかどうかについておこなう検定が，**分散比（等分散）の検定**である．

帰無仮説 $H_0 : \sigma_1^2 = \sigma_2^2$

対立仮説 $H_1 : \sigma_1^2 \neq \sigma_2^2$ （両側仮説）

図 6.11 分散比（等分散）の検定

$$H_1 : \sigma_1^2 > \sigma_2^2 \text{ あるいは } \sigma_1^2 < \sigma_2^2 \quad \text{（片側仮説）}$$

H_0 のもとで，不偏分散の比 $F = S_1'^2/S_2'^2$ は F 分布に従うという性質がある[注6.12]．このことを利用して，次の手順で検定をおこなう．

① 標本 I, II について，それぞれ，観測値の不偏分散 $s_1'^2, s_2'^2$ を計算する．

$$s_1'^2 = \frac{1}{n_1 - 1} \sum_{i=1}^{n_1} (x_i - \overline{x})^2, \quad s_2'^2 = \frac{1}{n_2 - 1} \sum_{i=1}^{n_2} (y_i - \overline{y})^2$$

② 観測値の不偏分散の比を F_0 とする．ただし，$F_0 \geqq 1$ となるようにする．

$$s_1'^2 \geqq s_2'^2 \text{ の場合}: F_0 = \frac{s_1'^2}{s_2'^2}, \quad s_1'^2 < s_2'^2 \text{ の場合}: F_0 = \frac{s_2'^2}{s_1'^2}$$

③ H_1 が両側仮説のとき（有意水準 α）

$s_1'^2 \geqq s_2'^2$ の場合：$F_0 \geqq$ 自由度 $(n_1 - 1, n_2 - 1)$ の F 分布の上側 $\alpha/2$ 点

$s_1'^2 < s_2'^2$ の場合：$F_0 \geqq$ 自由度 $(n_2 - 1, n_1 - 1)$ の F 分布の上側 $\alpha/2$ 点

$\quad \to H_0$ 棄却

これ以外のとき $\to H_0$ を採択

H_1 が片側仮説のとき（有意水準 α）

$H_1(\sigma_1^2 > \sigma_2^2)$ の場合：$s_1'^2 \geqq s_2'^2$ かつ $F_0 \geqq$ 自由度 $(n_1 - 1, n_2 - 1)$ の F 分布の上側 α 点

$H_1(\sigma_1^2 < \sigma_2^2)$ の場合：$s_1'^2 < s_2'^2$ かつ $F_0 \geqq$ 自由度 $(n_2 - 1, n_1 - 1)$ の F 分布の上側 α 点

$\quad \to H_0$ 棄却

これ以外のとき $\to H_0$ を採択

例題 6.10 それぞれ標本抽出された，ある年齢の男性 5 人，女性 6 人について，血清総コレステロール [mg/dL] を測定し，次の結果を得た．血清総コレステロールの分散は男女で異なると考えられるか．有意水準 10% で検定せよ．

男性：167, 208, 225, 200, 180

女性：222, 168, 198, 186, 150, 180

解 男性と女性の血清総コレステロール [mg/dL] は，それぞれ $N(\mu_1, \sigma_1^2), N(\mu_2, \sigma_2^2)$ に従うと考える．

$$H_0 : \sigma_1^2 = \sigma_2^2 \quad H_1 : \sigma_1^2 \neq \sigma_2^2$$

① 男性の標本平均を $\overline{x}$, 女性の標本平均を $\overline{y}$ とすれば，$\overline{x} = 196, \overline{y} = 184$ であるの

で，男性の不偏分散 $s_1'^2$，女性の不偏分散 $s_2'^2$ を計算すると次のようになる．

$$s_1'^2 = \frac{2098}{5-1} = 524.5 \qquad s_2'^2 = \frac{3072}{6-1} = 614.4$$

② $F_0 \geqq 1$ となるように不偏分散の比 F_0 を求める．

$$F_0 = \frac{s_2'^2}{s_1'^2} = \frac{614.4}{524.5} \fallingdotseq 1.171$$

③ H_1 が両側仮説であるので，有意水準 $\alpha = 10\%$ のときの棄却域は，$n_1 = 5, n_2 = 6$，$s_1'^2 < s_2'^2$ に注意すれば，次のように表される．

$$F \geqq 自由度 (5,4) の F 分布の上側 5\% 点 = 6.2561$$

ここで，②で求めた F_0 は棄却域にないので，H_0 は棄却されない．すなわち，男性と女性の母分散は異なるとはいえない． …（答）

6.8 平均値の検定

平均値の検定では，母集団の確率分布が正規分布に従う正規母集団を想定する．

（1）平均値の検定

図 6.12 に示すように，正規母集団 $N(\mu, \sigma^2)$ から大きさ n の標本を抽出するとき，得られた観測値から母平均 μ がある特定の値 μ_0 に等しいかどうかについておこなう検定が，**平均値の検定**（母平均の検定）である．

帰無仮説 $H_0 : \mu = \mu_0$ （母平均 μ はある特定の値 μ_0 に等しい）

対立仮説 $H_1 : \mu \neq \mu_0$ （両側仮説）

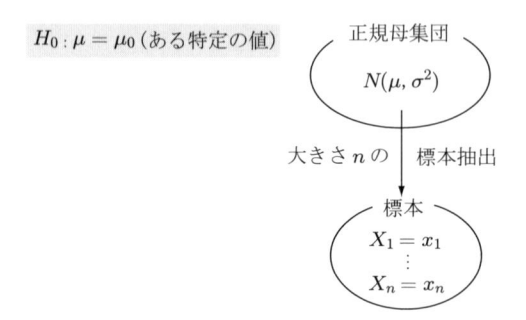

図 6.12　平均値の検定

$$H_1 : \mu > \mu_0 \text{ あるいは } \mu < \mu_0 \quad (\text{片側仮説})$$

平均値の検定では

① 母分散 σ^2 が既知のとき → 正規分布による検定
② 母分散 σ^2 が未知のとき → t 分布による検定

と，検定の方法が異なる．しかし，①のように母集団分布 $N(\mu, \sigma^2)$ について，母分散 σ^2 のみがわかって母平均 μ が未知であるという場合はきわめてまれであり，ほとんどが②の場合と考えることができる．そこで，本書では②を中心に説明する．

(2) 母分散 σ^2 が未知のときの平均値の検定

$\overline{X}$ を標本平均，S'^2 を不偏分散とすると，統計量 T

$$T = \frac{\overline{X} - \mu}{\sqrt{\dfrac{S'^2}{n}}} = \frac{\sqrt{n}(\overline{X} - \mu)}{\sqrt{S'^2}} \tag{6.15}$$

は，自由度 $\nu = n - 1$ の t 分布に従うという性質がある[注6.13]．このことを利用して，次の手順で検定をおこなう．

① 観測値の不偏分散 s'^2 を計算する．ただし，平均値を $\overline{x}$ とする．

$$s'^2 = \frac{1}{n-1} \sum_{i=1}^{n} (x_i - \overline{x})^2$$

② $\overline{x}, \mu_0, s'^2, n$ (標本の大きさ) を次の式に代入して，観測値 t_0 を計算する．

$$t_0 = \frac{\sqrt{n}(\overline{x} - \mu_0)}{\sqrt{s'^2}} \tag{6.16}$$

③ H_1 が両側仮説のとき (有意水準 α)

$|t_0| \geqq$ 自由度 $(n-1)$ の t 分布の両側 α 点 → H_0 棄却

$|t_0| <$ 自由度 $(n-1)$ の t 分布の両側 α 点 → H_0 採択

H_1 が片側仮説のとき (有意水準 α)

$H_1(\mu > \mu_0) : t_0 \geqq$ 自由度 $(n-1)$ の t 分布の右側 α 点

$H_1(\mu < \mu_0) : t_0 \leqq$ 自由度 $(n-1)$ の t 分布の左側 α 点

→ H_0 棄却

これ以外のとき → H_0 採択

理論的には，このように t 分布を利用して検定をおこなう．しかし，t 分布は自由度 $= \infty$ のとき標準正規分布 $N(0,1)$ に一致し，実用的にはおよそ自由度 $\nu > 30$ のとき標準正規分布で近似することができる．したがって，検定方法をまとめた図 6.13 に示すように，正規分布を用いた検定をおこなうこともできる．

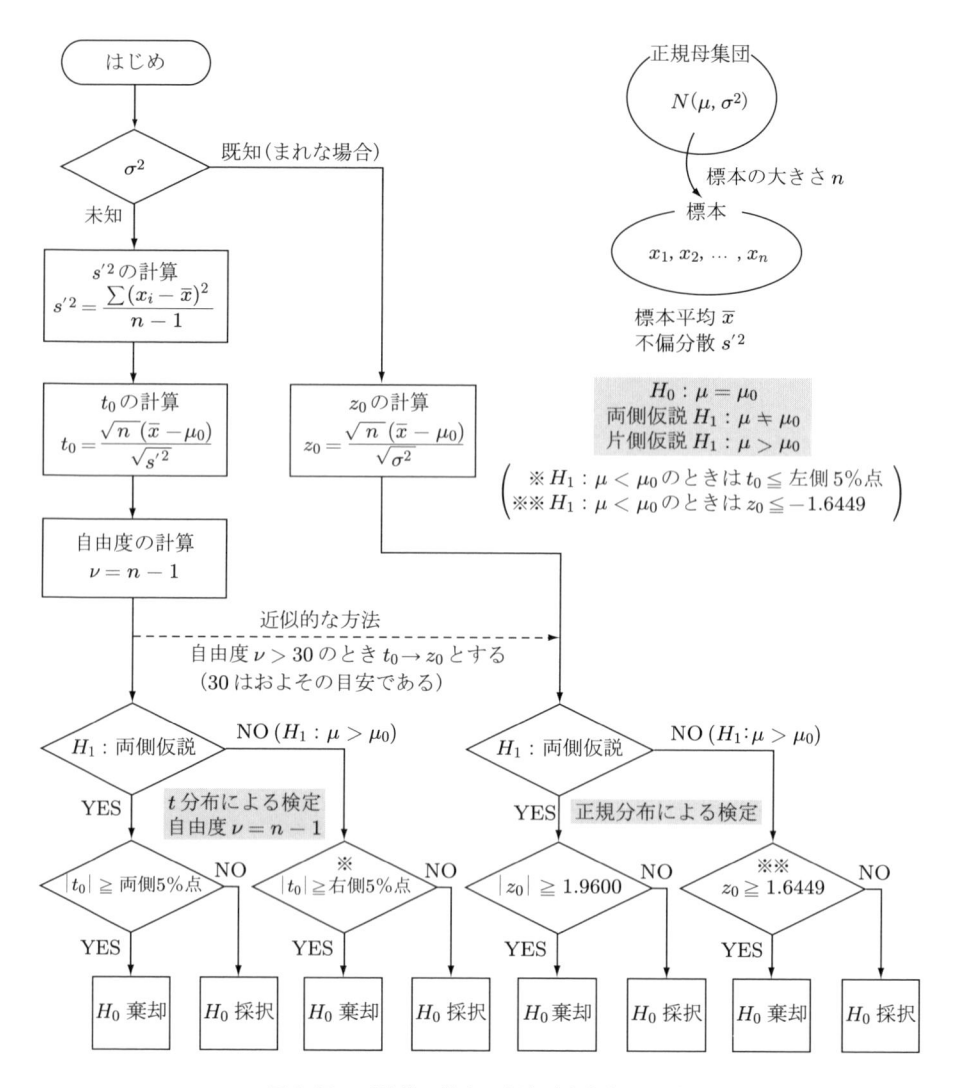

図 6.13 平均値の検定の方法（有意水準 5%）

例題 6.11 A 市で 20 歳以上の女性を対象に，栄養に関する標本調査をおこなったところ，標本抽出された 5 人の食塩摂取量 [g/日] は，9.7, 10.8, 11.0, 9.5, 10.5 であった．A 市における食塩摂取量の平均は，9.8 g/日（2010 年の国民健康・栄養調査による女性の平均）と考えられるか．有意水準 5% で検定せよ．

解 A 市における 20 歳以上の女性の食塩摂取量 [g/日] は，正規分布 $N(\mu, \sigma^2)$ に従うと考える．H_0 と H_1 は次のように表される．

$$H_0 : \mu = 9.8 \qquad H_1 : \mu \neq 9.8 \quad \text{(両側仮説)}$$

① 標本平均 $\bar{x}$ と不偏分散 s'^2 を計算すると，$\bar{x} = 10.3$, $s'^2 = 0.445$ である．

② 式 (6.16) により，t_0 を計算する．

$$t_0 = \frac{\sqrt{5} \times (10.3 - 9.8)}{\sqrt{0.445}} \fallingdotseq 1.676$$

③ $|t_0| < 2.7764$（自由度 4 の t 分布の両側 5% 点）であるから，H_0 は棄却されない．したがって，A 市における食塩摂取量の平均は 9.8 g/日と異なるとはいえない．

…（答）

6.9　平均値の差の検定

平均値の差の検定では，母集団の確率分布が正規分布に従う正規母集団を想定する．

(1) 2 標本間に対応がない場合

図 6.14 に示すように，正規母集団 I：$N(\mu_1, \sigma_1^2)$ から大きさ n_1 の標本 I を，正規母集団 II：$N(\mu_2, \sigma_2^2)$ から大きさ n_2 の標本 II を独立に抽出するとき，得られた観測値から 2 つの母平均が等しいかどうかについておこなう検定が，**平均値の差の検定**（母平均の差の検定）である．

$$\text{帰無仮説 } H_0 : \mu_1 = \mu_2$$
$$\text{対立仮説 } H_1 : \mu_1 \neq \mu_2 \quad \text{(両側仮説)}$$
$$H_1 : \mu_1 > \mu_2 \text{ あるいは } \mu_1 < \mu_2 \quad \text{(片側仮説)}$$

平均値の差の検定では，母分散 σ_1^2, σ_2^2 が既知か未知かによって，検定方法が異なる．しかし，6.8 節（平均値の検定）で述べたように，σ_1^2, σ_2^2 が既知であるという場合はきわめてまれであるので，本書では σ_1^2, σ_2^2 が未知である場合を中心に説明する．

σ_1^2, σ_2^2 が未知である場合にも，$\sigma_1^2 = \sigma_2^2$ か $\sigma_1^2 \neq \sigma_2^2$ であるかによって検定方法が異なる．

第6章 検定

```
H_0: μ_1 = μ_2
```

正規母集団 I : $N(\mu_1, \sigma_1^2)$ 大きさ n_1 で標本抽出 → 標本 I : $X_1 = x_1, \ldots, X_{n_1} = x_{n_1}$
標本平均 $\overline{X} = \overline{x}$、不偏分散 $S_1'^2 = s_1'^2$

正規母集団 II : $N(\mu_2, \sigma_2^2)$ 大きさ n_2 で標本抽出 → 標本 II : $Y_1 = y_1, \ldots, Y_{n_2} = y_{n_2}$
標本平均 $\overline{Y} = \overline{y}$、不偏分散 $S_2'^2 = s_2'^2$

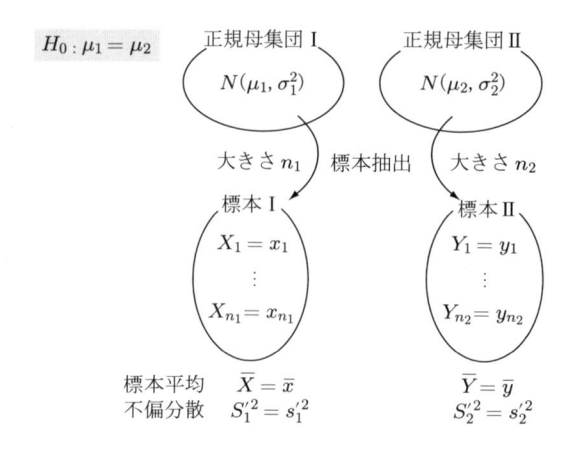

図 6.14 平均値の差の検定

(a) $\sigma_1^2 = \sigma_2^2$ (σ_1^2, σ_2^2 未知) のとき 標本 I, II に対応して，n_1, n_2 を標本の大きさ，$\overline{X}, \overline{Y}$ を標本平均，$S_1'^2, S_2'^2$ を不偏分散とする．このとき，$H_0(\mu_1 = \mu_2)$ のもとで，統計量 T

$$T = \frac{\overline{X} - \overline{Y}}{\sqrt{\dfrac{(n_1-1)S_1'^2 + (n_2-1)S_2'^2}{n_1+n_2-2}}\sqrt{\dfrac{1}{n_1} + \dfrac{1}{n_2}}} \tag{6.17}$$

は，自由度 $\nu = n_1 + n_2 - 2$ の t 分布に従うという性質がある[注6.14]．このことを利用して，次の手順で検定をおこなう．

① 標本 I, II の観測値から，次の式により $\hat{\sigma}^2$ を求める．$\hat{\sigma}^2$ は $\sigma_1^2 = \sigma_2^2 = \sigma^2$ の推定値である．

$$\hat{\sigma}^2 = \frac{1}{n_1+n_2-2}\left\{\sum_{i=1}^{n_1}(x_i - \overline{x})^2 + \sum_{i=1}^{n_2}(y_i - \overline{y})^2\right\} \tag{6.18}$$

$$= \frac{(n_1-1)s_1'^2 + (n_2-1)s_2'^2}{n_1+n_2-2} \tag{6.19}$$

観測値 $s_1'^2, s_2'^2$ を計算済みの場合は式 (6.19)，そうでない場合は式 (6.18) によるほうが便利である．

② $\hat{\sigma}^2, \overline{x}, \overline{y}, n_1, n_2$ を次の式に代入して t_0 を計算する．

$$t_0 = \frac{\sqrt{n_1 n_2}(\overline{x} - \overline{y})}{\sqrt{\hat{\sigma}^2}\sqrt{n_1 + n_2}} \tag{6.20}$$

③ H_1 が両側仮説のとき（有意水準 α）

$|t_0| \geqq$ 自由度 $(n_1 + n_2 - 2)$ の t 分布の両側 α 点 → H_0 棄却

$|t_0| <$ 自由度 $(n_1 + n_2 - 2)$ の t 分布の両側 α 点 → H_0 採択

H_1 が片側仮説のとき（有意水準 α）

$H_1(\mu_1 > \mu_2) : t_0 \geqq$ 自由度 $(n_1 + n_2 - 2)$ の t 分布の右側 α 点

$H_1(\mu_1 < \mu_2) : t_0 \leqq$ 自由度 $(n_1 + n_2 - 2)$ の t 分布の左側 α 点

→ H_0 棄却

これ以外のとき → H_0 採択

理論的には t 分布による検定をおこなうが，6.8 節（2）で述べたように，自由度 > 30 であれば，正規分布を利用して近似的に検定をおこなうこともできる．

例題 6.12 それぞれ標本抽出されたある年齢の男性 5 人，女性 6 人について血清総コレステロール [mg/dL] を測定し，次の結果を得た．血清総コレステロールの平均は男女で異なると考えられるか．有意水準 5% で検定せよ．ただし，男性と女性の母分散は等しいと仮定する．

男性：167, 208, 225, 200, 180

女性：222, 168, 198, 186, 150, 180

解 6.7 節（分散比の検定）の例題 6.10 と同じ標本である．男性と女性の血清総コレステロール [mg/dL] は，それぞれ $N(\mu_1, \sigma^2), N(\mu_2, \sigma^2)$ に従うと考える．

$H_0 : \mu_1 = \mu_2 \qquad H_1 : \mu_1 \neq \mu_2$

① 観測値から計算すると，標本平均は $\overline{x} = 196, \overline{y} = 184$，不偏分散は $s_1'^2 = 524.5$，$s_2'^2 = 614.4$ であるので，式 (6.19) により $\hat{\sigma}^2$ を求める．

$$\hat{\sigma}^2 = \frac{(5-1) \times 524.5 + (6-1) \times 614.4}{5 + 6 - 2} = \frac{5170}{9}$$

② 式 (6.20) により，t_0 を計算する．

$$t_0 = \frac{\sqrt{5 \times 6} \times (196 - 184)}{\sqrt{5170/9}\sqrt{5 + 6}} \fallingdotseq 0.827$$

③ $|t_0| < 2.2622$（自由度 9 の t 分布の両側 5% 点）であるから，H_0 は棄却されない．すなわち，血清総コレステロールについて男性と女性の母平均に差があるとはいえない． …（答）

(b) $\sigma_1^2 \neq \sigma_2^2 (\sigma_1^2, \sigma_2^2 \text{未知})$ のとき　　平均値の差の検定における母分散の関係を，図 6.15 に示す．

平行移動すると分布が重なる　　　平行移動しても分布は重ならない

破線の母集団分布と比較して母平均は低いが，非常に低い値や高い値をとることはない．

（a）母分散が等しい場合 $(\sigma_1^2 = \sigma_2^2)$　　（b）母分散が異なる場合 $(\sigma_1^2 \neq \sigma_2^2)$

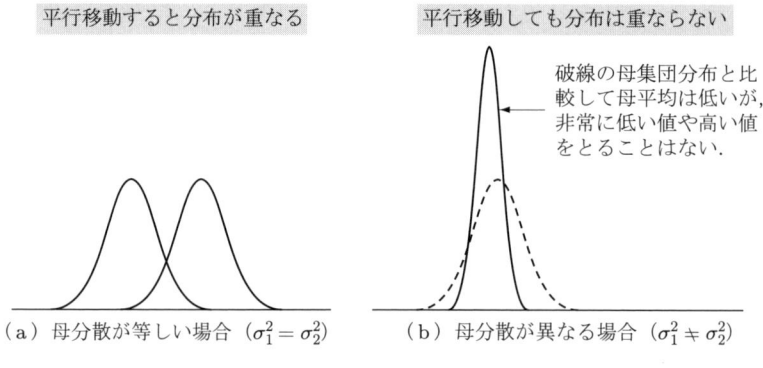

図 6.15　平均値の差の検定における母分散の関係

$\sigma_1^2 = \sigma_2^2$ のとき，2 つの母集団分布は母平均に差があっても平行移動すると重なるので，母平均の高い母集団のほうが良いあるいは悪いという判断や，意思決定に役立てることができる．図 (a) のような $\sigma_1^2 = \sigma_2^2$ の検定では，このような母集団を想定している．

これに対して，図 (b) のような $\sigma_1^2 \neq \sigma_2^2$ のとき，2 つの母集団分布は平行移動しても重なることはなく，ばらつき（母分散）が異なる異質な集団と考えられる．このような場合は，良いあるいは悪いという判断や意思決定に役立てることは困難なことが多い．

したがって，$\sigma_1^2 \neq \sigma_2^2$ のときは，異質な 2 つの母集団について母平均のみを比較・検討することの妥当性を含めていろいろな問題点があるので，本書では平均値の差の検定としてウェルチ（Welch）の検定などがあることを述べるにとどめる．

検定方法をまとめて示すと，図 6.16 のようになる．

6.9 平均値の差の検定

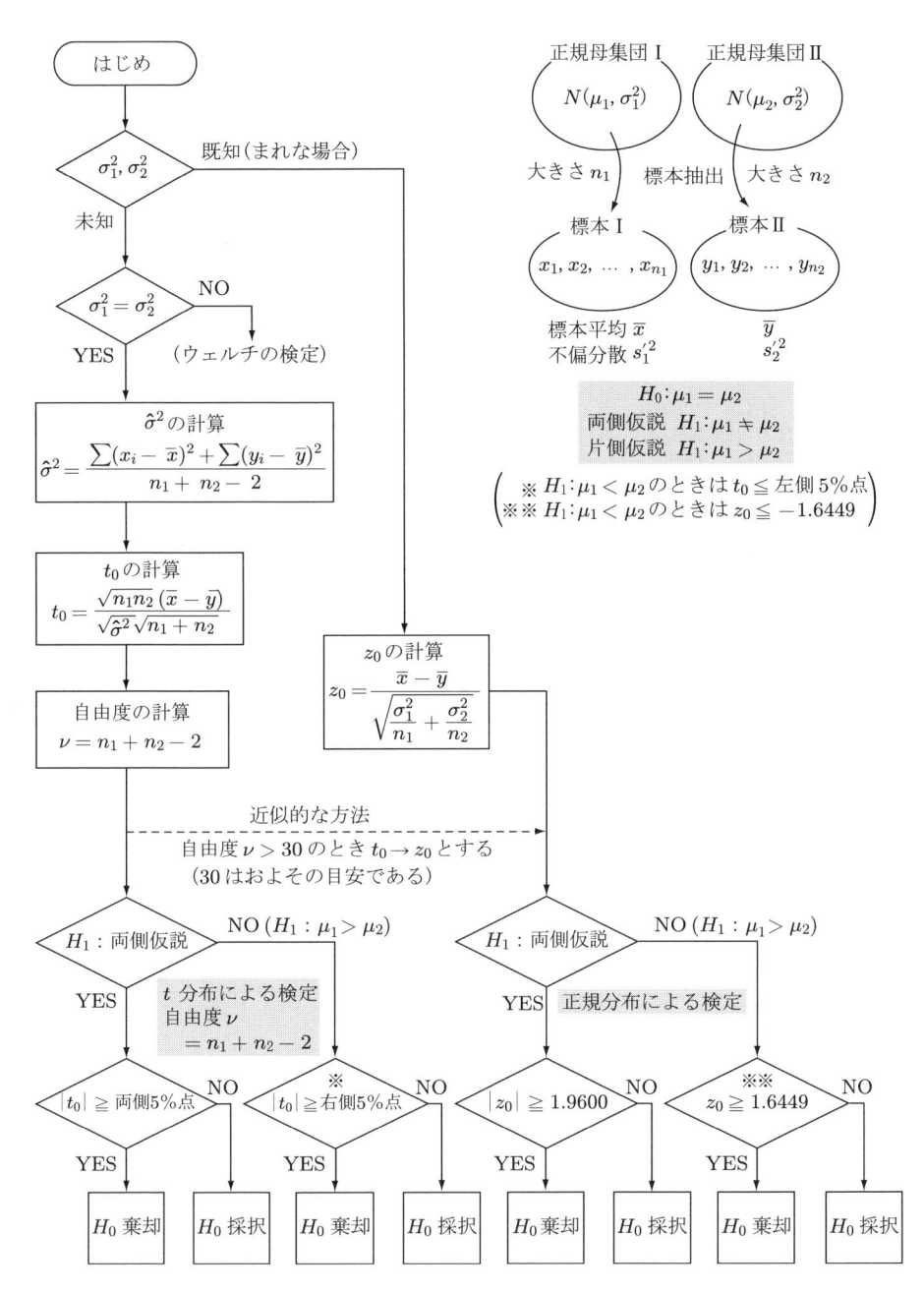

図 6.16 平均値の差の検定の方法（有意水準 5%：2 標本間に対応のない場合）

[フローチャート]

はじめ → σ_1^2, σ_2^2 既知（まれな場合）/ 未知

未知の場合：$\sigma_1^2 = \sigma_2^2$ YES / NO（ウェルチの検定）

$\hat{\sigma}^2$ の計算
$$\hat{\sigma}^2 = \frac{\sum(x_i - \bar{x})^2 + \sum(y_i - \bar{y})^2}{n_1 + n_2 - 2}$$

t_0 の計算
$$t_0 = \frac{\sqrt{n_1 n_2}\,(\bar{x} - \bar{y})}{\sqrt{\hat{\sigma}^2}\sqrt{n_1 + n_2}}$$

自由度の計算
$$\nu = n_1 + n_2 - 2$$

既知の場合：z_0 の計算
$$z_0 = \frac{\bar{x} - \bar{y}}{\sqrt{\dfrac{\sigma_1^2}{n_1} + \dfrac{\sigma_2^2}{n_2}}}$$

近似的な方法：自由度 $\nu > 30$ のとき $t_0 \to z_0$ とする（30 はおよその目安である）

H_1：両側仮説 YES → $|t_0| \geq$ 両側5%点 / NO $(H_1: \mu_1 > \mu_2)$ → ※ $|t_0| \geq$ 右側5%点

t 分布による検定 自由度 $\nu = n_1 + n_2 - 2$

YES → H_0 棄却 / NO → H_0 採択

H_1：両側仮説 YES → $|z_0| \geq 1.9600$ / NO $(H_1: \mu_1 > \mu_2)$ → ※※ $z_0 \geq 1.6449$

正規分布による検定

YES → H_0 棄却 / NO → H_0 採択

[右上]
正規母集団 I $N(\mu_1, \sigma_1^2)$　正規母集団 II $N(\mu_2, \sigma_2^2)$

大きさ n_1　標本抽出　大きさ n_2

標本 I $x_1, x_2, \ldots, x_{n_1}$　標本 II $y_1, y_2, \ldots, y_{n_2}$

標本平均 $\bar{x}$　　　　$\bar{y}$
不偏分散 $s_1'^2$　　　$s_2'^2$

$H_0: \mu_1 = \mu_2$
両側仮説　$H_1: \mu_1 \neq \mu_2$
片側仮説　$H_1: \mu_1 > \mu_2$

（※ $H_1: \mu_1 < \mu_2$ のときは $t_0 \leq$ 左側5%点
※※ $H_1: \mu_1 < \mu_2$ のときは $z_0 \leq -1.6449$）

(2) 2標本間に対応がある場合

たとえば，血液中のある成分 A が食事の前後によって変化するかどうかを調べるために，n 人を標本抽出する場合を考えよう．

図 6.17 に示すように，n 人の被検者について食前に 1 回採血をしたのち，食後に 2 回目の採血をおこない，食前と食後の血中成分 A の差を調べることがおこなわれる．

このとき，①～③のように仮定する．

① 血中成分 A について，被検者の食後の値 Y と食前の値 X の差 $Y - X$ を考えると，$Y - X$ は被検者によって異なる値を示す確率変数である．
② $Y - X$ は正規分布 $N(\mu, \sigma^2)$ に従う．
③ 母分散 σ^2 は未知であるが，血中成分 A が食事の前後によって変化しないのであれば，$\mu = 0$ である．食後 $Y >$ 食前 X であれば $\mu > 0$，食後 $Y <$ 食前 X であれば，$\mu < 0$ である．

したがって，得られた標本の観測値から食後と食前の差 $(y_1 - x_1, y_2 - x_2, \ldots, y_n - x_n)$ を求め，これを改めて大きさ n の標本と考え，仮説 $H_0 : \mu = 0$ について平均値の検定（σ^2 未知）をおこなえばよい．

被検者 (番号)	食前 X 1回目の採血	食後 Y 2回目の採血	$Y - X$
1	x_1	y_1	$y_1 - x_1$
2	x_2	y_2	$y_2 - x_2$
⋮	⋮	⋮	⋮
i	x_i	y_i	$y_i - x_i$
⋮	⋮	⋮	⋮
n	x_n	y_n	$y_n - x_n$

食事の前後によって変化しないならば，$Y - X$ は $\mu = 0$，σ^2 未知の正規分布に従う．

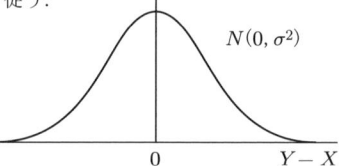

図 6.17　2 標本間に対応があるときの平均値の差の検定例

例題 6.13　A～E の 5 人について，空腹時と食後 1 時間後の 2 回，血糖 [mg/dL] を測定したところ，次の表のとおりであった．空腹時と食後 1 時間後で，血糖に差があると考えられるか．有意水準 5% で検定せよ．

被検者	A	B	C	D	E
空腹時 X	103	97	123	89	74
食後 1 時間後 Y	161	143	146	125	121

解　標本間に対応がある場合，空腹時 X と食後 1 時間後 Y の平均値に差があることは，$Y - X$ に差があることと考える．

A～E の 5 人について，差 $W = Y - X$ を計算すると次のとおりである．

$$W = 58, 46, 23, 36, 47$$

これを大きさ 5 の標本と考え，W の母平均 μ_w が 0 であるかどうかを検定すればよい．したがって，母分散 σ^2 が未知のときの平均値の検定をおこなう．

$$H_0: \mu_w = 0 \qquad H_1: \mu_w \neq 0 \quad （両側仮説）$$

① W の標本平均を計算すると 42 であるので，不偏分散 s'^2 は次のようになる．

$$s'^2 = \frac{694}{5-1} = 173.5$$

② 式 (6.16) により t_0 を計算する．

$$t_0 = \frac{\sqrt{5}(42-0)}{\sqrt{173.5}} \fallingdotseq 7.130$$

③ $|t_0| > 2.7764$（自由度 4 の t 分布の両側 5％点）であるから，H_0 は棄却される．すなわち，血糖は空腹時と食後 1 時間後とで差があると考えられる． …（答）

対応がある場合の平均値の差の検定

一般に，それぞれ大きさ n の 2 組の標本

標本 I：$(X_1 = x_1, \ldots, X_i = x_i, \ldots, X_n = x_n)$
標本 II：$(Y_1 = y_1, \ldots, Y_i = y_i, \ldots, Y_n = y_n)$

について，標本 I・II 間の要素に対応がある場合には，2 標本の差

標本 II − 標本 I：$(Y_1 - X_1 = y_1 - x_1, \ldots, Y_n - X_n = y_n - x_n)$

を求め，これを改めて大きさ n の標本と考える．そして，

$$H_0: \mu = 0 \qquad H_1: \mu \neq 0 \quad （両側仮説）$$
$$H_0: \mu = 0 \qquad H_1: \mu > 0 \text{ あるいは } \mu < 0 \quad （片側仮説）$$

について，平均値の検定（σ^2 未知）をおこなえばよい．

6.10 分散分析（1 元配置）

分散分析とは，実験などで得られたデータのばらつきを，要因（1 つ以上）によって説明できるばらつきと誤差によるばらつきに分解し，分散分析表（後述）としてとりまとめて，要因の効果を検定する方法である．本書では，要因（$k \geq 2$ 個の水準）を 1 つに限定する，最も簡単な 1 元配置の分散分析を説明する．たとえば，38℃，40℃，42℃，44℃ で実験をおこなうとき，温度が要因であり，水準の個数 k は 4 である．以下の説明では，水準の個数 k を母集団の個数 k とする．

図 6.18 に示すように，母分散 σ^2 が共通な k 個の正規母集団から独立に標本抽出

をおこない,得られた観測値から k 個の正規母集団の母平均がすべて等しいかどうかについておこなうのが 1 元配置の分散分析である.$k=2$ のときは平均値の差の検定 (2 標本間に対応がない場合) である.

$H_0: \mu_1 = \mu_2 = \cdots = \mu_k$

正規母集団 I　$N(\mu_1, \sigma^2)$
正規母集団 II　$N(\mu_2, \sigma^2)$　$\cdots$
正規母集団 K　$N(\mu_k, \sigma^2)$

標本抽出

標本 I　標本 II　$\cdots$　標本 K

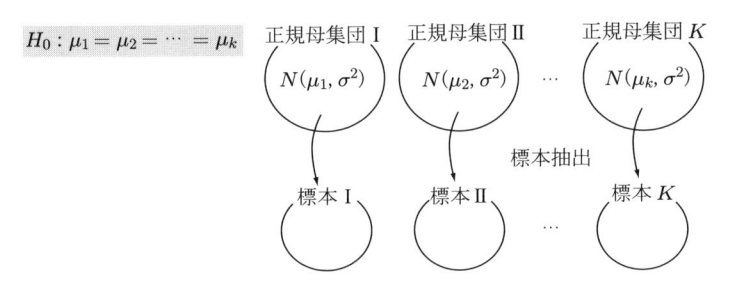

図 6.18　分散分析 (1 元配置)

帰無仮説 $H_0: \mu_1 = \mu_2 = \cdots = \mu_k$　(母平均はすべて等しい)

対立仮説 $H_1:$ 母平均の間には差がある.

いま,標本抽出をおこない,表 6.5 を得たとして検討しよう.$\overline{x}$ は総平均 (全体の標本平均) で,H_0 を仮定したときの母平均の推定値である.

表 6.5　分散分析のデータ

	観測値	標本の大きさ	標本平均
標本 I	$x_{11}, x_{12}, \ldots, x_{1n_1}$	n_1	$\overline{x}_1$
標本 II	$x_{21}, x_{22}, \ldots, x_{2n_2}$	n_2	$\overline{x}_2$
$\vdots$	$\vdots$	$\vdots$	$\vdots$
標本 K	$x_{k1}, x_{k2}, \cdots, x_{kn_k}$	n_k	$\overline{x}_k$
全体	標本 I $+\cdots+$ 標本 K	$n = n_1 + \cdots + n_k$	$\overline{x}$

すべての標本 (観測値 x_{ij}) と総平均 $\overline{x}$ との差の 2 乗和を**全変動**あるいは**総平方和**といい,S_t で表す.

$$S_t = \sum_{i=1}^{k} \sum_{j=1}^{n_i} (x_{ij} - \overline{x})^2 \tag{6.21}$$

$$= \sum_{i=1}^{k} \sum_{j=1}^{n_i} x_{ij}^2 - \frac{1}{n} \left\{ \sum_{i=1}^{k} \sum_{j=1}^{n_i} x_{ij} \right\}^2 \tag{6.22}$$

級間変動（級間平方和） S_b は，各級の標本平均 $\overline{x}_i$ と総平均 $\overline{x}$ との差の 2 乗に標本の大きさを重みづけしたもので，k 個の標本間のばらつきを表す．

$$S_b = n_1(\overline{x}_1 - \overline{x})^2 + n_2(\overline{x}_2 - \overline{x})^2 + \cdots + n_k(\overline{x}_k - \overline{x})^2$$

$$= \sum_{i=1}^{k} n_i(\overline{x}_i - \overline{x})^2 \tag{6.23}$$

$$= \sum_{i=1}^{k} \left\{ \frac{1}{n_i} \left(\sum_{j=1}^{n_i} x_{ij} \right)^2 \right\} - \frac{1}{n} \left\{ \sum_{i=1}^{k} \sum_{j=1}^{n_i} x_{ij} \right\}^2 \tag{6.24}$$

級内変動（級内平方和） S_w は，各標本ごとに観測値 x_{ij} と標本平均 $\overline{x}_i$ との差の 2 乗和を求めたもので，k 個の標本内のばらつきを表す．

$$S_w = \sum_{j=1}^{n_1}(x_{1j} - \overline{x}_1)^2 + \sum_{j=1}^{n_2}(x_{2j} - \overline{x}_2)^2 + \cdots + \sum_{j=1}^{n_k}(x_{kj} - \overline{x}_k)^2$$

$$= \sum_{i=1}^{k} \sum_{j=1}^{n_i}(x_{ij} - \overline{x}_i)^2 \tag{6.25}$$

$$= \sum_{i=1}^{k} \sum_{j=1}^{n_i} x_{ij}^2 - \sum_{i=1}^{k} \left\{ \frac{1}{n_i} \left(\sum_{j=1}^{n_i} x_{ij} \right)^2 \right\} \tag{6.26}$$

全変動（総平方和） S_t は，級間変動（級間平方和）S_b と級内変動（級内平方和）S_w との和に分けられる[注6.15]．

$$\text{全変動 } S_t = \text{級間変動 } S_b + \text{級内変動 } S_w \tag{6.27}$$

図 6.19 は $k = 3$ 個の標本分布の例であるが，級間変動が大で，級内変動が小であるほど各標本は分離するので，母平均が異なる可能性は大きいと推測される．したがって，級間変動，級内変動は，母平均の差を検定する場合，1 つの目安となる．

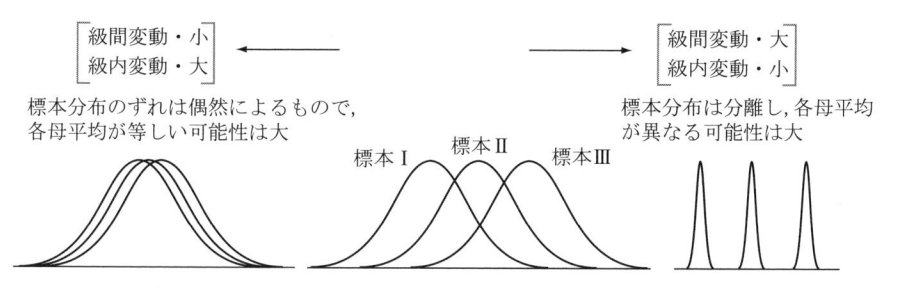

図 6.19 母平均と級間変動・級内変動の関係（標本の個数 $k = 3$ の場合）

一般に, H_0 のもとで $S_b/\sigma^2, S_w/\sigma^2$ は, 独立に, それぞれ自由度 $k-1, n-k$ の χ^2 分布に従うので, 統計量 F

$$F = \frac{\dfrac{S_b}{k-1}}{\dfrac{S_w}{n-k}} \tag{6.28}$$

は自由度 $(\nu_1, \nu_2) = (k-1, n-k)$ の F 分布に従うという性質がある[注6.16]. このことを利用して, 次のように検定をおこなう.

① 観測値より, 級間変動 S_b と級内変動 S_w を計算する. このとき, 式 (6.24), (6.26) を用いるほうが計算が容易である.

② 自由度を次のように2つ計算する.

　　級間の自由度 $\nu_1 = k-1$

　　級内の自由度 $\nu_2 = n-k$

③ 級間変動 S_b, 級内変動 S_w をそれぞれの自由度で割ったものは, 級間平均平方, 級内平均平方とよばれるが, これを計算する.

$$級間平均平方 = \frac{級間変動}{級間の自由度} = \frac{S_b}{k-1}$$

$$級内平均平方 = \frac{級内変動}{級内の自由度} = \frac{S_w}{n-k}$$

④ 級間平均平方と級内平均平方の比 F_0 (観測値) を求める.

$$F_0 = \frac{級間平均平方}{級内平均平方} = \frac{\dfrac{S_b}{k-1}}{\dfrac{S_w}{n-k}} = \frac{S_b(n-k)}{S_w(k-1)}$$

⑤ 有意水準を α とすれば, 次のようになる.

　　$F_0 \geqq$ 自由度 $(k-1, n-k)$ の F 分布の上側 α 点 $\to H_0$ 棄却

　　$F_0 <$ 自由度 $(k-1, n-k)$ の F 分布の上側 α 点 $\to H_0$ 採択

分散分析では, 表 6.6 のような分散分析表にまとめることが一般におこなわれる.

表6.6 分散分析表

	変動	自由度	平均平方	F
級間	S_b	$k-1$	$\dfrac{S_b}{k-1}$	$F = \dfrac{\dfrac{S_b}{k-1}}{\dfrac{S_w}{n-k}}$
級内	S_w	$n-k$	$\dfrac{S_w}{n-k}$	
全体	S_t	$n-1$		

例題 6.14 正規母集団 I, II, III から標本抽出をおこない, 次の結果を得た. 母平均の間に差があると考えられるか. 有意水準 5% で検定せよ.

	観測値	標本の大きさ
標本 I	0, 1, 3, 4	4
標本 II	2, 5, 8	3
標本 III	6, 7, 9, 10, 11	5

解 正規母集団 I : $N(\mu_1, \sigma^2)$, II : $N(\mu_2, \sigma^2)$, III : $N(\mu_3, \sigma^2)$ とし, 次のように仮説 H_0, H_1 を立てる.

$$H_0 : \mu_1 = \mu_2 = \mu_3 \qquad H_1 : 母平均の間には差がある.$$

① 式 (6.24) より S_b を, 式 (6.26) より S_w を計算する.

$$\sum_{i=1}^{k} \left\{ \frac{1}{n_i} \left(\sum_{j=1}^{n_i} x_{ij} \right)^2 \right\} = \frac{(0+1+3+4)^2}{4} + \frac{(2+5+8)^2}{3}$$
$$+ \frac{(6+7+9+10+11)^2}{5} = 460.8$$

$$\frac{1}{n} \left\{ \sum_{i=1}^{k} \sum_{j=1}^{n_i} x_{ij} \right\}^2 = \frac{\{(0+1+3+4)+(2+5+8)+(6+7+9+10+11)\}^2}{12}$$
$$= 363$$

$$\sum_{i=1}^{k} \sum_{j=1}^{n_i} x_{ij}^2 = (0^2 + 1^2 + 3^2 + 4^2) + (2^2 + 5^2 + 8^2)$$
$$+ (6^2 + 7^2 + 9^2 + 10^2 + 11^2) = 506$$

したがって, S_b, S_w が得られる.

$$S_b = 460.8 - 363 = 97.8, \quad S_w = 506 - 460.8 = 45.2$$

②〜④:分散分析表にまとめると次のようになる.

	変動	自由度	平均平方	F
級間	97.8	2(= 3 − 1)	48.9	9.737
級内	45.2	9(= 12 − 3)	5.022	
全体	143	11		

⑤ $F_0 \fallingdotseq 9.737 > 4.2565$ (自由度 (2,9) の F 分布の上側 5%点) であるから, H_0 は棄却される.

すなわち, 母平均の間には差があると考えられる. … (答)

母集団の個数 $k = 2$ のとき, 式 (6.17) と式 (6.28) の間には $T^2 = F$ という関係が成り立っている. したがって, 1 元配置の分散分析は 2 標本間に対応がない場合の

平均値の差の検定（$\sigma_1^2 = \sigma_2^2$，未知，両側仮説）と同等であるので，いずれの方法を用いても同じ結果になる（練習問題 6.13 を参照）．

6.11 相関係数の検定

本節では母集団の変数として X, Y の 2 種類を考え，それぞれ正規分布に従う（X と Y を同時に考え 2 次元正規分布に従う）と仮定する．

標本抽出された観測値 $(x_i, y_i)(i = 1, 2, \ldots, n)$ から計算された相関係数 r を，**標本相関係数**という．r は標本抽出のたびに異なる値を示す確率変数である．

相関係数の検定では，標本相関係数 r をデータとして，母集団の相関係数（**母相関係数**）ρ（ギリシャ文字で読み方はロー）が 0 と考えられるかどうかについて検定する[注6.17]．

$$\text{帰無仮説 } H_0 : \rho = 0$$

$$\text{対立仮説 } H_1 : \rho \neq 0 \quad \text{（両側仮説）}$$

$$H_1 : \rho > 0 \text{ あるいは } \rho < 0 \quad \text{（片側仮説）}$$

$H_0(\rho = 0)$ のもとで，統計量 T

$$T = \frac{r\sqrt{n-2}}{\sqrt{1-r^2}} \tag{6.29}$$

は，自由度 $\nu = n - 2$ の t 分布に従うという性質があるので，次の手順で検定をおこなう．

① 観測値から式 (3.1) または式 (3.2) により標本相関係数 r を計算し，これを次の式に代入して観測値 t_0 を求める．

$$t_0 = \frac{r\sqrt{n-2}}{\sqrt{1-r^2}} \tag{6.30}$$

② H_1 が両側仮説のとき（有意水準 α）

$|t_0| \geq$ 自由度 $(n-2)$ の t 分布の両側 α 点 $\to H_0$ 棄却

$|t_0| <$ 自由度 $(n-2)$ の t 分布の両側 α 点 $\to H_0$ 採択

H_1 が片側仮説のとき（有意水準 α）

$H_1(\rho > 0) : t_0 \geq$ 自由度 $(n-2)$ の t 分布の右側 α 点

$H_1(\rho < 0) : t_0 \leq$ 自由度 $(n-2)$ の t 分布の左側 α 点

$\to H_0$ 棄却

これ以外のとき $\to H_0$ 採択

例題 6.15 標本抽出された 19 人について，身長 X と体重 Y の相関係数 r を計算したところ，$r = 0.501$ であった．このことから，身長と体重の間には相関があると考えられるか．有意水準 5% で検定せよ．

解 身長 X と体重 Y の母相関係数を ρ とする．

$$H_0 : \rho = 0 \quad H_1 : \rho \neq 0 \quad (両側仮説)$$

① 式 (6.30) に $n = 19, r = 0.501$ を代入して t_0 を求める．

$$t_0 = \frac{0.501\sqrt{19-2}}{\sqrt{1-0.501^2}} \fallingdotseq 2.387$$

② $t_0 > 2.1098$（自由度 17 の t 分布の両側 5% 点）であるから，H_0 は棄却される．したがって，身長と体重の間には相関があると考えられる． ……（答）

練習問題

6.1 あるサイコロ A を 600 回ふったところ，1 の目が 124 回，2 の目が 76 回，3 の目が 80 回，4 の目が 102 回，5 の目が 108 回，6 の目が 110 回出た．このことから，サイコロ A は正しく作られたものと考えられるか．有意水準 5% で検定せよ．

6.2 平成 22（2010）年国民健康・栄養調査（厚生労働省）では，満 20 歳以上の世帯員を対象に，生活習慣調査票を配付した．調査票の問「あなたは現在高血圧や糖尿病，高コレステロール，内臓脂肪症候群（メタボリックシンドローム）などの予防・改善を目的とした生活習慣の改善に取り組んでいますか（回答の選択肢は 1 はい，2 いいえ）」について，50～59 歳の回答者を性別に集計した結果は次のとおりであった．生活習慣改善の取り組み状況と性別には関連があるといえるか．有意水準 5% で検定せよ．

	生活習慣の改善に取り組んでいますか		
	はい	いいえ	計
男性	312	289	601
女性	422	261	683
計	734	550	1284

6.3 特性 A, B の有無について大きさ 30 の標本調査をおこない，次のような結果を得た．A と B は関連があると考えられるか．対立仮説を両側にとり，(1)～(3) の方法により有意水準 5% で検定せよ．
(1) 連続性の補正をおこなわない χ^2 検定による方法
(2) 連続性の補正をおこなう χ^2 検定による方法
(3) フィッシャーの直接確率の方法

特性	B (あり)	$\overline{B}$ (なし)	計
A (あり)	2	13	15
$\overline{A}$ (なし)	8	7	15
計	10	20	30

6.4 ラットを50匹ずつ2群に分け，一方にはある物質Aを投与し，もう一方には投与せずに，それぞれ一定期間飼育して発症の有無を調べたところ，次のような結果を得た．Aの投与・非投与により発症率に差があると考えられるか．有意水準5%で検定せよ．

	発症あり	発症なし	計
A 投与群	16	34	50
A 非投与群	8	42	50
計	24	76	100

6.5 A, Bの2市で標本調査をおこなったところ，ある考えに賛成の意見は，A市では200人中120人，B市では300人中150人であった．賛成意見の比率（割合）はA, Bの2市で差があると考えられるか．有意水準5%で検定せよ．

6.6 平成22（2010）年人口動態統計によれば，同年の出生数1 071 304人のうち，男児は550 742人であった（女児は520 562人）．1年間の出生を標本と考えるとき，男女の生まれる確率は半々と考えられるか．有意水準5%で検定せよ．

6.7 50歳以上の高血圧症患者150人と1:1で性別と年齢をマッチングした対照150人を対象に，20歳代時の肥満の有無を調査したところ，次のような結果を得た．症例と対照で20歳代時の肥満の比率（割合）に差があると考えられるか．(1)連続性の補正をしない場合，(2)連続性の補正をする場合について，それぞれ有意水準5%で検定せよ．

標本の集計結果		対照		
		肥満あり	肥満なし	計
症例	肥満あり	14	36	50
	肥満なし	20	80	100
	計	34	116	150

6.8 実験薬と標準薬の副作用を比較するために30匹のマウスを対象にクロスオーバー研究を実施したところ，次のような結果を得た．実験薬と標準薬とで副作用ありの比率（割合）に差がみられるか．対立仮説を両側にとり，有意水準5%で検定せよ．

標本の集計結果		標準薬		
		副作用あり	副作用なし	計
実験薬	副作用あり	6	2	8
	副作用なし	10	12	22
	計	16	14	30

6.9 A県の高校2年の男子の平均身長[cm]は169.2である．A県である運動部に属している同じ学年の男子学生から30人標本抽出して調べたところ，平均値 = 172.0, 不偏分散

= 32.5 であった．この運動部の男子学生の身長の平均は 169.2 と考えられるか．有意水準 5%で検定せよ．

6.10 男性 10 人，女性 8 人を選び，血色素 [g/dL] を測定したところ，次のとおりであった．

男性：平均値 $\bar{x} = 14.5$，　不偏分散 $s_1'^2 = 1.15$

女性：平均値 $\bar{y} = 12.9$，　不偏分散 $s_2'^2 = 1.22$

(1) 血色素の分散は男女で異なると考えられるか．有意水準 10%で検定せよ．

(2) 血色素の平均は男女による差があると考えられるか．有意水準 5%で検定せよ．ただし，血色素の分散は男女で差がないと仮定する．

6.11 A〜F の 6 人に対してあらかじめ体力テストをおこない，次に従来とは異なる新しい方法で一定期間トレーニングをさせたのち，再び体力テストをおこなった．この結果，A：68（点）→ 72（点），B：80 → 79，C：74 → 75，D：73 → 73，E：78 → 80，F：70 → 73 であった．新しいトレーニング方法を導入する前後によって，体力テストの点数に差が生じたと考えることができるか．有意水準 5%で検定せよ．

6.12 A〜D の 4 人について，空腹時と食後 2 時間後の 2 回，血糖 [mg/dL] を測定したところ，次の表のとおりであった．空腹時と食後 2 時間後で血糖に差があると考えられるか．有意水準 5%で検定せよ．

被検者	A	B	C	D
空腹時	97	74	115	81
食後 2 時間後	115	91	123	139

6.13 A 市と B 市の成人男性を対象に，栄養に関する標本調査をおこなったところ，ある 1 日のタンパク質摂取量 [g] は次のとおりであった．A 市と B 市で成人男性のタンパク質摂取量の平均に差があるかどうか検討したい．次の問いに答えよ．ただし，分散は等しいと仮定する．

A 市：67.4, 92.6, 71.3, 78.6, 98.6, 59.2, 108.4, 86.9

B 市：117.4, 80.4, 66.0, 92.4, 105.4, 85.4, 98.6, 74.6, 79.2

(1) 有意水準 5%で，t 分布を用いた平均値の差の検定をおこなえ．

(2) 有意水準 5%で，分散分析による検定をおこなえ．

6.14 実験動物を I〜IV の 4 群に分け，それぞれ異なる飼料を与え一定期間飼育したのち，血液中の物質 A の濃度を測定したところ，次のような結果を得た．飼料により A の濃度の平均値に差があると考えられるか．有意水準 5%で検定せよ．

I 群：25, 27, 31, 30

II 群：21, 19, 25, 23, 23

III 群：23, 30, 26, 27, 25, 29

IV 群：28, 29, 31, 33, 27

第7章
推 定

無限母集団のパラメータ（母平均や母比率）については，すべてのデータを使用して計算することはできないため，誰も正確な値を知ることはできない．しかし，第5章で説明した標本理論を適用すれば，調査や実験で得られる標本統計量から，ターゲットとなる母集団のパラメータを推測することができる．この推測する手法のことを推定という．また，有限だが膨大なデータからなる母集団に対しても，無限母集団と考えて同様の推定をおこなうことは有効である．第6章の検定と本章の推定は統計学の基礎をなす二本柱であり，深いつながりをもっているので，推定と検定の関係についても説明する．

7.1 推 定

推定の概要について具体例をとおして説明する．

A市である福祉政策に対する賛否を調べるため，成人を対象に標本調査をおこなったところ，800人中440人が賛成であった．A市における賛成意見の割合（母比率）p を推測しよう．

(1) 推 定

A市における成人の意見の集まりを母集団と考え，無限母集団として扱ってもさしつかえないほど成人の人口は多いものと仮定し，次に示すように，①〜⑧の順序で考える．

① 母比率 p は未知であるが，定数と考える．

このとき，ただ1つの数値で母比率 p を推定することを**点推定**という．たとえば，標本比率 $\bar{p}$ の観測値（上記の例では $440/800 = 0.55$）は点推定値である[注7.1]．点推定値は母比率と完全に一致することはまれであるので，②以下で述べるように，ある一定の幅をもって示す**区間推定**とよばれる方法がよくおこなわれる．

② 標本比率 $\bar{p}$ は標本抽出のたびに変動する確率変数であり，標本の大きさ n が大

きいとき，近似的に正規分布 $N\left(p, \dfrac{p(1-p)}{n}\right)$ に従うという性質がある（5.3 節 (2)(f) 参照）．

③ 確率変数 X が正規分布 $N(\mu, \sigma^2)$ に従うとき，$Z = \dfrac{X - \mu}{\sigma}$ は標準正規分布 $N(0,1)$ に従うという性質がある（4.4 節 (1)(b) 参照）．

④ ②と③の性質から，標本比率 $\bar{p}$ を標準化すると，$Z = \dfrac{\bar{p} - p}{\sqrt{p(1-p)/n}}$ は標準正規分布 $N(0,1)$ に従う．

⑤ 確率変数 Z が標準正規分布 $N(0,1)$ に従うとき，付表 1 の標準正規分布表(II) によれば，$-1.9600 \leqq Z \leqq 1.9600$ の範囲にある確率 $P(-1.9600 \leqq Z \leqq 1.9600)$ は 0.95 である．

⑥ ④と⑤の性質から次の関係式が成り立つ．

$$P\left\{-1.9600 \leqq \dfrac{\bar{p} - p}{\sqrt{\dfrac{p(1-p)}{n}}} \leqq 1.9600 \right\} = 0.95 \tag{7.1}$$

かっこの中をさらに変形すると

$$P\left\{\bar{p} - 1.9600\sqrt{\dfrac{p(1-p)}{n}} \leqq p \leqq \bar{p} + 1.9600\sqrt{\dfrac{p(1-p)}{n}}\right\} = 0.95 \tag{7.2}$$

となる．

⑦ 式 (7.1) または式 (7.2) のかっこの中の不等式を p について解けば，次の関係式が成り立つ．

$$P(p_t - p_u \leqq p \leqq p_t + p_u) = 0.95 \tag{7.3}$$

ただし，p_t, p_u は次の式で与えられる[注7.2]．p_t と p_u には母比率 p は含まれないことが重要である．

$$p_t = \dfrac{2n\bar{p} + 1.9600^2}{2(n + 1.9600^2)} \tag{7.4}$$

$$p_u = \dfrac{\sqrt{4 \times 1.9600^2 \times n\bar{p}(1-\bar{p}) + 1.9600^4}}{2(n + 1.9600^2)} \tag{7.5}$$

式 (7.3) は，区間 $[p_t - p_u, p_t + p_u]$ が母比率 p を含む確率は 0.95 であることを示している．この区間を**信頼区間**（confidence interval, CI と略），信頼区間の両端を信頼限界，下の信頼限界 $(p_t - p_u)$ を信頼下限，上の信頼限界 $(p_t + p_u)$ を信頼上限といい，確率を**信頼係数**（confidence coefficient）あるいは**信頼度**とよぶ．なお，式 (7.1) はかっこの中の "$\leqq$" を "$<$" としても成り立つので，信頼

区間は $(p_t - p_u, \ p_t + p_u)$ と表すこともできる.

⑧ 信頼区間は標本比率の観測値（実現値）を代入する形で示すことが多い．この例では，$n = 800, \bar{p} = 0.55$ であるので，$p_t \fallingdotseq 0.5498, p_u \fallingdotseq 0.0344$ と計算される．したがって，A市における賛成の比率を信頼係数 0.95 で区間推定すると，信頼区間は [0.515, 0.584] または (0.515, 0.584) で表されるという結論になる．

（注）信頼係数が 0.99 や 0.95 の信頼区間を，99%信頼区間または99%CI，95%信頼区間または95%CI と表すことがある．

（2） 信頼係数の意味

標本抽出は実際には 1 回しかおこなわないのであるが，仮に同じ条件で非常に多数回おこなう場合を考えると，標本比率 $\bar{p}$ は標本抽出のたびに変動するので，信頼区間も変動する．

図 7.1 は，標本抽出のたびに計算された信頼区間を示したものである．母比率 p は未知の定数と考えたので，各信頼区間は母比率 p を含むことに成功しているか失敗しているかのいずれかである．われわれは個々の信頼区間について成功の有無を知ることはできないが，非常に多数個計算された信頼区間の 95% は，母比率 p を含むことに成功していると考えることができる．これが信頼係数 0.95 の意味である[注7.3]．一般に，信頼係数は 0.95 または 0.99 が採用されることが多い．

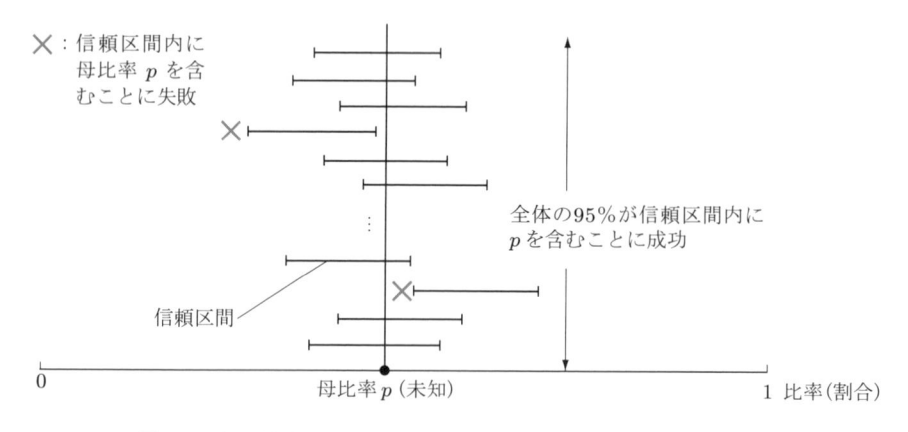

図 7.1 信頼係数 0.95 の信頼区間（標本抽出を多数回おこなうとき）

（3） 推定と検定の関係

7.1 節 (1) で説明したように，A市である福祉政策に対する賛否を調べるため標本調査をおこない，800 人中 440 人が賛成であったとき，母比率の信頼区間は [0.515, 0.584] であった（信頼係数 0.95）．

7.1 推 定　**131**

ここで，母比率が信頼限界 0.515 と 0.584 に近接する 4 つの値であると仮定して，次の 4 つのケースについて，有意水準 5%で比率の検定を考えてみよう．

① $H_0 : p = 0.514\ (p_0)$　$H_1 : p \neq 0.514$
② $H_0 : p = 0.516\ (p_0)$　$H_1 : p \neq 0.516$
③ $H_0 : p = 0.583\ (p_0)$　$H_1 : p \neq 0.583$
④ $H_0 : p = 0.585\ (p_0)$　$H_1 : p \neq 0.585$

図 7.2 は，信頼係数 0.95 の信頼区間（95%信頼区間）と検定結果の関係を示したものである．p_0 が信頼区間に含まれるケース②と③では H_0 は棄却されないが，p_0 が信頼区間外であるケース①と④では H_0 は棄却される．

ケース	①	②	③	④
$\dfrac{x}{n}$	$\dfrac{440}{800}$	$\dfrac{440}{800}$	$\dfrac{440}{800}$	$\dfrac{440}{800}$
p_0	0.514	0.516	0.583	0.585
$z_0 = \dfrac{\dfrac{x}{n} - p_0 \pm \dfrac{1}{2n}}{\sqrt{\dfrac{p_0(1-p_0)}{n}}}$	2.00	1.89	-1.86	-1.97
$\|z_0\|$	> 1.9600	< 1.9600	< 1.9600	> 1.9600
$H_0 : p = p_0$	棄却	採択	採択	棄却

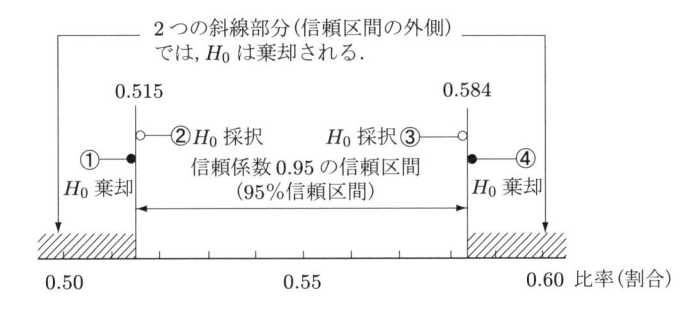

図 7.2　信頼区間（観測値 440/800 から計算）と 4 つのケースの検定との関係

比率の検定（$H_0 : p = p_0$，両側仮説，有意水準 5%）では，比率 p_0 が信頼区間（信頼係数 0.95）に含まれるときは棄却されず，信頼区間外のときは棄却されるという関係がある．なお，有意水準 1%の検定の場合には，信頼係数は 0.99 が対応する．

後述する母平均の推定と検定でも同じである．平均値の検定（$H_0 : \mu = \mu_0$，両側仮説，有意水準 5%）では，μ_0 が信頼区間（信頼係数 0.95）に含まれるときは棄却されず，信頼区間外のときは棄却されるという関係がある（例題 7.3 を参照）．有意水準 1%の検定の場合には，信頼係数は 0.99 が対応する．

7.2 比率の区間推定

大きさ n の標本を抽出し，ある特性 E が x 個みられたとする．このとき，母比率 p $(=P(E))$ の信頼区間を求めるのが，比率の区間推定である．その手順は次のようなものである．

① 標本比率 $\bar{p}$ の観測値 x/n を次の式に代入して，p_t と p_u を計算する．

$$p_t = \frac{2n\bar{p} + z_p^2}{2(n + z_p^2)} \tag{7.6}$$

$$p_u = \frac{\sqrt{4 \times z_p^2 \times n\bar{p}(1-\bar{p}) + z_p^4}}{2(n + z_p^2)} \tag{7.7}$$

ここで，付表1の標準正規分布表(II)より，z_p は次の値をとる．

信頼係数 $0.95 : z_p = 1.9600$

信頼係数 $0.99 : z_p = 2.5758$

② 信頼区間は $[p_t - p_u, p_t + p_u]$ または $(p_t - p_u, p_t + p_u)$ で表される．

理論的にはこのような手順でおこなわれるが，式 (7.6), (7.7) の計算が煩雑であるので，式 (7.2) の根号の中の p を標本比率 $\bar{p}$ で代用する近似的な方法がよく使われる．このときは，式 (7.8), (7.9) により p_t と p_u を計算し，信頼区間を求める．

$$p_t = \bar{p} \tag{7.8}$$

$$p_u = z_p \times \sqrt{\frac{\bar{p}(1-\bar{p})}{n}} \tag{7.9}$$

例題 7.1 平成22（2010）年国民健康・栄養調査によれば，20～29歳の女性でやせの者（BMI $< 18\,\text{kg/m}^2$）は252人中73人であった．日本全国の20～29歳の女性でやせの者の比率（割合）を母比率として，次の問いに答えよ．

(1) 信頼係数 0.95 で母比率を区間推定せよ．
(2) 信頼係数 0.99 で母比率を区間推定せよ．
(3) 2つの信頼区間を比較せよ．

解 まず，標本比率 $\bar{p}$ の観測値を計算する．

$$\bar{p} = \frac{73}{252} \fallingdotseq 0.2897 \quad \text{このとき，} \quad 1 - \bar{p} \fallingdotseq 0.7103$$

$n = 252, n\bar{p} = 73$ に注意して，式 (7.6), (7.7) より，p_t と p_u を計算する．

(1) 信頼係数 0.95 であるから，$z_p = 1.9600$ である．

$$p_t = \frac{2 \times 73 + 1.9600^2}{2 \times (252 + 1.9600^2)} \fallingdotseq 0.2928$$

$$p_u = \frac{\sqrt{4 \times 1.9600^2 \times 73 \times 0.7103 + 1.9600^4}}{2 \times (252 + 1.9600^2)} \fallingdotseq 0.0557$$

信頼下限 $p_t - p_u \fallingdotseq 0.237$, 信頼上限 $p_t + p_u \fallingdotseq 0.349$ であるから, 求める信頼区間は $[0.237,\ 0.349]$ である. ・・・（答）

（注）式 (7.8), (7.9) を用いると, $p_t \fallingdotseq 0.2897$, $p_u \fallingdotseq 0.0560$ であるから, 近似的な方法で求めた信頼区間は $[0.234,\ 0.346]$ であり, ほぼ同じような結果が得られる.

(2) 信頼係数 0.99 であるから, $z_p = 2.5758$ である.

$$p_t = \frac{2 \times 73 + 2.5758^2}{2 \times (252 + 2.5758^2)} \fallingdotseq 0.2951$$

$$p_u = \frac{\sqrt{4 \times 2.5758^2 \times 73 \times 0.7103 + 2.5758^4}}{2 \times (252 + 2.5758^2)} \fallingdotseq 0.0729$$

信頼下限 $p_t - p_u \fallingdotseq 0.222$, 信頼上限 $p_t + p_u \fallingdotseq 0.368$ であるから, 求める信頼区間は $[0.222,\ 0.368]$ である. ・・・（答）

（注）式 (7.8), (7.9) を用いると, $p_t \fallingdotseq 0.2897$, $p_u \fallingdotseq 0.0736$ であるから, 近似的な方法で求めた信頼区間は $[0.216,\ 0.363]$ であり, ほぼ同じような結果が得られる.

(3) (1) と (2) で求めた信頼係数 0.95 と 0.99 の信頼区間（観測値 73/252 から計算）を図 7.3 に示す. 信頼係数 0.99 の信頼区間（99％信頼区間）は全体の 99％が未知の母比率を含むことに成功しているので, 全体の 95％が母比率を含む信頼係数 0.95 の信頼区間（95％信頼区間）と比較して, 信頼区間（信頼上限と信頼下限の差）が長く示される. ・・・（答）

図 7.3 信頼係数 0.95 と 0.99 の信頼区間（観測値 73/252 から計算）

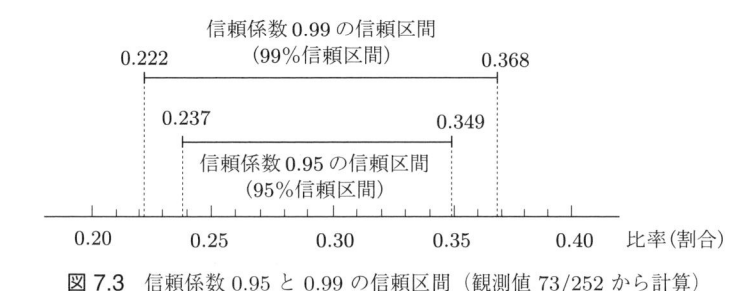

例題 7.2 A 市と B 市において, ある福祉政策に対する賛否を調べるため成人を対象に標本調査をおこなったところ, A 市では 800 人中 440 人, B 市では 100 人中 55 人が賛成であり, 賛成意見の比率（割合）はともに 55％であった. 次の問いに答えよ.

(1) A 市における賛成意見の比率（割合）を信頼係数 0.95 で区間推定せよ.

(2) B 市における賛成意見の比率（割合）を信頼係数 0.95 で区間推定せよ．

(3) 2 つの信頼区間を比較せよ．

解 例題 6.6 と同じ事例を推定により検討する．

標本比率 $\overline{p}$ は A 市，B 市ともに 0.55 である．よって，$1-\overline{p}=0.45$ である．信頼係数は 0.95 であるから，$z_p=1.9600$ である．

(1) 7.1 節（推定）の例と同じ問題である．$n=800, n\overline{p}=440$ に注意して，式 (7.6)，(7.7) より，p_t と p_u を計算する．

$$p_t = \frac{2 \times 440 + 1.9600^2}{2 \times (800 + 1.9600^2)} \fallingdotseq 0.5498$$

$$p_u = \frac{\sqrt{4 \times 1.9600^2 \times 440 \times 0.45 + 1.9600^4}}{2 \times (800 + 1.9600^2)} \fallingdotseq 0.0344$$

信頼下限 $p_t - p_u \fallingdotseq 0.515$，信頼上限 $p_t + p_u \fallingdotseq 0.584$ であるから，求める信頼区間は [0.515, 0.584] である． …（答）

（注） 式 (7.8), (7.9) を用いると，$p_t=0.55, p_u \fallingdotseq 0.0345$ であるから，近似的な方法で求めた信頼区間は [0.516, 0.584] であり，ほぼ同じような結果が得られる．

(2) $n=100, n\overline{p}=55$ に注意して，式 (7.6), (7.7) より，p_t と p_u を計算する．

$$p_t = \frac{2 \times 55 + 1.9600^2}{2 \times (100 + 1.9600^2)} \fallingdotseq 0.5482$$

$$p_u = \frac{\sqrt{4 \times 1.9600^2 \times 55 \times 0.45 + 1.9600^4}}{2 \times (100 + 1.9600^2)} \fallingdotseq 0.0957$$

信頼下限 $p_t - p_u \fallingdotseq 0.452$，信頼上限 $p_t + p_u \fallingdotseq 0.644$ であるから，求める信頼区間は [0.452, 0.644] である． …（答）

（注） 式 (7.8), (7.9) を用いると，$p_t=0.55, p_u \fallingdotseq 0.0975$ であるから，近似的な方法で求めた信頼区間は [0.452, 0.648] であり，ほぼ同じような結果が得られる．

(3) (1) と (2) で求めた信頼係数 0.95 の信頼区間（それぞれ観測値から計算した信頼区間）を図 7.4 に示す．B 市と比較して標本の大きさ n が大きい A 市の信頼区間（信頼上限と信頼下限の差）は短く示される． …（答）

（注） 例題 6.6 との関係では，A 市の信頼区間の中に 0.5 は含まれないので，賛否は五分五分であるという H_0 は棄却される（五分五分ではない）．これに対して，B 市の信頼区間には 0.5 が含まれるので，賛否は五分五分であるという H_0 は棄却されない（五分五分でないとはいえない）．

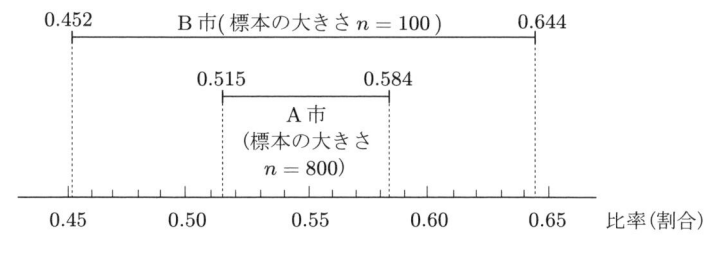

図 7.4 信頼係数 0.95 の信頼区間（95%信頼区間）
（観測値 55/100 と 440/800 から計算）

7.3 平均値の区間推定

正規母集団 $N(\mu, \sigma^2)$ から大きさ n の標本を抽出するとき，得られた観測値から母平均 μ の信頼区間を求めるのが，**平均値の区間推定**である．

平均値の区間推定では，母分散 σ^2 が既知か未知かによって推定方法が異なる．しかし，σ^2 が既知であるという場合はきわめてまれであるので，本書では σ^2 が未知である場合について扱う．

一般に，$\overline{X}$ を標本平均，S'^2 を不偏分散とすると，統計量 $T(=\sqrt{n}(\overline{X}-\mu)/\sqrt{S'^2})$ は自由度 $\nu = n-1$ の t 分布に従うという性質がある（6.8 節（2）参照）．このことを利用して，次の手順で推定をおこなう[注7.4]．

① 観測値の標本平均 $\overline{x}$ と観測値の不偏分散 s'^2 を計算する．
$$s'^2 = \frac{1}{n-1}\sum_{i=1}^{n}(x_i - \overline{x})^2$$

② 標本の大きさ n と観測値の不偏分散 s'^2 を次の式に代入して y を計算する．
$$y = t_p \times \sqrt{\frac{s'^2}{n}} \tag{7.10}$$

ここで，t_p は次の値をとる．

　　　信頼係数 $0.95:t_p=$ 自由度 $(n-1)$ の t 分布の両側 5%点
　　　信頼係数 $0.99:t_p=$ 自由度 $(n-1)$ の t 分布の両側 1%点

③ 信頼区間は $[\overline{x}-y, \overline{x}+y]$ または $(\overline{x}-y, \overline{x}+y)$ で表される．

理論的には t 分布による推定をおこなう．しかし，t 分布は自由度 $\nu = \infty$ のとき標準正規分布 $N(0,1)$ に一致し，実用的には自由度 $\nu > 30$ であれば $N(0,1)$ で近似することができる．したがって，このとき

信頼係数 0.95：$t_p \to N(0,1)$ の両側 5% 点 $= 1.9600 \fallingdotseq 1.96$

信頼係数 0.99：$t_p \to N(0,1)$ の両側 1% 点 $= 2.5758 \fallingdotseq 2.58$

として，近似的に信頼区間を求めることもできる．

例題 7.3 A 市で 20 歳以上の女性を対象に，栄養に関する標本調査をおこなったところ，標本抽出された 5 人の食塩摂取量 [g/日] は，9.7, 10.8, 11.0, 9.5, 10.5 であった．A 市における 20 歳以上の女性の食塩摂取量を，母分散 σ^2 が未知の正規母集団 $N(\mu, \sigma^2)$ として，次の問いに答えよ．

(1) 母平均 μ を信頼係数 0.95 で区間推定せよ．
(2) 母平均 μ を信頼係数 0.99 で区間推定せよ．

解 例題 6.11 と同じ事例である．標本平均 $\bar{x}$ と不偏分散 s'^2 を計算すると，$\bar{x} = 10.3$, $s'^2 = 0.445$ である．また，標本の大きさ $n = 5$ であるから，自由度 $\nu (= n-1)$ は 4 である．

(1) 自由度 4 の t 分布の両側 5% 点を付表 3 から求めると $t_p = 2.7764$ である．
式 (7.10) より y を計算すると

$$y = 2.7764 \times \sqrt{\frac{0.445}{5}} \fallingdotseq 0.83$$

となる．信頼下限 $\bar{x} - y \fallingdotseq 9.5$，信頼上限 $\bar{x} + y \fallingdotseq 11.1$ であるから，求める信頼区間は [9.5, 11.1] である． …（答）

（注） 例題 6.11 との関係では，上記の信頼区間には 9.8 [g/日]（2010 年の国民健康・栄養調査による女性の平均）が含まれるので，$H_0 (\mu = 9.8)$ は棄却されない．

(2) 自由度 4 の t 分布の両側 1% 点を付表 3 から求めると $t_p = 4.6041$ である．
式 (7.10) より y を計算すると

$$y = 4.6041 \times \sqrt{\frac{0.445}{5}} \fallingdotseq 1.37$$

となる．信頼下限 $\bar{x} - y \fallingdotseq 8.9$，信頼上限 $\bar{x} + y \fallingdotseq 11.7$ であるから，求める信頼区間は [8.9, 11.7] である． …（答）

練習問題

7.1 平成 22（2010）年国民健康・栄養調査によれば，15～19 歳の女性でやせの者（BMI $< 18 \text{ kg/m}^2$）は 146 人中 25 人であった．日本全国の 15～19 歳の女性でやせの者の比率（割合）を母比率として，次の問いに答えよ．

(1) 信頼係数 0.95 で母比率を区間推定せよ．
(2) 信頼係数 0.99 で母比率を区間推定せよ．

7.2 A，B の 2 市で標本調査をおこなったところ，ある考えに賛成の意見は A 市では 200

人中 140 人，B 市では 800 人中 560 人であり，賛成意見の比率（割合）はともに 70% であった．次の問いに答えよ．
(1) A 市における賛成意見の比率（割合）を，信頼係数 0.95 で区間推定せよ．
(2) B 市における賛成意見の比率（割合）を，信頼係数 0.95 で区間推定せよ．

7.3 標本抽出された 8 人について血清総コレステロール [mg/dL] を測定したところ，次の結果を得た．

170, 189, 187, 192, 208, 152, 178, 222

血清総コレステロールの平均値を信頼係数 0.95 で区間推定せよ．

7.4 A 地域である年齢の女性のなかから 500 人を標本抽出して身長 [cm] を測定したところ，標本平均 $\bar{x} = 157.6$，不偏分散 $s'^2 = 24.8$ であった．A 地域におけるこの年齢の女性の身長の平均値を信頼係数 0.95 で区間推定せよ．

補 注

[注 2.1] (p.17)　最大値・最小値の存在範囲については，$\overline{x} \leqq x_{\max} \leqq \overline{x} + \sqrt{n-1} \cdot s$，$\overline{x} - \sqrt{n-1} \cdot s \leqq x_{\min} \leqq \overline{x}$ と，もう少し精密に示すことができる（吉村功：平均・標準偏差から何がわかるか，数学セミナー，23 (11), 14–17, 1984）．いま，n 個のデータ $x_1, \cdots, x_n$ のうち，最大値または最小値を x_n とすれば，次のように計算できる．

$$ns^2 - \frac{n}{n-1}(x_n - \overline{x})^2 = (x_1 - \overline{x})^2 + \cdots + (x_{n-1} - \overline{x})^2 - (n-1)\left(\frac{x_n - \overline{x}}{n-1}\right)^2$$

$$= \left\{(x_1 - \overline{x})^2 - \left(\frac{x_n - \overline{x}}{n-1}\right)^2\right\} + \cdots + \left\{(x_{n-1} - \overline{x})^2 - \left(\frac{x_n - \overline{x}}{n-1}\right)^2\right\}$$

$$= \sum_{i=1}^{n-1}\left(x_i - \frac{n\overline{x} - x_n}{n-1}\right)\left\{\left(x_i - \frac{n\overline{x} - x_n}{n-1}\right) - \frac{2(x_n - \overline{x})}{n-1}\right\}$$

$$= \sum_{i=1}^{n-1}\left(x_i - \frac{n\overline{x} - x_n}{n-1}\right)^2 - \frac{2(x_n - \overline{x})}{n-1}\sum_{i=1}^{n-1}\left(x_i - \frac{n\overline{x} - x_n}{n-1}\right)$$

ここで，$x_1 + \cdots + x_{n-1} = n\overline{x} - x_n$ であるから，$\sum_{i=1}^{n-1}\left(x_i - \frac{n\overline{x} - x_n}{n-1}\right) = 0$ である．したがって，$ns^2 - \frac{n}{n-1}(x_n - \overline{x})^2 = \sum_{i=1}^{n-1}\left(x_i - \frac{n\overline{x} - x_n}{n-1}\right)^2 \geqq 0$ がわかる．これを整理すると，$(x_n - \overline{x})^2 \leqq (n-1)s^2$ となる．本文で示したように，$x_{\min} \leqq \overline{x}$, $x_{\max} \geqq \overline{x}$ であるから，$\overline{x} \leqq x_{\max} \leqq \overline{x} + \sqrt{n-1} \cdot s$, $\overline{x} - \sqrt{n-1} \cdot s \leqq x_{\min} \leqq \overline{x}$ が導かれる．

[注 3.1] (p.22)　Karl Pearson は (Pearson, K.: Notes on the history of correlation, Biometrika, 13, 25–45, 1920), 相関係数 r について "… Here for the first time appears a numerical measure r of what is termed 'reversion' and which Galton later termed 'regression'. This r is the source of our symbol for the correlation coefficient, which was really the first letter of 'reversion' not of 'regression'." (p.33) と述べており，相関係数の記号 r は "reversion" の頭文字からきたものである．

[注 3.2] (p.23)　n 項列ベクトル $\boldsymbol{x}, \boldsymbol{y}$ を次のように定義する．

$$\boldsymbol{x} = {}^t(x_1 - \overline{x}, \cdots, x_n - \overline{x})$$
$$\boldsymbol{y} = {}^t(y_1 - \overline{y}, \cdots, y_n - \overline{y})$$

$\boldsymbol{x}$ と $\boldsymbol{y}$ の内積を $(\boldsymbol{x}, \boldsymbol{y})$, $\boldsymbol{x}$ のノルムを $\|\boldsymbol{x}\|$, $\boldsymbol{y}$ のノルムを $\|\boldsymbol{y}\|$ で表せば，任意のベクトル

x, y について，シュワルツの不等式

$$|(x, y)| \leqq \|x\| \cdot \|y\|$$

が成り立つ．さらに，$x \neq 0, y \neq 0$ のときには，次の不等式が成り立つ．

$$-1 \leqq \frac{(x, y)}{\|x\| \cdot \|y\|} \leqq 1$$

ところで，$\|x\| = \sqrt{\sum_{i=1}^{n}(x_i - \overline{x})^2}$, $\|y\| = \sqrt{\sum_{i=1}^{n}(y_i - \overline{y})^2}$, $(x, y) = \sum_{i=1}^{n}(x_i - \overline{x})(y_i - \overline{y})$
であるから

$$\frac{(x, y)}{\|x\| \cdot \|y\|} = \frac{\sum_{i=1}^{n}(x_i - \overline{x})(y_i - \overline{y})}{\sqrt{\sum_{i=1}^{n}(x_i - \overline{x})^2} \cdot \sqrt{\sum_{i=1}^{n}(y_i - \overline{y})^2}} = r$$

となる．したがって，$-1 \leqq r \leqq 1$ である．

[注 3.3] （p.28）　誤差の 2 乗和を a, b についての関数と考えて $f(a, b)$ とおけば，

$$f(a, b) = \sum_{i=1}^{n}(a + bx_i - y_i)^2$$

$$= na^2 + b^2 \sum_{i=1}^{n} x_i^2 + \sum_{i=1}^{n} y_i^2 + 2ab \sum_{i=1}^{n} x_i - 2a \sum_{i=1}^{n} y_i - 2b \sum_{i=1}^{n} x_i y_i$$

である．そして，

$$\frac{\partial}{\partial a} f(a, b) = 0, \quad \frac{\partial}{\partial b} f(a, b) = 0$$

を整理すると，次のような連立方程式になる．

$$\begin{cases} na + b \sum_{i=1}^{n} x_i - \sum_{i=1}^{n} y_i = 0 \\ a \sum_{i=1}^{n} x_i + b \sum_{i=1}^{n} x_i^2 - \sum_{i=1}^{n} x_i y_i = 0 \end{cases}$$

これを解くと，$n \sum_{i=1}^{n} x_i^2 - \left(\sum_{i=1}^{n} x_i\right)^2 \neq 0$ のとき，a, b がわかる．

$$a = \frac{\sum_{i=1}^{n} x_i^2 \cdot \sum_{i=1}^{n} y_i - \sum_{i=1}^{n} x_i y_i \cdot \sum_{i=1}^{n} x_i}{n \sum_{i=1}^{n} x_i^2 - \left(\sum_{i=1}^{n} x_i\right)^2}, \quad b = \frac{n \sum_{i=1}^{n} x_i y_i - \sum_{i=1}^{n} x_i \cdot \sum_{i=1}^{n} y_i}{n \sum_{i=1}^{n} x_i^2 - \left(\sum_{i=1}^{n} x_i\right)^2}$$

また，$n\sum_{i=1}^{n} x_i^2 - \left(\sum_{i=1}^{n} x_i\right)^2 = 0$ は，$n\sum_{i=1}^{n} x_i^2 - \left(\sum_{i=1}^{n} x_i\right)^2 = n\sum_{i=1}^{n}(x_i - \overline{x})^2$ と変形されるので，これは，$x_1 = x_2 = \cdots = x_n$ のときに成り立つ．したがって，$y_1 = y_2 = \cdots = y_n$ であれば，すべてのデータが1点に集中し，関係式（回帰直線）を求めることはできない．そうでないときは，データは Y 軸に平行に一直線上に並ぶので，$X = x_i$ という関係式で表される．

[注 4.1] （p.48） 二項分布を簡単のため，$P(X = x) = {}_nC_x p^x q^{n-x} = b_x$ という記号で表すと，平均値 μ と分散 σ^2 は次のように表される．

$$\mu = \sum_{x=0}^{n} x b_x, \quad \sigma^2 = \sum_{x=0}^{n} x^2 b_x - \mu^2$$

ところで，t に関する恒等式 $(q + pt)^n = \sum_{x=0}^{n} {}_nC_x q^{n-x} p^x t^x$ において，両辺を t について2回微分すると，次のようになる．

$$np(q + pt)^{n-1} = \sum_{x=0}^{n} {}_nC_x q^{n-x} p^x x t^{x-1} \tag{A.1}$$

$$n(n-1)p^2(q + pt)^{n-2} = \sum_{x=0}^{n} {}_nC_x q^{n-x} p^x x(x-1) t^{x-2} \tag{A.2}$$

ここで，式 (A.1) で $t = 1$ とおけば，$q + p = 1$ であるから平均値 μ が導かれる．

$$np = \sum_{x=0}^{n} {}_nC_x q^{n-x} p^x x = \sum_{x=0}^{n} x b_x = \mu \tag{A.3}$$

同様に，式 (A.2) において $t = 1$ とおくと，次のようになる．

$$n(n-1)p^2 = \sum_{x=0}^{n} {}_nC_x q^{n-x} p^x x(x-1) = \sum_{x=0}^{n} x(x-1) b_x \tag{A.4}$$

$\mu = np$ であるから，分散 σ^2 は式 (A.4) の結果を利用して次のように導かれる．

$$\sigma^2 = \sum_{x=0}^{n} x^2 b_x - \mu^2 = \sum_{x=0}^{n} x(x-1) b_x + \sum_{x=0}^{n} x b_x - \mu^2$$
$$= n(n-1)p^2 + np - (np)^2 = npq$$

[注 4.2] （p.50） $\lambda = np$ のとき，$p = \lambda/n$ であるから

$$P(X = x) = {}_nC_x p^x (1-p)^{n-x} = \frac{(n-x+1)\cdots(n-1)n}{x!}\left(\frac{\lambda}{n}\right)^x \left(1 - \frac{\lambda}{n}\right)^{n-x}$$

$$= \left\{\left(\frac{n-x+1}{n}\right)\cdots\left(\frac{n-1}{n}\right)\left(\frac{n}{n}\right)\right\}\left(\frac{\lambda^x}{x!}\right)\left(1 - \frac{\lambda}{n}\right)^n \left(1 - \frac{\lambda}{n}\right)^{-x}$$

となる．ここで，$\displaystyle\lim_{n\to\infty}\left\{\left(\frac{n-x+1}{n}\right)\cdots\left(\frac{n-1}{n}\right)\left(\frac{n}{n}\right)\right\}=\lim_{n\to\infty}\left\{\left(1-\frac{x-1}{n}\right)\cdots\left(1-\frac{1}{n}\right)(1)\right\}$
$=1$, $\displaystyle\lim_{n\to\infty}\left(1-\frac{\lambda}{n}\right)^{-x}=1$ である．また，$h=-\dfrac{\lambda}{n}$ とおくと

$$\lim_{n\to\infty}\left(1-\frac{\lambda}{n}\right)^n=\lim_{h\to 0}(1+h)^{-\frac{\lambda}{h}}=\left\{\lim_{h\to 0}(1+h)^{\frac{1}{h}}\right\}^{-\lambda}=e^{-\lambda}$$

であるから，$\displaystyle\lim_{n\to\infty}P(X=x)=\frac{e^{-\lambda}\cdot\lambda^x}{x!}$ とポアソン分布が導かれる．

[注 5.1] （p.74）　母平均 μ, 母分散 σ^2 の無限母集団から独立に無作為抽出された標本を $X_1,X_2,\ldots,X_n$ とし，その標本平均を $\overline{X}$ とすれば，$E(X_1)=\cdots=E(X_n)=\mu$, $V(X_1)=\cdots=V(X_n)=\sigma^2$ である．また，一般に確率変数 X,Y が独立のとき，$E(aX+bY)=aE(X)+bE(Y)$, $V(aX+bY)=a^2V(X)+b^2V(Y)$ が成り立つことを利用する．

① $E(\overline{X})=E\left(\dfrac{X_1+\cdots+X_n}{n}\right)=\dfrac{1}{n}E(X_1)+\cdots+\dfrac{1}{n}E(X_n)=\dfrac{1}{n}\times n\mu=\mu$

② $V(\overline{X})=V\left(\dfrac{X_1+\cdots+X_n}{n}\right)=\dfrac{1}{n^2}V(X_1)+\cdots+\dfrac{1}{n^2}V(X_n)=\dfrac{1}{n^2}\times n\sigma^2=\dfrac{\sigma^2}{n}$

①と②の性質と確率変数についてのチェビシェフの不等式 ($P(|X-\mu|>k\sigma)\leqq 1/k^2$) から，大数の（弱）法則が導かれる．$E(\overline{X})=\mu$, $V(\overline{X})=\sigma^2/n$ であるから

$$P\left(|\overline{X}-\mu|>\frac{k\sigma}{\sqrt{n}}\right)\leqq\frac{1}{k^2}$$

となる．ここで，$\varepsilon=\dfrac{k\sigma}{\sqrt{n}}>0$ とおくと，$k^2=\dfrac{n\varepsilon^2}{\sigma^2}$ であるから

$$P(|\overline{X}-\mu|>\varepsilon)\leqq\frac{\sigma^2}{n\varepsilon^2}$$

となる．したがって，$\displaystyle\lim_{n\to\infty}P(|\overline{X}-\mu|>\varepsilon)=0$ が導かれる（**大数の（弱）法則**）．

とくに，$\overline{X}=\overline{p}$（標本比率）のとき，$\mu=p$（母比率）であるから，$n$ を大きくすると，標本比率は母比率に確率収束する．

[注 5.2] （p.79）　$V(X)=E(X^2)-\{E(X)\}^2$ という関係があることを利用する．
① $V(X_i)=E(X_i^2)-\{E(X_i)\}^2$ から，$E(X_i^2)=\sigma^2+\mu^2$ である．
② $V(\overline{X})=E(\overline{X}^2)-\{E(\overline{X})\}^2$, $V(\overline{X})=\sigma^2/n$, $E(\overline{X})=\mu$ から，$E(\overline{X}^2)=V(\overline{X})+\{E(\overline{X})\}^2=\sigma^2/n+\mu^2$ である．
①と②から，次の関係式が成り立つ．

$$E(S^2)=E\left\{\frac{1}{n}\sum_{i=1}^n(X_i-\overline{X})^2\right\}=E\left(\frac{1}{n}\sum_{i=1}^n X_i^2-\overline{X}^2\right)$$

$$= \frac{1}{n} E\left(\sum_{i=1}^{n} X_i^2\right) - E(\overline{X}^2) = \frac{1}{n} \sum_{i=1}^{n} E(X_i^2) - E(\overline{X}^2)$$

$$= \frac{1}{n}\{n(\sigma^2 + \mu^2)\} - \left(\frac{\sigma^2}{n} + \mu^2\right) = \frac{n-1}{n}\sigma^2$$

[注 5.3] (p.80) 最も簡単な標本の大きさ $n=2$, 自由度 $=1$ の場合について示そう. X_1, X_2 は独立であるから, 同時確率密度関数 $f(x_1, x_2)$ は次のように表される.

$$f(x_1, x_2) = \frac{1}{\sigma\sqrt{2\pi}} \exp\left\{-\frac{(x_1-\mu)^2}{2\sigma^2}\right\} \frac{1}{\sigma\sqrt{2\pi}} \exp\left\{-\frac{(x_2-\mu)^2}{2\sigma^2}\right\}$$

ここで, $Y_i = (X_i - \mu)/\sigma \Leftrightarrow X_i = \mu + \sigma Y_i$ (ただし, $i=1,2$) と変換すると, ヤコビアン $\boldsymbol{J} = \partial(x_1, x_2)/\partial(y_1, y_2) = \sigma^2$ であるから, Y_1, Y_2 の同時確率密度関数 $g(y_1, y_2)$ は

$$g(y_1, y_2) = \frac{1}{2\pi} \exp\left\{-\frac{1}{2}(y_1^2 + y_2^2)\right\}$$

である. さらに, $U_1 = \frac{1}{\sqrt{2}} Y_1 + \frac{1}{\sqrt{2}} Y_2, U_2 = -\frac{1}{\sqrt{2}} Y_1 + \frac{1}{\sqrt{2}} Y_2$ と変換すれば, $y_1^2 + y_2^2 = u_1^2 + u_2^2$, $|\boldsymbol{J}| = 1$ であるから, U_1, U_2 の同時確率密度関数 $h(u_1, u_2)$ は

$$h(u_1, u_2) = \frac{1}{2\pi} \exp\left\{-\frac{1}{2}(u_1^2 + u_2^2)\right\} = \frac{1}{\sqrt{2\pi}} \exp\left(-\frac{1}{2}u_1^2\right) \frac{1}{\sqrt{2\pi}} \exp\left(-\frac{1}{2}u_2^2\right)$$

と, U_1, U_2 の周辺確率密度関数 $N(0,1)$ の積で表される. したがって, U_1, U_2 は独立であり, それぞれ $N(0,1)$ に従う. ここで U_2 に注目すると, U_2^2 は自由度 1 の χ^2 分布に従う. $X_1 + X_2 = 2\overline{X}$ であることに注意すれば, U_2^2 は次のように変形される.

$$U_2^2 = \left\{-\frac{1}{\sqrt{2}}(Y_1 - Y_2)\right\}^2 = \left\{-\frac{1}{\sqrt{2}}\left(\frac{X_1-\mu}{\sigma} - \frac{X_2-\mu}{\sigma}\right)\right\}^2 = \frac{1}{\sigma^2}\sum_{i=1}^{2}(X_i - \overline{X})^2$$

このことから, $n=2$ のとき, $\sum_{i=1}^{n}(X_i - \overline{X})^2/\sigma^2$ は自由度 1 の χ^2 分布に従うことがわかる. また,

$$U_1 = \frac{1}{\sqrt{2}}(Y_1 + Y_2) = \frac{1}{\sqrt{2}}\left(\frac{X_1-\mu}{\sigma} + \frac{X_2-\mu}{\sigma}\right) = \frac{\sqrt{2}(\overline{X}-\mu)}{\sigma}$$

であるから, $\sqrt{2}(\overline{X}-\mu)/\sigma$ は $N(0,1)$ に従い, U_2^2 とは独立である. 以上, $n=2$ の場合について示したが, 一般に大きさ n の標本 $X_1, X_2, \ldots, X_n$ の場合も同様に考えることができる. まず, $Y_i = (X_i - \mu)/\sigma$ によって, $X_1, X_2, \ldots, X_n \to Y_1, Y_2, \ldots, Y_n$ と変換をおこない, 次に, $U_1 = \frac{1}{\sqrt{n}} \sum_{i=1}^{n} Y_i = \sqrt{n}\overline{Y}$ が成り立つように, ある適当な n 次直交行列 $\boldsymbol{A}$ により

$$^t(U_1, U_2, \ldots, U_n) = \boldsymbol{A}\,^t(Y_1, Y_2, \ldots, Y_n)$$

と変換をおこなえば，$\sum_{i=1}^{n}(X_i - \overline{X})^2/\sigma^2$ は自由度 $n-1$ の χ^2 分布に従い，$\sqrt{n}\,(\overline{X} - \mu)/\sigma$ は $N(0,1)$ に従い（すなわち，標本平均 $\overline{X}$ は $N(\mu, \sigma^2/n)$ に従う），互いに独立であることが導かれる（よって，t 分布による母平均の検定で利用される）．

[注 6.1] (p.86) 　　簡単な例として，階級 $k=3$，自由度 $=2$ の場合について検討しよう．概略を示すと，(I), (II) の 2 段階に分かれる．なお，$\log_e x = \log x$ で表す．

(I) 　$P = P(X_1 = x_1, X_2 = x_2, X_3 = x_3)$ とすれば，多項定理および階乗の近似式

$$r! \fallingdotseq r^r e^{-r} \sqrt{2\pi r} \tag{A.5}$$

より，次の式がわかる．

$$P = \frac{n!}{x_1! x_2! x_3!} p_1^{x_1} p_2^{x_2} p_3^{x_3} \quad (\text{ただし，} x_1 + x_2 + x_3 = n)$$

$$\fallingdotseq \frac{1}{2\pi} \sqrt{\frac{n}{np_1 np_2 np_3}} \left(\frac{np_1}{x_1}\right)^{x_1 + \frac{1}{2}} \left(\frac{np_2}{x_2}\right)^{x_2 + \frac{1}{2}} \left(\frac{np_3}{x_3}\right)^{x_3 + \frac{1}{2}} \tag{A.6}$$

ここで，$H = \left(\dfrac{np_1}{x_1}\right)^{x_1 + \frac{1}{2}} \left(\dfrac{np_2}{x_2}\right)^{x_2 + \frac{1}{2}} \left(\dfrac{np_3}{x_3}\right)^{x_3 + \frac{1}{2}}$, $t_i = \dfrac{x_i - np_i}{\sqrt{np_i(1 - p_i)}}$ $(i = 1, 2, 3)$ とおき，さらに近似式

$$\log(1 + u) \fallingdotseq u - \frac{1}{2} u^2 \tag{A.7}$$

を使えば

$$-\log H = \sum_{i=1}^{3} \left(x_i + \frac{1}{2}\right) \log\left(\frac{x_i}{np_i}\right)$$

$$= \sum_{i=1}^{3} \left\{\sqrt{np_i(1 - p_i)}\, t_i + np_i + \frac{1}{2}\right\} \left\{\log\left(1 + \frac{\sqrt{1 - p_i}}{\sqrt{np_i}} t_i\right)\right\}$$

$$\fallingdotseq \sum_{i=1}^{3} \left\{\sqrt{np_i(1 - p_i)}\, t_i + np_i + \frac{1}{2}\right\} \left\{\frac{\sqrt{1 - p_i}}{\sqrt{np_i}} t_i - \frac{1 - p_i}{2np_i} t_i^2\right\}$$

$$= \sum_{i=1}^{3} \left[\sqrt{np_i(1 - p_i)}\, t_i + \frac{1 - p_i}{2} t_i^2 + \frac{1}{\sqrt{n}}\left\{\frac{\sqrt{1 - p_i}}{2\sqrt{p_i}} t_i \right.\right.$$

$$\left.\left. - \frac{1 - p_i}{4\sqrt{n}\, p_i} t_i^2 - \frac{(1 - p_i)\sqrt{1 - p_i}}{2\sqrt{p_i}} t_i^3\right\}\right] \tag{A.8}$$

となる．式 (A.8) において，$\sum_{i=1}^{3} \sqrt{np_i(1 - p_i)}\, t_i = 0$ が成り立ち，$n \to \infty$ のとき $1/\sqrt{n} \to 0$

となるので，

$$\lim_{n\to\infty}(-\log H)=\sum_{i=1}^{3}\frac{1-p_i}{2}t_i^2=\sum_{i=1}^{3}\frac{(x_i-np_i)^2}{2np_i}$$

である．したがって，$n\to\infty$ のとき，次の式が成り立つ．

$$P\to\frac{1}{2\pi}\sqrt{\frac{n}{np_1np_2np_3}}\exp\left\{-\frac{1}{2}\sum_{i=1}^{3}\frac{(x_i-np_i)^2}{np_i}\right\} \tag{A.9}$$

（指数関数の肩の部分に注目することが多くなるので，以降 $e^x=\exp(x)$ と表すことにする）

(II) 式 (A.9) は確率密度に相当するので，適当な領域 A を与えると P になる．x_1, x_2 が定まると x_3 も定まることに注意すれば，

$$P=\iint_A\frac{1}{2\pi}\sqrt{\frac{n}{np_1np_2np_3}}\exp\left\{-\frac{1}{2}\sum_{i=1}^{3}\frac{(x_i-np_i)^2}{np_i}\right\}dx_1dx_2$$

となる．$x_i=\sqrt{n}\,y_i+np_i$ とおくと，ヤコビアン $\boldsymbol{J}=n$, $y_1+y_2+y_3=0$ であるから

$$P=\iint_B\frac{1}{2\pi}\frac{1}{\sqrt{p_1p_2p_3}}\exp\left\{-\frac{1}{2}\sum_{i=1}^{3}\frac{y_i^2}{p_i}\right\}dy_1dy_2$$

$$=\iint_B\frac{1}{2\pi}\frac{1}{\sqrt{p_1p_2p_3}}\exp\left[-\frac{1}{2}\left\{\left(\frac{1}{p_1}+\frac{1}{p_3}\right)y_1^2+\frac{2}{p_3}y_1y_2\right.\right.$$
$$\left.\left.+\left(\frac{1}{p_2}+\frac{1}{p_3}\right)y_2^2\right\}\right]dy_1dy_2$$

が得られる．ここで，$\alpha=\dfrac{1}{p_2}-\dfrac{1}{p_1}$, $\beta=\sqrt{\left(\dfrac{1}{p_2}-\dfrac{1}{p_1}\right)^2+\left(\dfrac{2}{p_3}\right)^2}$, $y_1=\dfrac{2}{\sqrt{4+(\alpha+\beta)^2p_3^2}}z_1$
$+\dfrac{2}{\sqrt{4+(\alpha-\beta)^2p_3^2}}z_2$, $y_2=\dfrac{(\alpha+\beta)p_3}{\sqrt{4+(\alpha+\beta)^2p_3^2}}z_1+\dfrac{(\alpha-\beta)p_3}{\sqrt{4+(\alpha-\beta)^2p_3^2}}z_2$ とおけば，
$\boldsymbol{J}=-1$ ($|\boldsymbol{J}|=1$) であるから

$$P=\iint_C\frac{1}{2\pi}\frac{1}{\sqrt{p_1p_2p_3}}\exp\left\{-\frac{1}{2}(\lambda_1 z_1^2+\lambda_2 z_2^2)\right\}dz_1dz_2$$

となる．ただし，$\lambda_1=\dfrac{1}{2}\left\{\left(\dfrac{1}{p_1}+\dfrac{1}{p_2}+\dfrac{2}{p_3}\right)+\sqrt{\left(\dfrac{1}{p_2}-\dfrac{1}{p_1}\right)^2+\left(\dfrac{2}{p_3}\right)^2}\right\}$, $\lambda_2=$
$\dfrac{1}{2}\left\{\left(\dfrac{1}{p_1}+\dfrac{1}{p_2}+\dfrac{2}{p_3}\right)-\sqrt{\left(\dfrac{1}{p_2}-\dfrac{1}{p_1}\right)^2+\left(\dfrac{2}{p_3}\right)^2}\right\}$ である．

さらに，$z_1=\dfrac{1}{\sqrt{\lambda_1}}w_1$, $z_2=\dfrac{1}{\sqrt{\lambda_2}}w_2$ とおけば，$\boldsymbol{J}=\dfrac{1}{\sqrt{\lambda_1\lambda_2}}=\sqrt{p_1p_2p_3}$ であるから

$$P = \iint_D \frac{1}{2\pi} \exp\left\{-\frac{1}{2}(w_1^2 + w_2^2)\right\} dw_1 dw_2$$

$$= \iint_D \frac{1}{\sqrt{2\pi}} \exp\left(-\frac{1}{2}w_1^2\right) \frac{1}{\sqrt{2\pi}} \exp\left(-\frac{1}{2}w_2^2\right) dw_1 dw_2$$

が成り立つ．これは，W_1, W_2 の同時確率密度関数 $h(w_1, w_2)$ が W_1, W_2 の周辺確率密度関数 $h_1(w_1) = \frac{1}{\sqrt{2\pi}} \exp\left(-\frac{1}{2}w_1^2\right) = N(0,1)$, $h_2(w_2) = \frac{1}{\sqrt{2\pi}} \exp\left(-\frac{1}{2}w_2^2\right) = N(0,1)$ の積で表されることを示しており，W_1, W_2 は相互に独立である．したがって，統計量 $\chi^2 = W_1^2 + W_2^2$ は自由度 2 の χ^2 分布に従う (**自由度**とは独立変数の数のことである)．ところで，これまでの経過から $w_1^2 + w_2^2 = \lambda_1 z_1^2 + \lambda_2 z_2^2 = \left(\frac{1}{p_1} + \frac{1}{p_3}\right) y_1^2 + \frac{2}{p_3} y_1 y_2 + \left(\frac{1}{p_2} + \frac{1}{p_3}\right) y_2^2 = \sum_{i=1}^3 \frac{y_i^2}{p_i} = \sum_{i=1}^3 \frac{(x_i - np_i)^2}{np_i}$ である．したがって，$x_i \to X_i$ と改めれば，$\chi^2 = \sum_{i=1}^3 \frac{(X_i - np_i)^2}{np_i}$ は自由度 2 の χ^2 分布に従う．

近似計算について

(i) (I) では近似計算をおこなっている．これは二項分布を正規分布で近似するときと同じである．階乗の近似式 (A.5) はスターリングの公式と呼ばれるもので，相対誤差は $r = 5$ で 1.7%, $r = 10$ で 0.8% 程度である．また，近似式 (A.7) はマクローリン展開 $\log(1+u) = u - \frac{1}{2}u^2 + \frac{1}{3}u^3 - \cdots + (-1)^{n-1}\frac{1}{n}u^n + \cdots$ で，$|u| \fallingdotseq 0$ のときの近似式である．

(ii) 母比率はコントロールできないが，$p_1 = p_2 = p_3$ のとき，式 (A.8) において $\sum_{i=1}^3 \frac{\sqrt{1-p_i}}{2\sqrt{p_i}} t_i = 0$ となるので，近似はよくなる．また，一般に階級の個数 k が大のとき，期待度数 $\geqq 5$ であれば，n も大きくなり，$1/\sqrt{n} \to 0$ となるので，近似はよくなる．したがって，母比率 p_i が一様でなく，しかも階級の個数 k が小のときは，できれば各階級の期待度数を 5 よりも大きくするほうが望ましい．

[注 6.2] (p.89) $x = a + c$, $y = b + d$, $t = a + b$, $u = c + d$ とすれば，観測値 $\chi_0^2 = \sum (観測度数 - 期待度数)^2/(期待度数)$ は次のように変形することができる．

$$\chi_0^2 = \frac{(a - tx/n)^2}{tx/n} + \frac{(b - ty/n)^2}{ty/n} + \frac{(c - xu/n)^2}{xu/n} + \frac{(d - yu/n)^2}{yu/n}$$

$$= \frac{uy(na - tx)^2 + xu(nb - ty)^2 + ty(nc - xu)^2 + xt(nd - yu)^2}{tuxyn}$$

$$= \frac{n(uya^2 + uxb^2 + tyc^2 + txd^2 - xytu)}{tuxy} = \frac{n(a^2 d^2 + b^2 c^2 - 2abcd)}{tuxy}$$

$$= \frac{n(ad - bc)^2}{(a+b)(c+d)(a+c)(b+d)}$$

[注 6.3] (p.91)　図 6.3 において, $a \geqq (a+b)(a+c)/n \Leftrightarrow ad-bc \geqq 0$ であることに注意して連続性の補正をおこない, 注 6.2 に示すように観測値 $\chi_0'^2$ の値を計算すると, 式 (6.4) が導かれる. Yates は適用の基準についていろいろ述べているが (Yates, F.: Contingency tables involving small numbers and the χ^2 test, Journal of the Royal Statistical Society, Supplement 1, 217〜235, 1934), まずは 4 個の期待度数のなかに 500 未満のものがあれば, 連続性の補正をおこなうことを勧めている.

[注 6.4] (p.92)　表 6.4 において, $x+y=a+b$, $z+w=c+d$, $x+z=a+c$, $y+w=b+d$ という関係があることに注意して検討する.

(1) 特性 A, B が独立のとき, n 回の試行において $A \cap B = x$ 回, $A \cap \overline{B} = y$ 回, $\overline{A} \cap B = z$ 回, $\overline{A} \cap \overline{B} = w$ 回起こる確率は, 多項分布により次の式で与えられる.

$$\frac{n!}{x!\,y!\,z!\,w!}\{P(A)P(B)\}^x\{P(A)P(\overline{B})\}^y\{P(\overline{A})P(B)\}^z\{P(\overline{A})P(\overline{B})\}^w$$

$$= \frac{n!}{x!\,y!\,z!\,w!}\,P(A)^{a+b}P(\overline{A})^{c+d}P(B)^{a+c}P(\overline{B})^{b+d} \qquad (A.10)$$

(2) 特性 A について, n 回の試行において $A = a+b$ 回, $\overline{A} = c+d$ 回起こる確率は, 二項分布により ${}_nC_{a+b} \cdot \{P(A)\}^{a+b}\{P(\overline{A})\}^{c+d}$ である. また, 特性 B について, n 回の試行において $B = a+c$ 回, $\overline{B} = b+d$ 回起こる確率は, 二項分布により ${}_nC_{a+c} \cdot \{P(B)\}^{a+c}\{P(\overline{B})\}^{b+d}$ である. したがって, 特性 A, B が独立であるとき, $a+b, c+d, a+c, b+d$ という周辺度数が得られる確率は, 次の式で表される.

$$\frac{n!}{(a+b)!(c+d)!} \times \frac{n!}{(a+c)!(b+d)!} \times P(A)^{a+b}P(\overline{A})^{c+d}P(B)^{a+c}P(\overline{B})^{b+d} \qquad (A.11)$$

(3) H_0 (A と B は独立) を仮定し, さらに周辺度数を一定とする条件のもとで x, y, z, w という度数が得られる確率は, 式 (A.10) ÷ 式 (A.11) で求めることができ, 式 (6.5) が導かれる.

[注 6.5] (p.93)　両側（対立）仮説の検定をおこなう方法としては, 期待度数と比較して大と小の両方向の偏りについてそれぞれ確率を計算し, 与えられた表よりも確率が等しいか低いケースをすべて合計して求めるのが一般的である. たとえば, 次のようなケースを考える（かっこの中は期待度数の推定値）.

特性	B	$\overline{B}$	計
A	2(4.3)	8(5.7)	10
$\overline{A}$	7(4.7)	4(6.3)	11
計	9	12	21

$A \cap B$ のセル（度数が 2 のセル）に注目すると, 上の表を含めて期待度数 4.3 から小さくなる方向に偏るケースは次の 3 通りである（確率を表の下に示す）.

ケース 1			
特性	B	$\overline{B}$	計
A	2	8	10
$\overline{A}$	7	4	11
計	9	12	21

$P_1 \fallingdotseq 0.050522$

ケース 2			
特性	B	$\overline{B}$	計
A	1	9	10
$\overline{A}$	8	3	11
計	9	12	21

$P_2 \fallingdotseq 0.005614$

ケース 3			
特性	B	$\overline{B}$	計
A	0	10	10
$\overline{A}$	9	2	11
計	9	12	21

$P_3 \fallingdotseq 0.000187$

よって，片側仮説の場合の確率は次の式で求まる．

$$P[\text{片側仮説}] = P_1 + P_2 + P_3 \fallingdotseq 0.056323$$

次に，$A \cap B$ のセルにおいて，観測度数が期待度数 4.3 より大きくなる方向に偏るケースを確率の小さい順に 4 つまで示す（確率を表の下に示す）．

ケース 4			
特性	B	$\overline{B}$	計
A	9	1	10
$\overline{A}$	0	11	11
計	9	12	21

$P_4 \fallingdotseq 0.000034$

ケース 5			
特性	B	$\overline{B}$	計
A	8	2	10
$\overline{A}$	1	10	11
計	9	12	21

$P_5 \fallingdotseq 0.001684$

ケース 6			
特性	B	$\overline{B}$	計
A	7	3	10
$\overline{A}$	2	9	11
計	9	12	21

$P_6 \fallingdotseq 0.022454$

ケース 7			
特性	B	$\overline{B}$	計
A	6	4	10
$\overline{A}$	3	8	11
計	9	12	21

$P_7 \fallingdotseq 0.117885$

ケース 7 の確率 P_7 は与えられた表（ケース 1）の確率 P_1 よりも大きいので，計算から除外する．結局，両側仮説の場合の確率は次の式で求まる．

$$P[\text{両側仮説}] = P_1 + P_2 + P_3 + P_4 + P_5 + P_6 \fallingdotseq 0.080495$$

この事例について筆者が代表的な統計プログラムパッケージで確認したところ，SAS（リリース 9.1）では $P = 0.0805$，SPSS（バージョン 19）では $P = 0.080$ が得られたので，上記の方法により計算したと推察される．

なお，本文の式 (6.5) で表される条件つき確率の分布（超幾何分布）が対称であれば，片側仮説の検定で求めた確率を 2 倍する簡便な方法と，両側仮説で求めた上記の方法は一致する（例題 6.4 と練習問題 6.3 は一致する）．しかし，本事例のように確率分布が対称形でない場合は，簡便法により片側仮説で求めた確率を 2 倍すると 0.113 となって，結果に開きが出るので注意が必要である．

[注 6.6] （p.96）　本文図 6.5 において，$P(E) = p$, $P(\overline{E}) = q \, (= 1-p)$ とし，母集団 I, II の標本について，それぞれ，$\sum \{(\text{観測度数} - \text{期待度数})^2 / (\text{期待度数})\}$ という統計量を考える．$\chi_1^2 = \dfrac{(a - n_1 p)^2}{n_1 p} + \dfrac{(b - n_1 q)^2}{n_1 q}$, $\chi_2^2 = \dfrac{(c - n_2 p)^2}{n_2 p} + \dfrac{(d - n_2 q)^2}{n_2 q}$ とおくと，H_0 のもとで χ_1^2, χ_2^2 はそれぞれ自由度 1 の χ^2 分布に従い，互いに独立であるから，$\chi^2 = \chi_1^2 + \chi_2^2$ は自由度 2 の χ^2 分布に従う．ここで，$p, q (= 1 - p)$ は未知であるので，観測値より p の推定値 $\hat{p}$ を $\hat{p} = (a + c)/n$ と推定すれば，統計量 $\chi^2 = \chi_1^2 + \chi_2^2$ は自由度が 1 減少し，自由度 1 の χ^2 分布に従う．このとき，$\hat{q} = 1 - \hat{p}$ とすれば，注 6.2 より，本文の式 (6.6) が導かれる．

$$\chi^2 = \chi_1^2 + \chi_2^2 = \frac{(a - n_1 \hat{p})^2}{n_1 \hat{p}} + \frac{(b - n_1 \hat{q})^2}{n_1 \hat{q}} + \frac{(c - n_2 \hat{p})^2}{n_2 \hat{p}} + \frac{(d - n_2 \hat{q})^2}{n_2 \hat{q}}$$

$$= \frac{n(ad-bc)^2}{(a+b)(c+d)(a+c)(b+d)}$$

[注 6.7] (p.96)　直接確率の方法の場合, 本文の式 (6.5) は次のように導かれる. 本文の図 6.5 において $a \to x, b \to y, c \to z, d \to w$ とすれば, 母集団 I の標本について, n_1 回の試行において $E = x$ 回, $\overline{E} = y$ 回起こる確率は, 二項分布により $_{a+b}C_x \cdot \{P(E)\}^x \{P(\overline{E})\}^y$ である. 同様に母集団 II の標本について, n_2 回の試行において $E = z$ 回, $\overline{E} = w$ 回起こる確率は, 二項分布により $_{c+d}C_z \cdot \{P(E)\}^z \{P(\overline{E})\}^w$ である. これらは独立な標本であるから, x, y, z, w という観測度数が得られる確率は, $_{a+b}C_x \cdot \{P(E)\}^x \{P(\overline{E})\}^y \times _{c+d}C_z \cdot \{P(E)\}^z \{P(\overline{E})\}^w$ で与えられる. ところで, 2 つの標本の和 (計) については, n 回の試行において $E = a+c$ 回, $\overline{E} = b+d$ 回起こる確率は, 二項分布により $_nC_{a+c} \cdot \{P(E)\}^{a+c} \{P(\overline{E})\}^{b+d}$ である. したがって, 周辺度数を一定にしたとき, x, y, z, w という観測度数が得られる確率は次のように求めることができる.

$$\frac{_{a+b}C_x P(E)^x P(\overline{E})^y \cdot _{c+d}C_z P(E)^z P(\overline{E})^w}{_nC_{a+c} P(E)^{a+c} P(\overline{E})^{b+d}} = \frac{_{a+b}C_x \cdot _{c+d}C_z P(E)^{a+c} \cdot P(\overline{E})^{b+d}}{_nC_{a+c} \cdot P(E)^{a+c} \cdot P(\overline{E})^{b+d}}$$

$$= \frac{(a+b)!(c+d)!(a+c)!(b+d)!}{n!\,x!\,y!\,z!\,w!}$$

[注 6.8] (p.98)　(1) 図 6.6 において, $\chi_0^2 = z_0^2$ が次のように示される.

$$\chi_0^2 = \frac{(x-np_0)^2}{np_0} + \frac{\{n-x-n(1-p_0)\}^2}{n(1-p_0)} = \frac{(x-np_0)^2(1-p_0) + (np_0-x)^2 p_0}{np_0(1-p_0)}$$

$$= \frac{(x-np_0)^2}{np_0(1-p_0)} = \frac{\{(x/n)-p_0\}^2}{p_0(1-p_0)/n} = z_0^2$$

(2) 適合度の検定で連続性の補正をおこなう場合は, 次のように観測度数の半数補正をすれば, $\chi_0'^2 = z_0'^2$ が成り立つ.

① $x \geqq np_0$ のとき, $x \to x - 0.5, n-x \to n-x+0.5$ と修正する.

$$\chi_0'^2 = \frac{(x-0.5-np_0)^2}{np_0} + \frac{\{n-x+0.5-n(1-p_0)\}^2}{n(1-p_0)} = \frac{(x-np_0-0.5)^2}{np_0(1-p_0)} = z_0'^2$$

② $x < np_0$ のとき, $x \to x+0.5, n-x \to n-x-0.5$ と修正する.

$$\chi_0'^2 = \frac{(x+0.5-np_0)^2}{np_0} + \frac{\{n-x-0.5-n(1-p_0)\}^2}{n(1-p_0)} = \frac{(np_0-x-0.5)^2}{np_0(1-p_0)} = z_0'^2$$

(3) χ^2 分布を用いた適合度の検定によっても, 片側仮説の検定をおこなうことができる. 有意水準が α の場合, 自由度 1 の χ^2 分布において上側確率が 2α となる点の右側が棄却域となる. たとえば, $\alpha = 5\%$ のとき, 上側確率が 10% となる点は 2.70554 であるから, $\chi^2 \geqq 2.70554$ が棄却域である.

[注 6.9] （p.101）　図 6.7 において，$\chi_0^2 = z_0^2$ が次のように示される．まず，z_0 の分子を 2 乗すると，

$$\left(\frac{x_1}{n_1} - \frac{x_2}{n_2}\right)^2 = \left(\frac{a}{a+b} - \frac{c}{c+d}\right)^2 = \frac{(ad-bc)^2}{(a+b)^2(c+d)^2}$$

となる．次に，z_0 の分母を 2 乗すると，

$$\hat{p}(1-\hat{p})\left(\frac{1}{n_1} + \frac{1}{n_2}\right) = \left(\frac{a+c}{n}\right)\left(1 - \frac{a+c}{n}\right)\left(\frac{1}{a+b} + \frac{1}{c+d}\right) = \frac{(a+c)(b+d)}{n(a+b)(c+d)}$$

となる．したがって，次の式が成り立つことがわかる．

$$z_0^2 = \frac{(ad-bc)^2}{(a+b)^2(c+d)^2} \div \frac{(a+c)(b+d)}{n(a+b)(c+d)} = \frac{n(ad-bc)^2}{(a+b)(c+d)(a+c)(b+d)} = \chi_0^2$$

連続性の補正の場合も同様に，$\chi_0'^2 = z_0'^2$ が成り立つ（証明略）．また，χ^2 分布を用いた分布の同一性の検定によっても，片側仮説の検定をおこなうことができる（→注 6.8 (3)）．

[注 6.10] （p.104）　クロスオーバー研究は，たとえばマウスなどの実験動物を対象に，新しい薬剤の効果を検証する場合に利用される．図 A.1 に示すように，実験対象を無作為に A 群と B 群の 2 群に分け，A 群では実験薬を投与して効果を測定したあと，対照薬または標準薬を投与して効果を測定する．これに対して B 群では，対照薬または標準薬を投与して効果を測定したあと，実験薬を投与して効果を測定する．

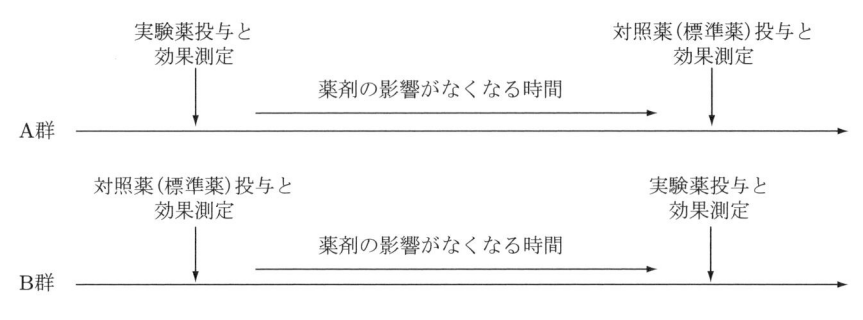

図 A.1　クロスオーバー研究

実験薬の投与により効果があることを事象 E（効果がないことは $\overline{E}$），対照薬または標準薬の投与により効果があることを事象 F（効果がないことは $\overline{F}$）で表すとき，仮説は次のように示される．なお，2 群に分けるのは薬剤の処理効果だけではなく投薬順序の効果を検証するためである（解析方法は省略する）．

$$H_0 : P(E) = P(F) \qquad H_1 : P(E) \neq P(F) \quad \text{（両側仮説）}$$

クロスオーバー研究では，n 個の個体について，それぞれ実験薬と対照薬の効果を測定したあと，集計結果を次の表に示すような 2×2 分割表にまとめる．

標本の集計結果		対照薬または標準薬		
		効果あり (F)	効果なし ($\overline{F}$)	計
実験薬	効果あり (E)	a	b	$a+b$
	効果なし ($\overline{E}$)	c	d	$c+d$
	計	$a+c$	$b+d$	n

母集団についても，事象 E と F の定義に注意すれば，本文に示した症例対照研究の例と類似した表を想定できる．

母集団		母集団 II（対照薬または標準薬）		
		効果あり (F)	効果なし ($\overline{F}$)	計
母集団 I (実験薬)	効果あり (E)	$P(E \cap F)$	$P(E \cap \overline{F})$	$P(E)$
	効果なし ($\overline{E}$)	$P(\overline{E} \cap F)$	$P(\overline{E} \cap \overline{F})$	$P(\overline{E})$
	計	$P(F)$	$P(\overline{F})$	1

$H_0 : P(E \cap \overline{F}) = P(\overline{E} \cap F) = 0.5$

$H_1 : P(E \cap \overline{F}) \neq P(\overline{E} \cap F)$ （両側仮説）

したがって，最終的に仮説は 1：1 でマッチングする症例対照研究と同じになるので，本文に示したとおりに検定を行うことができる（練習問題 6.8 を参照）．

[注 6.11]　(p.105)　$\chi^2 = \sum(観測度数 - 期待度数)^2 / 期待度数$ を求めるとき，注 6.8 (2) と同じように観測度数の半数補正をすれば，本文の式 (6.13) が導かれる．

(1) $b \geqq (b+c)/2 \Leftrightarrow b \geqq c$ のとき，$b \to b - 0.5, c \to c + 0.5$ と修正する．

$$\chi_0'^2 = \frac{\left(b - \frac{1}{2} - \frac{b+c}{2}\right)^2}{\frac{b+c}{2}} + \frac{\left(c + \frac{1}{2} - \frac{b+c}{2}\right)^2}{\frac{b+c}{2}} = \frac{\frac{(b-c-1)^2}{4} + \frac{(-b+c+1)^2}{4}}{\frac{b+c}{2}}$$

$$= \frac{(b-c-1)^2}{b+c}$$

(2) $b < (b+c)/2 \Leftrightarrow b < c$ のとき，$b \to b + 0.5, c \to c - 0.5$ と修正する．

$$\chi_0'^2 = \frac{\left(b + \frac{1}{2} - \frac{b+c}{2}\right)^2}{\frac{b+c}{2}} + \frac{\left(c - \frac{1}{2} - \frac{b+c}{2}\right)^2}{\frac{b+c}{2}} = \frac{\frac{(-c+b+1)^2}{4} + \frac{(c-b-1)^2}{4}}{\frac{b+c}{2}}$$

$$= \frac{(c-b-1)^2}{b+c}$$

[注 6.12] (p.109)

$$U = \frac{1}{\sigma_1^2}\sum_{i=1}^{n_1}(X_i - \overline{X})^2 = \frac{(n_1-1)S_1'^2}{\sigma_1^2}, \quad V = \frac{1}{\sigma_2^2}\sum_{i=1}^{n_2}(Y_i - \overline{Y})^2 = \frac{(n_2-1)S_2'^2}{\sigma_2^2}$$

とおくと，U は自由度 n_1-1 の χ^2 分布，V は自由度 n_2-1 の χ^2 分布に従う（式 (5.8) 参照）．ここで，標本 I, II はそれぞれ独立な標本であるから，F 分布の定義より，$H_0(\sigma_1^2 = \sigma_2^2)$ のもとで統計量 F

$$F = \frac{U/(n_1-1)}{V/(n_2-1)} = \frac{S_1'^2/\sigma_1^2}{S_2'^2/\sigma_2^2} = \frac{S_1'^2}{S_2'^2}$$

は自由度 (n_1-1, n_2-1) の F 分布に従うことが示される．なお，このとき，$1/F$ は自由度 (n_2-1, n_1-1) の F 分布に従うという性質があり，手順③ではこの性質を利用している．

[注 6.13] (p.111)

$$U = \frac{\sqrt{n}(\overline{X}-\mu)}{\sigma}, \quad V = \frac{1}{\sigma^2}\sum_{i=1}^{n}(X_i - \overline{X})^2 = \frac{(n-1)S'^2}{\sigma^2}$$

とおくと，U は $N(0,1)$，V は自由度 $n-1$ の χ^2 分布に従い，互いに独立である（注 5.3 参照）．したがって，t 分布の定義より $W = U/\sqrt{V/(n-1)}$ は自由度 $n-1$ の t 分布に従う．ここで，統計量 W を次のように変形すると，本文の式 (6.15) が導かれる．

$$W = \frac{U}{\sqrt{\dfrac{V}{n-1}}} = \frac{\sqrt{n}(\overline{X}-\mu)/\sigma}{\sqrt{\dfrac{(n-1)S'^2}{(n-1)\sigma^2}}} = \frac{\sqrt{n}(\overline{X}-\mu)}{\sqrt{S'^2}} = T$$

[注 6.14] (p.114)　$\sigma_1^2 = \sigma_2^2 = \sigma^2$ とすれば，標本平均 $\overline{X}$ は $N(\mu_1, \sigma^2/n_1)$，$\overline{Y}$ は $N(\mu_2, \sigma^2/n_2)$ に従うので，$H_0(\mu_1 = \mu_2)$ のもとで $\overline{X} - \overline{Y}$ は $N\{\mu_1 - \mu_2, (\sigma^2/n_1) + (\sigma^2/n_2)\} = N\{0, (\sigma^2/n_1) + (\sigma^2/n_2)\}$ に従う．したがって，$\overline{X} - \overline{Y}$ を規準化した統計量 $U = (\overline{X}-\overline{Y})\big/\sqrt{\dfrac{\sigma^2}{n_1} + \dfrac{\sigma^2}{n_2}}$ は標準正規分布 $N(0,1)$ に従う．

次に，$V_1 = \dfrac{1}{\sigma^2}\sum_{i=1}^{n_1}(X_i - \overline{X})^2 = \dfrac{(n_1-1)S_1'^2}{\sigma^2}$, $V_2 = \dfrac{1}{\sigma^2}\sum_{i=1}^{n_2}(Y_i - \overline{Y})^2 = \dfrac{(n_2-1)S_2'^2}{\sigma^2}$ とおくと，V_1, V_2 は独立で，それぞれ自由度 n_1-1, n_2-1 の χ^2 分布に従うので，

$$V = V_1 + V_2 = \frac{1}{\sigma^2}\left\{\sum_{i=1}^{n_1}(X_i - \overline{X})^2 + \sum_{i=1}^{n_2}(Y_i - \overline{Y})^2\right\} = \frac{(n_1-1)S_1'^2 + (n_2-1)S_2'^2}{\sigma^2}$$

は自由度 $n_1 + n_2 - 2$ の χ^2 分布に従う．

t 分布の定義より，$W = U/\sqrt{V/(n_1+n_2-2)}$ は自由度 n_1+n_2-2 の t 分布に従う．

ここで，統計量 W を次のように変形すると，本文の式 (6.17) が導かれる．

$$W = \frac{\dfrac{\overline{X}-\overline{Y}}{\sqrt{\dfrac{\sigma^2}{n_1}+\dfrac{\sigma^2}{n_2}}}}{\sqrt{\dfrac{(n_1-1)S_1'^2+(n_2-1)S_2'^2}{\sigma^2}{n_1+n_2-2}}} = \frac{\dfrac{\overline{X}-\overline{Y}}{\sqrt{\dfrac{1}{n_1}+\dfrac{1}{n_2}}}}{\sqrt{\dfrac{(n_1-1)S_1'^2+(n_2-1)S_2'^2}{n_1+n_2-2}}} = T$$

なお，U^2 は自由度 1 の χ^2 分布に従うので，$W^2 = \{U^2/1\}/\{V/(n_1+n_2-2)\} = T^2$ が自由度 $(1, n_1+n_2-2)$ の F 分布に従うことを利用してもよい．

[注 6.15] (p.121) (1) 式 (6.21) = 式 (6.22), (2) 式 (6.23) = 式 (6.24), (3) 式 (6.25) = 式 (6.26) を示せば，式 (6.22) = 式 (6.24) + 式 (6.26) すなわち，$S_t = S_b + S_w$ が成り立つことは明らかである．

(1) $\displaystyle S_t = \sum_{i=1}^{k}\sum_{j=1}^{n_i}(x_{ij}-\overline{x})^2 = \sum_{i=1}^{k}\sum_{j=1}^{n_i}(x_{ij}^2 - 2\overline{x}x_{ij} + \overline{x}^2)$

$\displaystyle = \sum_{i=1}^{k}\sum_{j=1}^{n_i}x_{ij}^2 - 2\overline{x}\sum_{i=1}^{k}\sum_{j=1}^{n_i}x_{ij} + \sum_{i=1}^{k}\sum_{j=1}^{n_i}\overline{x}^2 = \sum_{i=1}^{k}\sum_{j=1}^{n_i}x_{ij}^2 - n\overline{x}^2$

$\displaystyle = \sum_{i=1}^{k}\sum_{j=1}^{n_i}x_{ij}^2 - n\left(\frac{1}{n}\sum_{i=1}^{k}\sum_{j=1}^{n_i}x_{ij}\right)^2 = \sum_{i=1}^{k}\sum_{j=1}^{n_i}x_{ij}^2 - \frac{1}{n}\left(\sum_{i=1}^{k}\sum_{j=1}^{n_i}x_{ij}\right)^2$

(2) $\displaystyle S_b = \sum_{i=1}^{k}n_i(\overline{x}_i-\overline{x})^2 = \sum_{i=1}^{k}n_i(\overline{x}_i^2 - 2\overline{x}\,\overline{x}_i + \overline{x}^2)$

$\displaystyle = \sum_{i=1}^{k}n_i\overline{x}_i^2 - 2\overline{x}\sum_{i=1}^{k}n_i\overline{x}_i + \overline{x}^2\sum_{i=1}^{k}n_i = \sum_{i=1}^{k}n_i\overline{x}_i^2 - n\overline{x}^2$

$\displaystyle = \sum_{i=1}^{k}\left\{n_i\left(\frac{1}{n_i}\sum_{j=1}^{n_i}x_{ij}\right)^2\right\} - n\left(\frac{1}{n}\sum_{i=1}^{k}\sum_{j=1}^{n_i}x_{ij}\right)^2$

$\displaystyle = \sum_{i=1}^{k}\left\{\frac{1}{n_i}\left(\sum_{j=1}^{n_i}x_{ij}\right)^2\right\} - \frac{1}{n}\left(\sum_{i=1}^{k}\sum_{j=1}^{n_i}x_{ij}\right)^2$

(3) $\displaystyle S_w = \sum_{i=1}^{k}\sum_{j=1}^{n_i}(x_{ij}-\overline{x}_i)^2 = \sum_{i=1}^{k}\sum_{j=1}^{n_i}x_{ij}^2 - \sum_{i=1}^{k}\sum_{j=1}^{n_i}2\overline{x}_i x_{ij} + \sum_{i=1}^{k}\sum_{j=1}^{n_i}\overline{x}_i^2$

$\displaystyle = \sum_{i=1}^{k}\sum_{j=1}^{n_i}x_{ij}^2 - 2\sum_{i=1}^{k}\overline{x}_i \cdot n_i\overline{x}_i + \sum_{i=1}^{k}n_i\overline{x}_i^2 = \sum_{i=1}^{k}\sum_{j=1}^{n_i}x_{ij}^2 - \sum_{i=1}^{k}n_i\overline{x}_i^2$

$$= \sum_{i=1}^{k}\sum_{j=1}^{n_i} x_{ij}^2 - \sum_{i=1}^{k}\left\{n_i\left(\frac{1}{n_i}\sum_{j=1}^{n_i} x_{ij}\right)^2\right\}$$

$$= \sum_{i=1}^{k}\sum_{j=1}^{n_i} x_{ij}^2 - \sum_{i=1}^{k}\left\{\frac{1}{n_i}\left(\sum_{j=1}^{n_i} x_{ij}\right)^2\right\}$$

[注 6.16] (p.122)　Snedecor は (Snedecor, G. W.: Statistical methods, Iowa State University Press, Ames, Iowa, 1956), F の由来について次のように述べている．"... This ratio has a distribution discovered by R. A. Fisher. I named it F in his honor." (p.244). したがって，F は発見者 R. A. Fisher の頭文字からきたものである．

[注 6.17] (p.124)　一般に，母数はギリシャ文字で，統計量はローマ文字で表すことが多く，標本相関係数 r に対しては，ローマ文字の r にあたるギリシャ文字 ρ が母相関係数を表す記号として使われる．なお，E. S. Pearson は (Pearson, E. S.: "Student" as statistician, Biometrika, 30, 210–250, 1938), 母相関係数に関連して "He used R for the population correlation; the notation, ρ, seems to have been first used by H. E. Soper (1913)." (p.224) と述べている．筆者の調べでは，1913 年の Biometrika に H. E. Soper の論文 (Soper, H. E.: On the probable error of the correlation coefficient to a second approximation, Biometrika, 9, 91–115, 1913) があるので，おそらくこれを指すと思われる．

[注 7.1] (p.128)　一般に，1 回の試行である事象 A の起こる確率 $P(A)$ が p である反復試行において，n 回の試行のうち r 回事象 A が起こる確率は，反復試行の確率の定理より，${}_nC_r p^r (1-p)^{n-r}$ で表される．ここで，現実に n 回の試行において x 回事象 A が観測されたとき，n と x を定数，p を一時的に変数とみなして，$L(p) = {}_nC_x p^x (1-p)^{n-x}$ を最大にする p の値 $\hat{p}$ を求めることができれば，$\hat{p}$ が p の推定値として最も尤（もっと）もらしい．このような推定方法を**最尤法**とよぶ．実際には，$L(p)$ が最大になることは $\log L(P)$ が最大になることと同じであるので，$\log L(p)$ を最大にする p の値を求めればよい．

$$\frac{d}{dp}\log L(p) = \frac{d}{dp}\log\{{}_nC_x p^x(1-p)^{n-x}\}$$

$$= \frac{d}{dp}\{\log {}_nC_x + x\log p + (n-x)\log(1-p)\} = \frac{x}{p} - \frac{n-x}{1-p}$$

したがって，$\frac{d}{dp}\log L(p) = 0$ を解くと，$p = \frac{x}{n}(\to \hat{p})$ であるので，標本比率 $\frac{x}{n}$ が最尤推定値である．

[注 7.2] (p.129)　本文の式 (7.1) のかっこの中の不等式は，次の不等式と同値である．ただし，以下の式の展開では，$1.9600 \to 1.96$ と示す．

$$\frac{(\overline{p}-p)^2}{\dfrac{p(1-p)}{n}} \leq 1.96^2 \quad \Leftrightarrow \quad (\overline{p}-p)^2 \leq 1.96^2 \frac{p(1-p)}{n}$$

右側の不等式を p について整理すると

$$(n+1.96^2)p^2 - (2n\overline{p}+1.96^2)p + n\overline{p}^2 \leq 0$$

が成り立つ．ここで等号が成り立つとき，すなわち，p についての 2 次方程式の 2 解を $\alpha, \beta (\alpha < \beta)$ とすれば，$\alpha \leq p \leq \beta$ が 2 次不等式の解であり，また信頼区間でもある．2 次方程式の解の公式より，

$$\alpha, \beta = \frac{(2n\overline{p}+1.96^2) \pm \sqrt{(2n\overline{p}+1.96^2)^2 - 4(n+1.96^2)(n\overline{p}^2)}}{2(n+1.96^2)}$$

$$= \frac{(2n\overline{p}+1.96^2) \pm \sqrt{4 \times 1.96^2 \times n\overline{p}(1-\overline{p}) + 1.96^4}}{2(n+1.96^2)}$$

であるから，p_t と p_u は，それぞれ本文の式 (7.4)，(7.5) のように表される．

[注 7.3] (p.130)　本文では確率を頻度としてとらえ，推定すべき母数を未知の定数と考えている．これに対して，ベイズ統計学では主観的確率の立場から確率を考え，さらに，推定すべき母数を確率変数と考える．たとえば，現実に n 回の試行において x 回特性がみられたとき，このような条件のもとでの母比率 p の分布 $f(p|x)$ は，連続型分布の場合のベイズの定理を利用して，$0 \leq p \leq 1$ に注意すれば

$$f(p|x) = \frac{f(p)f(x|p)}{\int_{-\infty}^{\infty} f(x|p)f(p)dp} = \frac{f(p)f(x|p)}{\int_0^1 f(x|p)f(p)dp}$$

と表される．$f(x|p)$ は p が与えられたときの x の分布で，二項分布として示されるので，$f(x|p) = {}_nC_x p^x (1-p)^{n-x}$ である．また，$f(p)$ は p の事前分布である．$f(p)$ は不明であるので，問題点が指摘されているところであるが，ここでは一様分布 ($f(p) = 1$) を仮定する．

ところで，$\int_0^1 t^{\alpha-1}(1-t)^{\beta-1}dt = B(\alpha, \beta) = \Gamma(\alpha)\Gamma(\beta)/\Gamma(\alpha+\beta)$ であり，m が自然数のとき $\Gamma(m) = (m-1)!$ であるので，

$$\int_0^1 {}_nC_x p^x (1-p)^{n-x} dp = {}_nC_x \frac{\Gamma(x+1)\Gamma(n-x+1)}{\Gamma(n+2)}$$

$$= \frac{n!}{x!(n-x)!} \times \frac{x!(n-x)!}{(n+1)!} = \frac{1}{n+1}$$

が成り立つ．したがって，$f(p|x)$ は次のように変形される．

$$f(p|x) = \frac{{}_nC_x p^x (1-p)^{n-x}}{\int_0^1 {}_nC_x p^x (1-p)^{n-x} dp} = (n+1)({}_nC_x) p^x (1-p)^{n-x}$$

$0 \leq a \leq b \leq 1$ とすれば，以上のことから，母比率 p が任意の区間 $a \leq p \leq b$ にある確率は次のように示される．

$$P(a \leqq p \leqq b) = \int_a^b f(p|x)dp = \int_a^b (n+1)(_nC_x)p^x(1-p)^{n-x}dp$$

次に，母比率 p の点推定値は，たとえば，事後分布 $f(p|x)$ の平均値を求めれば（平方損失），次のように示される．

$$\int_0^1 f(p|x)p\,dp = \int_0^1 (n+1)(_nC_x)p^{x+1}(1-p)^{n-x}dp$$

$$= (n+1)(_nC_x)\frac{\Gamma(x+2)\Gamma(n-x+1)}{\Gamma(n+3)}$$

$$= (n+1) \times \frac{n!}{(n-x)!x!} \times \frac{(x+1)!(n-x)!}{(n+2)!} = \frac{x+1}{n+2}$$

[注 7.4]　(p.135)　7.1 節 (1)（推定）で母比率 p の信頼区間を示したように考えれば，母平均 μ の信頼区間を求めることができる．標本の大きさ n と標本統計量 $(\overline{X}, S'^2)$ を使って母平均 μ を推測することがねらいである．

① 　母平均 μ は未知の定数である．

② 　正規母集団からの標本平均を $\overline{X}$，不偏分散を S'^2 とするとき，統計量 T は自由度 $\nu = n-1$ の t 分布に従う（6.8 節 (2) 参照）．

$$T = \frac{(\overline{X} - \mu)}{\sqrt{\dfrac{S'^2}{n}}}$$

③ 　自由度 ν の t 分布において両側 5% を与える点を $t_{0.05}(\nu) > 0$ とするとき，$P(-t_{0.05}(\nu) \leqq t \leqq t_{0.05}(\nu)) = 0.95$ である．

④ 　②と③の性質から，$\nu = n-1$ として次の式が成り立つ．

$$P\left(-t_{0.05}(n-1) \leqq \frac{\overline{X} - \mu}{\sqrt{\dfrac{S'^2}{n}}} \leqq t_{0.05}(n-1)\right) = 0.95$$

⑤ 　ここで，かっこの中の 2 つの不等式を母平均 μ について解く．

$$-t_{0.05}(n-1) \leqq \frac{\overline{X} - \mu}{\sqrt{\dfrac{S'^2}{n}}} \quad \Leftrightarrow \quad \mu \leqq \overline{X} + t_{0.05}(n-1)\sqrt{\dfrac{S'^2}{n}}$$

$$\frac{\overline{X} - \mu}{\sqrt{\dfrac{S'^2}{n}}} \leqq t_{0.05}(n-1) \quad \Leftrightarrow \quad \overline{X} - t_{0.05}(n-1)\sqrt{\dfrac{S'^2}{n}} \leqq \mu$$

したがって，次の式がわかる．

$$P\left(\overline{X} - t_{0.05}(n-1)\sqrt{\frac{S'^2}{n}} \leqq \mu \leqq \overline{X} + t_{0.05}(n-1)\sqrt{\frac{S'^2}{n}}\right) = 0.95$$

⑥ 信頼区間は $\left(\overline{X} - t_{0.05}(n-1)\sqrt{S'^2/n},\ \overline{X} + t_{0.05}(n-1)\sqrt{S'^2/n}\right)$ で与えられるが,実際には標本統計量の観測値 $\overline{x}$ と s'^2 を代入する形で示すことが多い. なお, 本文では $t_p = t_{0.05}(n-1)$ として示している.

練習問題解答

第2章

2.1 (1) データの個数 $n=6$, $\Sigma x_i = 42$ であるから，平均値 $\overline{x}=7$. データを大きさの順に並べると $-7<-3<0<12<19<21$ であるから，メジアン $Me=(0+12)/2=6$.
(2) $n=5$, $\Sigma x_i = -33$ であるから，$\overline{x}=-6.6$. データを大きさの順に並べると $-49<1<2<5<8$ であるから，$Me=2$.
(3) $n=8$, $\Sigma x_i = 20$ であるから，$\overline{x}=2.5$. データを大きさの順に並べると $-6<-2<-1<1<4<5<8<11$ であるから，$Me=(1+4)/2=2.5$.

2.2 (1) 最大値 $x_{\max}=10$, 最小値 $x_{\min}=1$ であるから，範囲 $=9$. データの個数 $n=3$, $\Sigma x_i = 15$ であるから，$\overline{x}=5$. $\Sigma(x_i-\overline{x})^2 = 42$ であるから，$s^2=14$, $s \fallingdotseq 3.74$.
(2) $x_{\max}=11$, $x_{\min}=2$ であるから，範囲 $=9$. $n=5$, $\Sigma x_i = 30$ であるから，$\overline{x}=6$. $\Sigma(x_i-\overline{x})^2 = 54$ であるから，$s^2=10.8$, $s \fallingdotseq 3.29$.
(3) $x_{\max}=5$, $x_{\min}=-2$ であるから，範囲 $=7$. $n=5$, $\Sigma x_i = 10$ であるから，$\overline{x}=2$. $\Sigma(x_i-\overline{x})^2 = 30$ であるから，$s^2=6$, $s \fallingdotseq 2.45$.
(4) $x_{\max}=-2$, $x_{\min}=-7$ であるから，範囲 $=5$. $n=5$, $\Sigma x_i = -20$ であるから，$\overline{x}=-4$. $\Sigma(x_i-\overline{x})^2 = 16$ であるから，$s^2=3.2$, $s \fallingdotseq 1.79$.
(5) $x_{\max}=74.28$, $x_{\min}=72.20$ であるから，範囲 $=2.08$. $n=4$, $\Sigma x_i = 292.18$ であるから，$\overline{x}=73.045$. $\Sigma(x_i-\overline{x})^2 = 2.5075$ であるから，$s^2 = 0.626875 \fallingdotseq 0.627$, $s \fallingdotseq 0.792$.

2.3 (1) 式 (2.8) を用いる．

$$\text{C.V.} = \frac{5.25\,\text{cm}}{157.1\,\text{cm}} \fallingdotseq 0.0334 \quad (3.34\%)$$

(2) チェビシェフの不等式を利用する．$(150.8 - 157.1)/5.25 = -1.2$, $(163.4 - 157.1)/5.25 = 1.2$ であるから，$|x_i - \overline{x}| \geq 1.2s$ を満たす個数の全体に占める割合は，多くとも全体の $1/1.2^2 \fallingdotseq 0.694$ である．

第3章

3.1 (1) $\overline{x}=2$, $\overline{y}=4$, $\Sigma(x_i-\overline{x})(y_i-\overline{y})=1$, $\Sigma(x_i-\overline{x})^2=2$, $\Sigma(y_i-\overline{y})^2=2$ であるから，$r=1/(\sqrt{2}\times\sqrt{2})=0.5$.
(2) $\overline{x}=2$, $\overline{y}=6$, $\Sigma(x_i-\overline{x})(y_i-\overline{y})=-20$, $\Sigma(x_i-\overline{x})^2=10$, $\Sigma(y_i-\overline{y})^2=40$ であるから，$r=-20/(\sqrt{10}\times\sqrt{40})=-1$.

3.2 (1) ① $n=4$, $\Sigma x_i = 20$, $\Sigma y_i = -4$, $\Sigma x_i^2 = 146$, $\Sigma x_i y_i = 45$ である．定数 a と係数 b の共通の分母を求めると，分母 $= 4\times 146 - 20^2 = 184$ である．定数 a の

分子 $= 146 \times (-4) - 45 \times 20 = -1484$ であるから, $a \fallingdotseq -8.065$ となる. 係数 b の分子 $= 4 \times 45 - 20 \times (-4) = 260$ であるから, $b \fallingdotseq 1.413$ となる. したがって, 求める回帰直線は, $Y = -8.065 + 1.413X$.

② $\overline{x} = 5$, $\overline{y} = -1$, $\Sigma(x_i - \overline{x})(y_i - \overline{y}) = 65$, $\Sigma(x_i - \overline{x})^2 = 46$, $\Sigma(y_i - \overline{y})^2 = 98$ であるから, $r = 65/(\sqrt{46} \times \sqrt{98}) \fallingdotseq 0.968$.

(2) ① $n = 5$, $\Sigma x_i = 5$, $\Sigma y_i = 0$, $\Sigma x_i^2 = 81$, $\Sigma x_i y_i = -62$ である. 定数 a と係数 b の共通の分母を求めると, 分母 $= 5 \times 81 - 5^2 = 380$ である. 定数 a の分子 $= 81 \times 0 - (-62) \times 5 = 310$ であるから, $a \fallingdotseq 0.8158$ となる. 係数 b の分子 $= 5 \times (-62) - 5 \times 0 = -310$ であるから, $b \fallingdotseq -0.8158$ となる. したがって, 求める回帰直線は, $Y = 0.816 - 0.816X$.

② $\overline{x} = 1$, $\overline{y} = 0$, $\Sigma(x_i - \overline{x})(y_i - \overline{y}) = -62$, $\Sigma(x_i - \overline{x})^2 = 76$, $\Sigma(y_i - \overline{y})^2 = 54$ であるから, $r = -62/(\sqrt{76} \times \sqrt{54}) \fallingdotseq -0.968$.

(3) ① $n = 5$, $\Sigma x_i = 0$, $\Sigma y_i = 10$, $\Sigma x_i^2 = 30$, $\Sigma x_i y_i = -54$ である. 定数 a と係数 b の共通の分母を求めると, 分母 $= 5 \times 30 - 0^2 = 150$ である. 定数 a の分子 $= 30 \times 10 - (-54) \times 0 = 300$ であるから, $a = 2$ となる. 係数 b の分子 $= 5 \times (-54) - 0 \times 10 = -270$ であるから, $b = -1.8$ となる. したがって, 求める回帰直線は, $Y = 2 - 1.8X$.

② $\overline{x} = 0$, $\overline{y} = 2$, $\Sigma(x_i - \overline{x})(y_i - \overline{y}) = -54$, $\Sigma(x_i - \overline{x})^2 = 30$, $\Sigma(y_i - \overline{y})^2 = 98$ であるから, $r = -54/(\sqrt{30} \times \sqrt{98}) \fallingdotseq -0.996$.

第 4 章

4.1 $P(A \cup B) = P(A) + P(B) - P(A \cap B) = 0.35 + 0.25 - 0.10 = 0.5$
$P(B|A) = P(A \cap B)/P(A) = 0.10/0.35 \fallingdotseq 0.286$
$P(A|B) = P(A \cap B)/P(B) = 0.10/0.25 = 0.4$

4.2 反復試行の確率の公式を使用する.

(1) 1 回の試行で 5 の目が出る確率 $p = 1/6$, 試行の回数 $n = 4$, 5 の目が出る回数 $r = 2$ である.

$$\text{求める確率 } P = {}_4C_2 \left(\frac{1}{6}\right)^2 \left(\frac{5}{6}\right)^2 = 6 \times \frac{5^2}{6^4} = \frac{25}{216} \fallingdotseq 0.116$$

(2) 1 回の試行で奇数の目が出る確率 $p = 1/2$, 試行の回数 $n = 4$, 奇数の目が出る回数 $r = 2$ である.

$$\text{求める確率 } P = {}_4C_2 \left(\frac{1}{2}\right)^2 \left(\frac{1}{2}\right)^2 = 6 \times \frac{1}{2^4} = \frac{6}{16} = 0.375$$

(3) 1 回の試行で 1 の目が出る確率 $p = 1/6$, 試行の回数 $n = 4$, 1 の目が出る回数 $r = 3$ と $r = 4$ のときの確率の和を求める.

$$\text{求める確率 } P = {}_4C_3 \left(\frac{1}{6}\right)^3 \left(\frac{5}{6}\right)^1 + {}_4C_4 \left(\frac{1}{6}\right)^4 \left(\frac{5}{6}\right)^0 = 4 \times \frac{5}{6^4} + 1 \times \frac{1}{6^4} = \frac{21}{1296}$$
$$\fallingdotseq 0.0162$$

4.3 事象 A と B を次のように定義する．A：疾病の罹患あり，$\overline{A}$：疾病の罹患なし，B：検査で陽性，$\overline{B}$：検査で陰性．

$P(A) = 0.0050$ であるから $P(\overline{A}) = 1 - P(A) = 0.9950$，また，$P(B|\overline{A}) = 0.10$ であるから $P(\overline{B}|\overline{A}) = 1 - P(B|\overline{A}) = 0.90$ に注意する．また，$P(B|A) = 0.95$ である．

ベイズの定理の式 (4.10) に代入して，求める確率は次のようになる．

$$P(A|B) = \frac{0.0050 \times 0.95}{0.0050 \times 0.95 + (1 - 0.0050) \times 0.10} = \frac{0.00475}{0.10425} \fallingdotseq 0.046$$

4.4 練習問題 4.3 と同じように事象 A と B を定義すると，鋭敏度 $P(B|A) = 0.90$，特異度 $P(\overline{B}|\overline{A}) = 0.90$ である．ここで，$P(B|\overline{A}) = 1 - P(\overline{B}|\overline{A}) = 0.10$ であり，$P(\overline{A}) = 1 - P(A) = 0.950$ である．

$$P(A|B) = \frac{0.050 \times 0.90}{0.050 \times 0.90 + (1 - 0.050) \times 0.10} = \frac{0.045}{0.140} \fallingdotseq 0.32$$

4.5 反復試行の確率の公式を使用する．1 回の試行で奇数の目が出る確率 $p = 1/2$，試行の回数 $n = 4$，奇数の目が出る回数を X とすれば，X は 0, 1, 2, 3, 4 のいずれかの値をとる離散的な確率変数である．

それぞれの値 x をとる確率は $P(X = x) = {}_4C_x(1/2)^x(1/2)^{4-x}$ で与えられるので，X の確率分布は次の表のようになる．

変数 X	0	1	2	3	4	計
確率 P	$\frac{1}{16}$	$\frac{4}{16}$	$\frac{6}{16}$	$\frac{4}{16}$	$\frac{1}{16}$	$\frac{16}{16}(=1)$

4.6 (1) 確率密度関数 $f(x)$ と x 軸とで囲まれる部分の面積は 1 であるから，4 点 $(0,0)$, $(2,0)$, $(2, 1/3 + 2k)$, $(0, 1/3)$ で作られる台形の面積は 1 である．したがって，定数 k は $(1/3 + 1/3 + 2k) \times 2 \div 2 = 1$ を満たす．これを解くと，$k = 1/6$．

(2) 分布関数 $F(x)$ は 4 点 $(0,0)$, $(x, 0)$, $(x, 1/3 + kx)$, $(0, 1/3)$ で作られる台形の面積である．ただし，$k = 1/6$ である．

$$F(x) = \left(\frac{1}{3} + \frac{1}{3} + kx\right) \times x \div 2 = \frac{1}{3}x + \frac{1}{2}kx^2 = \frac{1}{3}x + \frac{1}{12}x^2$$

（別解） $f(x)$ を積分して求める．

$$F(x) = \int_0^x \left(\frac{1}{3} + \frac{1}{6}x\right) dx = \left[\frac{1}{3}x + \frac{1}{12}x^2\right]_0^x = \frac{1}{3}x + \frac{1}{12}x^2$$

(3) 求める確率は，4 点 $(0.5, 0)$, $(1, 0)$, $(1, 1/3 + 1/6)$, $(0.5, 1/3 + 1/12)$ で作られる台形の面積で与えられる．

$$P(0.5 \leqq X \leqq 1) = \left(\frac{1}{3} + \frac{1}{12} + \frac{1}{3} + \frac{1}{6}\right) \times \frac{1}{2} \times \frac{1}{2} = \frac{11}{48}$$

（別解） 分布関数 $F(x)$ を利用して求める．

$$P(0.5 \leqq X \leqq 1) = F(1) - F(0.5) = \left(\frac{1}{3} + \frac{1}{12}\right) - \left(\frac{1}{3} \times \frac{1}{2} + \frac{1}{12} \times \frac{1}{4}\right) = \frac{11}{48}$$

4.7 $P(X = x) = {}_2C_x(1/2)^x(1/2)^{2-x}$ で与えられるので，X の確率分布は次の表のようになる．

変数 X	0	1	2	計
確率 P	$\frac{1}{4}$	$\frac{2}{4}$	$\frac{1}{4}$	1

$$\mu = 0 \times \frac{1}{4} + 1 \times \frac{2}{4} + 2 \times \frac{1}{4} = 1$$

$$\sigma^2 = (0-1)^2 \times \frac{1}{4} + (1-1)^2 \times \frac{2}{4} + (2-1)^2 \times \frac{1}{4} = \frac{1}{2}$$

（別解）X の確率分布は二項分布 $B(n, p) = B(2, 0.5)$ である．これから，二項分布の平均と分散を示す式を利用して求めることができる．

$$\mu = np = 2 \times 0.5 = 1, \quad \sigma^2 = np(1-p) = 2 \times 0.5 \times (1-0.5) = 0.5$$

4.8 (1) $P(-1.06 \leqq Z \leqq 0.34) = P(0 \leqq Z \leqq 1.06) + P(0 \leqq Z \leqq 0.34)$
$= 0.3554 + 0.1331 = 0.4885$

(2) $P(-1.48 \leqq Z \leqq -0.25) = P(0.25 \leqq Z \leqq 1.48)$
$= P(0 \leqq Z \leqq 1.48) - P(0 \leqq Z \leqq 0.25)$
$= 0.4306 - 0.0987 = 0.3319$

4.9 (1) 式 (4.26) より，$z_a = (165 - 170.2)/5 = -1.04$, $z_b = (176 - 170.2)/5 = 1.16$ であるから，次のようになる．

$$P(165 \leqq X \leqq 176) = P(-1.04 \leqq Z \leqq 1.16)$$
$$= P(0 \leqq Z \leqq 1.04) + P(0 \leqq Z \leqq 1.16)$$
$$= 0.3508 + 0.3770 = 0.7278$$

したがって，求める人数は $10000 \times 0.7278 = 7278$ 人となる．

(2) $z_a = (180 - 170.2)/5 = 1.96$ であるから，次のようになる．

$$P(180 \leqq X) = P(1.96 \leqq Z) = 0.5 - P(0 \leqq Z \leqq 1.96)$$
$$= 0.5 - 0.4750 = 0.0250$$

したがって，求める人数は $10000 \times 0.0250 = 250$ 人となる．

4.10 1 回の試行で事象（3 の目が出ること）が起こる確率 p は $1/6$ である．試行 n を 360 回反復するとき，事象の起こる回数 X は二項分布 $B(360, 1/6)$ に従う．$np = 60$, $np(1-p) = 50$ であるから，この二項分布は正規分布 $N(60, 50)$ で近似することができる．

(1) 連続性の補正をおこなう．式 (4.27) より，$z_c = (69.5 - 60)/\sqrt{50} \fallingdotseq 1.34$ であるから，求める確率は次のようになる．

$$P(69.5 \leqq X) = P(1.34 \leqq Z) = 0.5 - P(0 \leqq Z \leqq 1.34) = 0.5 - 0.4099$$
$$= 0.0901$$

(2) 連続性の補正をおこなう．$z_c = (51.5-60)/\sqrt{50} \fallingdotseq -1.20$, $z_d = (65.5-60)/\sqrt{50} \fallingdotseq 0.78$ であるから，求める確率は次のようになる．

$$P(51.5 \leqq X \leqq 65.5) = P(-1.20 \leqq Z \leqq 0.78)$$
$$= P(0 \leqq Z \leqq 1.20) + P(0 \leqq Z \leqq 0.78)$$
$$= 0.3849 + 0.2823 = 0.6672$$

第 5 章

5.1 1つのサイコロをふるとき出る目の数を X とすると，$\mu = 7/2$，$\sigma^2 = 35/12$．標本の大きさ $n = 100$ であるから，標本平均 $\overline{X}$ は近似的に $N(\mu, \sigma^2/n) = N(3.5, 35/1200)$ に従う．ここで，式 (4.26) より $z_a = (3.75 - 3.5)/\sqrt{35/1200} \fallingdotseq 1.46$ であるから，求める確率は次のようになる．

$$P(3.75 \leqq \overline{X}) = P(1.46 \leqq Z) = 0.5 - P(0 \leqq Z \leqq 1.46) = 0.5 - 0.4279 = 0.0721$$

5.2 母平均 μ，母分散 σ^2 の正規母集団から大きさ n の標本を抽出するとき，その標本平均 $\overline{X}$ は $N(\mu, \sigma^2/n) = N(82.2, 25/n)$ に従う．

(1) 標本の大きさ $n = 4$ であるから，標本平均 $\overline{X}$ は $N(82.2, 25/4)$ に従う．式 (4.26) より $z_a = (80.2 - 82.2)/\sqrt{25/4} = -0.8$，$z_b = (84.2 - 82.2)/\sqrt{25/4} = 0.8$ であるから，求める確率は次のようになる．

$$P(80.2 \leqq \overline{X} \leqq 84.2) = P(-0.8 \leqq Z \leqq 0.8) = 2 \times P(0 \leqq Z \leqq 0.8)$$
$$= 2 \times 0.2881 = 0.5762$$

(2) 標本の大きさ $n = 20$ であるから，標本平均 $\overline{X}$ は $N(82.2, 25/20)$ に従う．$z_a = (80.2 - 82.2)/\sqrt{25/20} \fallingdotseq -1.79$，$z_b = (84.2 - 82.2)/\sqrt{25/20} \fallingdotseq 1.79$ であるから，求める確率は次のようになる．

$$P(80.2 \leqq \overline{X} \leqq 84.2) = P(-1.79 \leqq Z \leqq 1.79) = 2 \times P(0 \leqq Z \leqq 1.79)$$
$$= 2 \times 0.4633 = 0.9266$$

(3) 標本の大きさ $n = 40$ であるから，標本平均 $\overline{X}$ は $N(82.2, 25/40)$ に従う．$z_a = (80.2 - 82.2)/\sqrt{25/40} \fallingdotseq -2.53$，$z_b = (84.2 - 82.2)/\sqrt{25/40} \fallingdotseq 2.53$ であるから，求める確率は次のようになる．

$$P(80.2 \leqq \overline{X} \leqq 84.2) = P(-2.53 \leqq Z \leqq 2.53) = 2 \times P(0 \leqq Z \leqq 2.53)$$
$$= 2 \times 0.4943 = 0.9886$$

5.3 母平均 156，母分散 5^2 の正規母集団から大きさ n の標本を抽出するとき，その標本平

均 $\overline{X}$ は $N(156, 5^2/n)$ に従う.

したがって，$5^2/n = 0.2$ から標本の大きさ n を求めると，$n = 125$.

5.4 母比率 $p = 1/2$ の母集団から大きさ $n = 100$ の標本を抽出するとき，標本比率 $\overline{p}$ は近似的に $N(p, p(1-p)/n) = N(1/2, 1/400)$ に従う．式 (4.26) より $z_a = (0.4-0.5)/\sqrt{1/400} = -2$, $z_b = (0.6-0.5)/\sqrt{1/400} = 2$ であるから，求める確率は次のようになる．

$$P(0.4 \leqq \overline{p} \leqq 0.6) = P(-2 \leqq Z \leqq 2) = 2 \times P(0 \leqq Z \leqq 2)$$
$$= 2 \times 0.4772 = 0.9544$$

連続性の補正をおこなうとき，式 (4.27) より $z_c = (0.395 - 0.5)/\sqrt{1/400} = -2.1$, $z_d = (0.605 - 0.5)/\sqrt{1/400} = 2.1$ であるから，求める確率は次のようになる．

$$P(0.395 \leqq \overline{p} \leqq 0.605) = P(-2.1 \leqq Z \leqq 2.1) = 2 \times P(0 \leqq Z \leqq 2.1)$$
$$= 2 \times 0.4821 = 0.9642$$

5.5 (1) $n = 5$, $\sum x_i = 0$ であるから，$\overline{x} = 0$. $\sum(x_i - \overline{x})^2 = 30$ であるから，$s^2 = 30/5 = 6$, $s'^2 = 30/(5-1) = 7.5$.

(2) $n = 5$, $\sum x_i = 14$ であるから，$\overline{x} = 2.8$. $\sum(x_i - \overline{x})^2 = 144.8$ であるから，$s^2 = 144.8/5 = 28.96$, $s'^2 = 144.8/(5-1) = 36.2$.

第6章

6.1 サイコロの目の数を X とするとき，サイコロが正しく作られたものとは 1〜6 の目が同じ確率 (1/6) で出ることと考える．

H_0 : $P(X=1) = \cdots = P(X=6) = 1/6$
H_1 : $P(X=1), \cdots, P(X=6)$ は H_0 に従わない．

階級	$X=1$	$X=2$	$X=3$	$X=4$	$X=5$	$X=6$	計
確率	$\dfrac{1}{6}$	$\dfrac{1}{6}$	$\dfrac{1}{6}$	$\dfrac{1}{6}$	$\dfrac{1}{6}$	$\dfrac{1}{6}$	1
期待度数	100	100	100	100	100	100	600
観測度数	124	76	80	102	108	110	600

階級の数 $= 6$ であるから，H_0 のもとで統計量 χ^2 は近似的に自由度 5 の χ^2 分布に従う．

$$\chi_0^2 = \frac{(124-100)^2}{100} + \frac{(76-100)^2}{100} + \frac{(80-100)^2}{100} + \frac{(102-100)^2}{100}$$
$$+ \frac{(108-100)^2}{100} + \frac{(110-100)^2}{100} = 17.2 > 11.0705$$

自由度 5 の χ^2 分布の上側 5% 点は 11.0705 であるから，H_0 は有意水準 5% で棄却される．したがって，サイコロは正しく作られたものとは考えられない．

6.2 H_0：生活習慣改善の取り組み状況と性別は独立である（関連がない）．
H_1：生活習慣改善の取り組み状況と性別は独立ではなく関連がある．

自由度 1 の χ^2 分布の上側 5%点は 3.84146 である．連続性の補正をおこなわない場合とおこなう場合の計算を述べる．

I. 連続性の補正をおこなわない場合

$a = 312, b = 289, c = 422, d = 261$ を式 (6.3) に代入して χ_0^2 を計算する．

$$\chi_0^2 = \frac{1284 \times (312 \times 261 - 289 \times 422)^2}{601 \times 683 \times 734 \times 550} \fallingdotseq 12.726 > 3.84146$$

H_0 は棄却されるので，50〜59 歳の生活習慣取り組み状況と性別は関連がある．

II. 連続性の補正をおこなう場合

$$\chi_0'^2 = \frac{1284 \times (|312 \times 261 - 289 \times 422| - 0.5 \times 1284)^2}{601 \times 683 \times 734 \times 550} \fallingdotseq 12.326 > 3.84146$$

H_0 は棄却されるので，50〜59 歳の生活習慣取り組み状況と性別は関連がある．

6.3　H_0：A と B は独立である（関連がない）．
　　　H_1：A と B は独立ではなく関連がある．

自由度 1 の χ^2 分布の上側 5%点は 3.84146 である．

(1)　$\chi_0^2 = \dfrac{30 \times (2 \times 7 - 13 \times 8)^2}{15 \times 15 \times 10 \times 20} = 5.4 > 3.84146$

H_0 は棄却されるので，A と B は関連があると考えられる．

(2)　$\chi_0'^2 = \dfrac{30 \times (|2 \times 7 - 13 \times 8| - 0.5 \times 30)^2}{15 \times 15 \times 10 \times 20} = 3.75 < 3.84146$

H_0 は棄却されないので，A と B は関連があるとはいえない．

(3)　問題の表も含めて期待度数からの偏りがより大きくなる場合は次の 3 通りである．

ケース 1			
特性	B	$\overline{B}$	計
A	2	13	15
$\overline{A}$	8	7	15
計	10	20	30

ケース 2			
特性	B	$\overline{B}$	計
A	1	14	15
$\overline{A}$	9	6	15
計	10	20	30

ケース 3			
特性	B	$\overline{B}$	計
A	0	15	15
$\overline{A}$	10	5	15
計	10	20	30

ケース 1，ケース 2，ケース 3 の確率をそれぞれ P_1, P_2, P_3 で表すとき，

$$P_1 = \frac{15!\,15!\,10!\,20!}{30!\,2!\,13!\,8!\,7!} \fallingdotseq 0.0224888$$

$$P_2 = \frac{15!\,15!\,10!\,20!}{30!\,1!\,14!\,9!\,6!} \fallingdotseq 0.0024987$$

$$P_3 = \frac{15!\,15!\,10!\,20!}{30!\,0!\,15!\,10!\,5!} \fallingdotseq 0.0009995$$

となる．$P = P_1 + P_2 + P_3 \fallingdotseq 0.025087$ であるから，$2P \fallingdotseq 0.0502 > 0.05$ である．したがって，H_0 は棄却されないので，A と B は関連があるとはいえない．

6.4　E を発症あり（$\overline{E}$ を発症なし）とする．
　　　H_0：A 投与群の $P(E)$ = A 非投与群の $P(E)$
　　　H_1：A 投与群の $P(E)$ $\neq$ A 非投与群の $P(E)$

2つの検定法について，それぞれ連続性の補正をおこなわない場合とおこなう場合の計算を述べる．

I. χ^2 検定（χ^2 分布を用いる検定）

自由度 1 の χ^2 分布の上側 5%点は 3.84146 である．

　i) 連続性の補正をおこなわない場合

$$\chi_0^2 = \frac{100 \times (16 \times 42 - 34 \times 8)^2}{50 \times 50 \times 24 \times 76} \fallingdotseq 3.509 < 3.84146$$

H_0 は棄却されないので，A 投与群と A 非投与群とで発症率に差があるとはいえない．

　ii) 連続性の補正をおこなう場合

$$\chi_0'^2 = \frac{100 \times (|16 \times 42 - 34 \times 8| - 0.5 \times 100)^2}{50 \times 50 \times 24 \times 76} \fallingdotseq 2.686 < 3.84146$$

H_0 は棄却されないので，A 投与群と A 非投与群とで発症率に差があるとはいえない．

II. Z 検定（正規分布を用いる検定）

正規分布の両側 5%点は 1.9600 である．

　i) 連続性の補正をおこなわない場合

$$z_0 = \frac{\dfrac{16}{50} - \dfrac{8}{50}}{\sqrt{\dfrac{24}{100}\left(1 - \dfrac{24}{100}\right)\left(\dfrac{1}{50} + \dfrac{1}{50}\right)}} \fallingdotseq 1.873 < 1.9600$$

H_0 は棄却されないので，A 投与群と A 非投与群とで発症率に差があるとはいえない．

　ii) 連続性の補正をおこなう場合

$$z_0' = \frac{\dfrac{16}{50} - \dfrac{8}{50} - \dfrac{1}{2}\left(\dfrac{1}{50} + \dfrac{1}{50}\right)}{\sqrt{\dfrac{24}{100}\left(1 - \dfrac{24}{100}\right)\left(\dfrac{1}{50} + \dfrac{1}{50}\right)}} \fallingdotseq 1.639 < 1.9600$$

H_0 は棄却されないので，A 投与群と A 非投与群とで発症率に差があるとはいえない．

（注）χ^2 分布と正規分布を用いた検定は同等であり，$z_0^2 = \chi_0^2$, $z_0'^2 = \chi_0'^2$ が成り立つ．

6.5 E を賛成あり（$\overline{E}$ を賛成なし）とする．

H_0：A 市における $P(E)$ = B 市における $P(E)$

H_1：A 市における $P(E)$ ≠ B 市における $P(E)$

I. χ^2 検定

自由度 1 の χ^2 分布の上側 5%点は 3.84146 である．

　i) 連続性の補正をおこなわない場合

$$\chi_0^2 = \frac{500 \times (120 \times 150 - 80 \times 150)^2}{200 \times 300 \times 270 \times 230} \fallingdotseq 4.831 > 3.84146$$

H_0 は棄却されるので，賛成意見の割合は A 市と B 市とでは異なり差がある．

ii) 連続性の補正をおこなう場合

$$\chi_0'^2 = \frac{500 \times (|120 \times 150 - 80 \times 150| - 0.5 \times 500)^2}{200 \times 300 \times 270 \times 230} \fallingdotseq 4.437 > 3.84146$$

H_0 は棄却されるので，賛成意見の割合は A 市と B 市とでは異なり差がある．

II. Z 検定

正規分布の両側 5% 点は 1.9600 である．

i) 連続性の補正をおこなわない場合

$$z_0 = \frac{\dfrac{120}{200} - \dfrac{150}{300}}{\sqrt{\dfrac{270}{500}\left(1 - \dfrac{270}{500}\right)\left(\dfrac{1}{200} + \dfrac{1}{300}\right)}} \fallingdotseq 2.198 > 1.9600$$

H_0 は棄却されるので，賛成意見の割合は A 市と B 市とでは異なり差がある．

ii) 連続性の補正をおこなう場合

$$z_0' = \frac{\dfrac{120}{200} - \dfrac{150}{300} - \dfrac{1}{2}\left(\dfrac{1}{200} + \dfrac{1}{300}\right)}{\sqrt{\dfrac{270}{500}\left(1 - \dfrac{270}{500}\right)\left(\dfrac{1}{200} + \dfrac{1}{300}\right)}} \fallingdotseq 2.106 > 1.9600$$

H_0 は棄却されるので，賛成意見の割合は A 市と B 市とでは異なり差がある．

(注) χ^2 分布と正規分布を用いた検定は同等であり，$z_0^2 = \chi_0^2$, $z_0'^2 = \chi_0'^2$ が成り立つ．

6.6 男児の生まれる確率を p とする．

$H_0: p = 0.5 \quad H_1: p \neq 0.5$

I. χ^2 分布を利用する適合度の検定の場合

階級	男児	女児	計
確率	0.5	0.5	1
期待度数	535 652	535 652	1 071 304
観測度数	550 742	520 562	1 071 304

$$\chi_0^2 = \sum \frac{(観測度数 - 期待度数)^2}{期待度数}$$
$$= \frac{(550742 - 535652)^2}{535652} + \frac{(520562 - 535652)^2}{535652} = 850.21$$

$\chi_0^2 > 3.84146$（自由度 1 の χ^2 分布の上側 5% 点）であるから，H_0 は棄却される．したがって，男児の生まれる確率は 0.5 であるとはいえないので，男女の生まれる確率は半々ではない．

(注) 連続性の補正をおこなう場合も，$\chi_0'^2 \fallingdotseq 850.15 > 3.84146$ であるから，H_0 は棄却される．したがって，男女の生まれる確率は半々ではない．

II. 正規分布を利用する比率の検定の場合

$$z_0 = \frac{\frac{550742}{1071304} - 0.5}{\sqrt{\frac{0.5 \times (1 - 0.5)}{1071304}}} \fallingdotseq 29.158 > 1.9600$$

$z_0 > 1.9600$（正規分布の両側 5%点）であるので，H_0 は棄却される．したがって，男児の生まれる確率は 0.5 であるとはいえないので，男女の生まれる確率は半々ではない．

（注）連続性の補正をおこなう場合も，$z_0'^2 \fallingdotseq 29.157 > 1.9600$ であるから，H_0 は棄却される．したがって，男女の生まれる確率は半々ではない．

（注）χ^2 分布と正規分布を用いた検定は同等であり，$z_0^2 = \chi_0^2$, $z_0'^2 = \chi_0'^2$ が成り立つ．

6.7 H_0：症例の肥満ありの比率 = 対照の肥満ありの比率
H_1：症例の肥満ありの比率 ≠ 対照の肥満ありの比率

(1) $b = 36, c = 20$ を式 (6.12) に代入して，χ_0^2 を計算する．

$$\chi_0^2 = \frac{(36 - 20)^2}{36 + 20} = \frac{256}{56} \fallingdotseq 4.571$$

$\chi_0^2 > 3.84146$（自由度 1 の χ^2 分布の上側 5%点）であるから，H_0 は棄却される．したがって，症例と対照の肥満ありの比率には差がある．

(2) $b = 36, c = 20$ を式 (6.13) に代入して，$\chi_0'^2$ を計算する．

$$\chi_0'^2 = \frac{(|36 - 20| - 1)^2}{36 + 20} = \frac{225}{56} \fallingdotseq 4.018$$

$\chi_0'^2 > 3.84146$（自由度 1 の χ^2 分布の上側 5%点）であるから，H_0 は棄却される．したがって，症例と対照の肥満ありの比率には差がある．

6.8 H_0：実験薬の副作用あり（E）の比率 = 標準薬の副作用あり（F）の比率
H_1：実験薬の副作用あり（E）の比率 ≠ 標準薬の副作用あり（F）の比率

5 未満の度数があるので二項分布を用いる正確な検定をおこなう．検定に必要な情報を次の表にとりまとめる．

階級	$E \cap \overline{F}$	$\overline{E} \cap F$	計
確率	0.5	0.5	1
期待度数	6	6	12
観測度数	2	10	12

H_0 のもとで観測度数の和 12（= 10 + 2）が変化しないと仮定する場合に，この表も含めて期待度数からの偏りがより大きくなるすべてのケースについて，式 (6.14) を用いて確率を計算する．

① $E \cap \overline{F}$ の観測度数 2 のとき，$P_1 = {}_{12}C_2 (1/2)^{12} = 66 \times (1/2)^{12}$ である．
② $E \cap \overline{F}$ の観測度数 1 のとき，$P_2 = {}_{12}C_1 (1/2)^{12} = 12 \times (1/2)^{12}$ である．
③ $E \cap \overline{F}$ の観測度数 0 のとき，$P_3 = {}_{12}C_0 (1/2)^{12} = 1 \times (1/2)^{12}$ である．

$$P = P_1 + P_2 + P_3 = (66 + 12 + 1) \times \left(\frac{1}{2}\right)^{12} = \frac{79}{4096} \fallingdotseq 0.01929$$

H_1 は両側仮説であるので，$2 \times P \fallingdotseq 0.0386 < 0.05$ となる．したがって，実験薬と標準薬の副作用ありの比率には差がある．

6.9 A 県において運動部に属している男子学生の身長の平均を母平均 μ_0 とするとき，H_0: $\mu_0 = 169.2$, H_1: $\mu_0 \neq 169.2$ である．

$$t_0 = \frac{\sqrt{30} \times (172 - 169.2)}{\sqrt{32.5}} \fallingdotseq 2.690$$

$|t_0| > 2.0452$（自由度 29 の t 分布の両側 5%点）であるから，H_0 は棄却される．したがって，運動部に属している男子学生の身長の平均は 169.2 と異なる．

6.10 血色素 [mg/dL] について，男性は $N(\mu_1, \sigma_1^2)$，女性は $N(\mu_2, \sigma_2^2)$ に従うと仮定する．
(1) H_0: $\sigma_1^2 = \sigma_2^2$, H_1: $\sigma_1^2 \neq \sigma_2^2$ である．
$F_0 \geqq 1$ となるように不偏分散の比 F_0 を求める．

$$F_0 = \frac{s_2'^2}{s_1'^2} = \frac{1.22}{1.15} \fallingdotseq 1.061$$

$F_0 < 3.2927$（自由度 $(7, 9)$ の F 分布の上側 5%点）であるから，H_0 は棄却されない．したがって，血色素の分散は男女で異なるとはいえない．
(2) H_0: $\mu_1 = \mu_2$, H_1: $\mu_1 \neq \mu_2$ である．
共通の母分散 $\sigma_1^2 = \sigma_2^2 = \sigma^2$ の推定値 $\widehat{\sigma}^2$ を求めると $\widehat{\sigma}^2 = 1.2$ である．

$$t_0 = \frac{\sqrt{10 \times 8} \times (14.5 - 12.9)}{\sqrt{1.2} \times \sqrt{10 + 8}} \fallingdotseq 3.104$$

$|t_0| > 2.1199$（自由度 16 の t 分布の両側 5%点）であるから，H_0 は棄却される．したがって，血色素の平均は男女で差がある．

6.11 A～F の 6 人について，新トレーニングを導入する前後の体力テストの差 W $(=$ 後 $-$ 前$)$ を求めると，$W = 4, -1, 1, 0, 2, 3$ である．これを大きさ 6 の標本と考えて，W の母平均 μ_W が 0 であるか検定する．H_0: $\mu_W = 0$, H_1: $\mu_W \neq 0$ である．W の標本平均は -1.5，不偏分散は 3.5 であるので，$t_0 = \sqrt{6} \times (1.5 - 0)/\sqrt{3.5} \fallingdotseq 1.964$ となる．$|t_0| < 2.5706$（自由度 5 の t 分布の両側 5%点）であるから，H_0 は棄却されない．したがって，新トレーニングを導入する前後の体力テストの点数に差が生じたとはいえない．

6.12 A～D の 4 人について，空腹時と食後 2 時間後の血糖値の差 W $(=$ 後 $-$ 前$)$ を求めると，$W = 18, 17, 8, 58$ である．これを大きさ 4 の標本と考えて，W の母平均 μ_W が 0 であるか検定する．H_0: $\mu_W = 0$, H_1: $\mu_W \neq 0$ である．W の標本平均は 25.25，不偏分散は 496.9 であるので，$t_0 = \sqrt{4} \times (25.25 - 0)/\sqrt{496.9} \fallingdotseq 2.265$ となる．$|t_0| < 3.1824$（自由度 3 の t 分布の両側 5%点）であるから，H_0 は棄却されない．血糖値は空腹時と食後 2 時間後とで差があるとはいえない．

6.13 A 市と B 市の成人男性のタンパク質摂取量はそれぞれ $N(\mu_A, \sigma_A^2)$, $N(\mu_B, \sigma_B^2)$ に従い，$\sigma_A^2 = \sigma_B^2$ と仮定する．H_0: $\mu_A = \mu_B$, H_1: $\mu_A \neq \mu_B$ である．
(1) 標本平均は $\overline{x_A} \fallingdotseq 82.88$, $\overline{x_B} \fallingdotseq 88.82$，不偏分散は $s_A'^2 \fallingdotseq 280.26$, $s_B'^2 \fallingdotseq 262.28$ である．共通の母分散 $\sigma_A^2 = \sigma_B^2 = \sigma^2$ の推定値 $\widehat{\sigma}^2$ を求めると $\widehat{\sigma}^2 = 270.67$ である．

$$t_0 = \frac{\sqrt{8 \times 9} \times (82.88 - 88.82)}{\sqrt{270.67} \times \sqrt{8+9}} \fallingdotseq -0.744$$

$|t_0| < 2.1315$（自由度 15 の t 分布の両側 5%点）であるから，H_0 は棄却されない．したがって，タンパク質摂取量の平均は A 市と B 市で差があるとはいえない．

(2) 分散分析表にまとめると次のようになる．

	変動	自由度	平均平方	F
級間	149.8	1	149.8	0.553
級内	4060.1	15	270.7	
全体	4209.9	16		

$F_0 < 4.5431$（自由度 (1, 15) の F 分布の上側 5%点）であるから，H_0 は棄却されない．したがって，タンパク質摂取量の平均は A 市と B 市で差があるとはいえない．

（注） $t_0^2 = F_0$ という関係がある．

6.14 I 群から IV 群に与える飼料に応じた物質 A の血中濃度の母平均をそれぞれ $\mu_1 \sim \mu_4$ とし，母分散は等しいと仮定する．$H_0: \mu_1 = \mu_2 = \mu_3 = \mu_4$，$H_1:$ 母平均の間には差がある，である．分散分析表にまとめると，次のようになる．

	変動	自由度	平均平方	F
級間	152.72	3	50.91	8.138
級内	100.08	16	6.255	
全体	252.80	19		

$F_0 > 3.2389$（自由度 (3, 16) の F 分布の上側 5%点）であるから，H_0 は棄却される．したがって，物質 A の血中濃度の平均値には差がある．

第 7 章

7.1 $\bar{p} = \dfrac{25}{146} \fallingdotseq 0.1712$ であり，このとき $1 - \bar{p} \fallingdotseq 0.8288$ となる．

$n = 146$, $n\bar{p} = 25$ に注意して，式 (7.6), (7.7) より，p_t と p_u を計算する．

(1) $p_t = \dfrac{2 \times 25 + 1.9600^2}{2 \times (146 + 1.9600^2)} \fallingdotseq 0.1797$

$p_u = \dfrac{\sqrt{4 \times 1.9600^2 \times 25 \times 0.8288 + 1.9600^4}}{2 \times (146 + 1.9600^2)} \fallingdotseq 0.0609$

$p_t - p_u \fallingdotseq 0.119$, $p_t + p_u \fallingdotseq 0.241$ であるから，信頼区間は，[0.119, 0.241]．

（別解） 式 (7.8), (7.9) を用いると，$p_t \fallingdotseq 0.1712$, $p_u \fallingdotseq 0.0611$ であるから，近似的な方法で求めた信頼区間は，[0.110, 0.232]．

(2) $p_t = \dfrac{2 \times 25 + 2.5758^2}{2 \times (146 + 2.5758^2)} \fallingdotseq 0.1855$

$p_u = \dfrac{\sqrt{4 \times 2.5758^2 \times 25 \times 0.8288 + 2.5758^4}}{2 \times (146 + 2.5758^2)} \fallingdotseq 0.0798$

練習問題解答 **169**

$p_t - p_u \fallingdotseq 0.106$, $p_t + p_u \fallingdotseq 0.265$ であるから，信頼区間は，[0.106, 0.265]．

（注）式 (7.8), (7.9) を用いると，$p_t \fallingdotseq 0.1712$, $p_u \fallingdotseq 0.0803$ であるから，近似的な方法で求めた信頼区間は，[0.091, 0.252]．

7.2 標本比率 $\overline{p}$ は A 市，B 市ともに 0.7 である．$1 - \overline{p} = 0.3$, $z_p = 1.9600$ となる．

(1) $n = 200$, $n\overline{p} = 140$ に注意して，式 (7.6), (7.7) より，p_t と p_u を計算する．

$$p_t = \frac{2 \times 140 + 1.9600^2}{2 \times (200 + 1.9600^2)} \fallingdotseq 0.6962$$

$$p_u = \frac{\sqrt{4 \times 1.9600^2 \times 140 \times 0.3 + 1.9600^4}}{2 \times (200 + 1.9600^2)} \fallingdotseq 0.0630$$

$p_t - p_u \fallingdotseq 0.633$, $p_t + p_u \fallingdotseq 0.759$ であるから，信頼区間は，[0.633, 0.759]．

（注）式 (7.8), (7.9) を用いると，$p_t = 0.7$, $p_u \fallingdotseq 0.0635$ であるから，近似的な方法で求めた信頼区間は，[0.636, 0.764]．

(2) $n = 800$, $n\overline{p} = 560$ に注意して，式 (7.6), (7.7) より，p_t と p_u を計算する．

$$p_t = \frac{2 \times 560 + 1.9600^2}{2 \times (800 + 1.9600^2)} \fallingdotseq 0.6990$$

$$p_u = \frac{\sqrt{4 \times 1.9600^2 \times 560 \times 0.3 + 1.9600^4}}{2 \times (800 + 1.9600^2)} \fallingdotseq 0.0317$$

$p_t - p_u \fallingdotseq 0.667$, $p_t + p_u \fallingdotseq 0.731$ であるから，信頼区間は，[0.667, 0.731]．

（注）式 (7.8), (7.9) を用いると，$p_t = 0.7$, $p_u \fallingdotseq 0.0318$ であるから，近似的な方法で求めた信頼区間は，[0.668, 0.732]．

7.3 標本の大きさ $n=8$ であるから，自由度は $n-1=7$ である．自由度 7 の t 分布の両側 5% 点は付表 3 から $t_p = 2.3646$ であり，$\overline{x} = 187.25$, $s'^2 = 469.9$, $y = 2.3646 \times \sqrt{469.9/8} \fallingdotseq 18.1$ であるから，$\overline{x} - y \fallingdotseq 169.1$, $\overline{x} + y \fallingdotseq 205.4$ がわかる．よって，信頼区間は，[169, 205]．

7.4 標本の大きさ（$n = 500$）から正規分布で近似可能なので $t_p = 1.96$ である．$\overline{x} = 157.6$, $s'^2 = 24.8$, $y = 1.96 \times \sqrt{24.8/500} \fallingdotseq 0.44$ であるから，$\overline{x} - y \fallingdotseq 157.2$, $\overline{x} + y \fallingdotseq 158.0$ がわかる．よって，信頼区間は，[157.2, 158.0]．

付 表

付表1
標準正規分布表（I）

$z \to P$

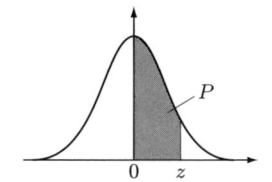

z	0.00	0.01	0.02	0.03	0.04	0.05	0.06	0.07	0.08	0.09
0.0	.0000	.0040	.0080	.0120	.0160	.0199	.0239	.0279	.0319	.0359
0.1	.0398	.0438	.0478	.0517	.0557	.0596	.0636	.0675	.0714	.0753
0.2	.0793	.0832	.0871	.0910	.0948	.0987	.1026	.1064	.1103	.1141
0.3	.1179	.1217	.1255	.1293	.1331	.1368	.1406	.1443	.1480	.1517
0.4	.1554	.1591	.1628	.1664	.1700	.1736	.1772	.1808	.1844	.1879
0.5	.1915	.1950	.1985	.2019	.2054	.2088	.2123	.2157	.2190	.2224
0.6	.2257	.2291	.2324	.2357	.2389	.2422	.2454	.2486	.2517	.2549
0.7	.2580	.2611	.2642	.2673	.2704	.2734	.2764	.2794	.2823	.2852
0.8	.2881	.2910	.2939	.2967	.2995	.3023	.3051	.3078	.3106	.3133
0.9	.3159	.3186	.3212	.3238	.3264	.3289	.3315	.3340	.3365	.3389
1.0	.3413	.3438	.3461	.3485	.3508	.3531	.3554	.3577	.3599	.3621
1.1	.3643	.3665	.3686	.3708	.3729	.3749	.3770	.3790	.3810	.3830
1.2	.3849	.3869	.3888	.3907	.3925	.3944	.3962	.3980	.3997	.4015
1.3	.4032	.4049	.4066	.4082	.4099	.4115	.4131	.4147	.4162	.4177
1.4	.4192	.4207	.4222	.4236	.4251	.4265	.4279	.4292	.4306	.4319
1.5	.4332	.4345	.4357	.4370	.4382	.4394	.4406	.4418	.4429	.4441
1.6	.4452	.4463	.4474	.4484	.4495	.4505	.4515	.4525	.4535	.4545
1.7	.4554	.4564	.4573	.4582	.4591	.4599	.4608	.4616	.4625	.4633
1.8	.4641	.4649	.4656	.4664	.4671	.4678	.4686	.4693	.4699	.4706
1.9	.4713	.4719	.4726	.4732	.4738	.4744	.4750	.4756	.4761	.4767
2.0	.4772	.4778	.4783	.4788	.4793	.4798	.4803	.4808	.4812	.4817
2.1	.4821	.4826	.4830	.4834	.4838	.4842	.4846	.4850	.4854	.4857
2.2	.4861	.4864	.4868	.4871	.4875	.4878	.4881	.4884	.4887	.4890
2.3	.4893	.4896	.4898	.4901	.4904	.4906	.4909	.4911	.4913	.4916
2.4	.4918	.4920	.4922	.4925	.4927	.4929	.4931	.4932	.4934	.4936
2.5	.4938	.4940	.4941	.4943	.4945	.4946	.4948	.4949	.4951	.4952
2.6	.4953	.4955	.4956	.4957	.4959	.4960	.4961	.4962	.4963	.4964
2.7	.4965	.4966	.4967	.4968	.4969	.4970	.4971	.4972	.4973	.4974
2.8	.4974	.4975	.4976	.4977	.4977	.4978	.4979	.4979	.4980	.4981
2.9	.4981	.4982	.4982	.4983	.4984	.4984	.4985	.4985	.4986	.4986
3.0	.4987	.4987	.4987	.4988	.4988	.4989	.4989	.4989	.4990	.4990

標準正規分布表（II）

$P \to z$

P	0.50	0.25	0.10	0.05	0.025	0.01	0.005
z	0.67449	1.1503	1.6449	1.9600	2.2414	2.5758	2.8070

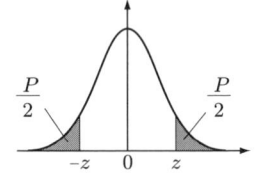

付表2 χ^2 分布表

$\nu > 100$ ならば，与えられた P に対する χ_0^2 の値は，表の下段の y_P を用いて，次の式より計算する．$\chi_0^2 = \dfrac{1}{2}(y_P + \sqrt{2\nu-1})^2$

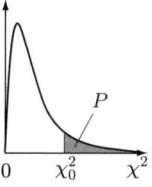

（上側の特定の確率）

ν \ P	0.995	0.990	0.975	0.950	0.900	0.750
1	$392\,704 \times 10^{-10}$	$157\,088 \times 10^{-9}$	$982\,069 \times 10^{-9}$	$393\,214 \times 10^{-8}$	0.0157908	0.1015310
2	0.0100251	0.0201007	0.0506356	0.102587	0.210721	0.575364
3	0.0717212	0.114832	0.215795	0.351846	0.584374	1.212533
4	0.206989	0.297109	0.484419	0.710723	1.063623	1.92256
5	0.411742	0.554298	0.831212	1.145476	1.61031	2.67460
6	0.675727	0.872090	1.237344	1.63539	2.20413	3.45460
7	0.989256	1.239042	1.68987	2.16735	2.83311	4.25485
8	1.344413	1.646497	2.17973	2.73264	3.48954	5.07064
9	1.734933	2.087901	2.70039	3.32511	4.16816	5.89883
10	2.15586	2.55821	3.24697	3.94030	4.86518	6.73720
11	2.60322	3.05348	3.81575	4.57481	5.57778	7.58414
12	3.07382	3.57057	4.40379	5.22603	6.30380	8.43842
13	3.56503	4.10692	5.00875	5.89186	7.04150	9.29907
14	4.07467	4.66043	5.62873	6.57063	7.78953	10.1653
15	4.60092	5.22935	6.26214	7.26094	8.54676	11.0365
16	5.14221	5.81221	6.90766	7.96165	9.31224	11.9122
17	5.69722	6.40776	7.56419	8.67176	10.0852	12.7919
18	6.26480	7.01491	8.23075	9.39046	10.8649	13.6753
19	6.84397	7.63273	8.90652	10.1170	11.6509	14.5620
20	7.43384	8.26040	9.59078	10.8508	12.4426	15.4518
21	8.03365	8.89720	10.28290	11.5913	13.2396	16.3444
22	8.64272	9.54249	10.9823	12.3380	14.0415	17.2396
23	9.26042	10.19572	11.6886	13.0905	14.8480	18.1373
24	9.88623	10.8564	12.4012	13.8484	15.6587	19.0373
25	10.5197	11.5240	13.1197	14.6114	16.4734	19.9393
26	11.1602	12.1981	13.8439	15.3792	17.2919	20.8434
27	11.8076	12.8785	14.5734	16.1514	18.1139	21.7494
28	12.4613	13.5647	15.3079	16.9279	18.9392	22.6572
29	13.1211	14.2565	16.0471	17.7084	19.7677	23.5666
30	13.7867	14.9535	16.7908	18.4927	20.5992	24.4776
40	20.7065	22.1643	24.4330	26.5093	29.0505	33.6603
50	27.9907	29.7067	32.3574	34.7643	37.6886	42.9421
60	35.5345	37.4849	40.4817	43.1880	46.4589	52.2938
70	43.2752	45.4417	48.7576	51.7393	55.3289	61.6983
80	51.1719	53.5401	57.1532	60.3915	64.2778	71.1445
90	59.1963	61.7541	65.6466	69.1260	73.2911	80.6247
100	67.3276	70.0649	74.2219	77.9295	82.3581	90.1332
y_P	−2.5758	−2.3263	−1.9600	−1.6449	−1.2816	−0.6745

（自由度）

χ^2 分布表（続き）

（上側の特定の確率）

ν \ P	0.5000	0.250	0.100	0.050	0.025	0.010	0.005
1	0.454936	1.32330	2.70554	3.84146	5.02389	6.63490	7.87944
2	1.38629	2.77259	4.60517	5.99146	7.37776	9.21034	10.5966
3	2.36597	4.10834	6.25139	7.81473	9.34840	11.3449	12.8382
4	3.35669	5.38527	7.77944	9.48773	11.1433	13.2767	14.8603
5	4.35146	6.62568	9.23636	11.0705	12.8325	15.0863	16.7496
6	5.34812	7.84080	10.6446	12.5916	14.4494	16.8119	18.5476
7	6.34581	9.03715	12.0170	14.0671	16.0128	18.4753	20.2777
8	7.34412	10.2189	13.3616	15.5073	17.5345	20.0902	21.9550
9	8.34283	11.3888	14.6837	16.9190	19.0228	21.6660	23.5894
10	9.34182	12.5489	15.9872	18.3070	20.4832	23.2093	25.1882
11	10.3410	13.7007	17.2750	19.6751	21.9200	24.7250	26.7568
12	11.3403	14.8454	18.5493	21.0261	23.3367	26.2170	28.2995
13	12.3398	15.9839	19.8119	22.3620	24.7356	27.6882	29.8195
14	13.3393	17.1169	21.0641	23.6848	26.1189	29.1412	31.3193
15	14.3389	18.2451	22.3071	24.9958	27.4884	30.5779	32.8013
16	15.3385	19.3689	23.5418	26.2962	28.8454	31.9999	34.2672
17	16.3382	20.4887	24.7690	27.5871	30.1910	33.4087	35.7185
18	17.3379	21.6049	25.9894	28.8693	31.5264	34.8053	37.1565
19	18.3377	22.7178	27.2036	30.1435	32.8523	36.1909	38.5823
20	19.3374	23.8277	28.4120	31.4104	34.1696	37.5662	39.9968
21	20.3372	24.9348	29.6151	32.6706	35.4789	38.9322	41.4011
22	21.3370	26.0393	30.8133	33.9244	36.7807	40.2894	42.7957
23	22.3369	27.1413	32.0069	35.1725	38.0756	41.6384	44.1813
24	23.3367	28.2412	33.1962	36.4150	39.3641	42.9798	45.5585
25	24.3366	29.3389	34.3816	37.6525	40.6465	44.3141	46.9279
26	25.3365	30.4346	35.5632	38.8851	41.9232	45.6417	48.2899
27	26.3363	31.5284	36.7412	40.1133	43.1945	46.9629	49.6449
28	27.3362	32.6205	37.9159	41.3371	44.4608	48.2782	50.9934
29	28.3361	33.7109	39.0875	42.5570	45.7223	49.5879	52.3356
30	29.3360	34.7997	40.2560	43.7730	46.9792	50.8922	53.6720
40	39.3353	45.6160	51.8051	55.7585	59.3417	63.6907	66.7660
50	49.3349	56.3336	63.1671	67.5048	71.4202	76.1539	79.4900
60	59.3347	66.9815	74.3970	79.0819	83.2977	88.3794	91.9517
70	69.3345	77.5767	85.5270	90.5312	95.0232	100.425	104.215
80	79.3343	88.1303	96.5782	101.879	106.629	112.329	116.321
90	89.3342	98.6499	107.565	113.145	118.136	124.116	128.299
100	99.3341	109.141	118.498	124.342	129.561	135.807	140.169
y_p	0.0000	+0.6745	+1.2816	+1.6449	+1.9600	+2.3263	+2.5758

（自由度）

付表3　t 分布表

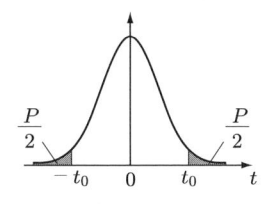

（両側の特定の確率）

ν \ P	0.50	0.25	0.10	0.05	0.025	0.01	0.005
1	1.00000	2.4142	6.3138	12.706	25.452	63.657	127.32
2	0.81650	1.6036	2.9200	4.3027	6.2053	9.9248	14.089
3	0.76489	1.4226	2.3534	3.1824	4.1765	5.8409	7.4533
4	0.74070	1.3444	2.1318	2.7764	3.4954	4.6041	5.5976
5	0.72669	1.3009	2.0150	2.5706	3.1634	4.0321	4.7733
6	0.71756	1.2733	1.9432	2.4469	2.9687	3.7074	4.3168
7	0.71114	1.2543	1.8946	2.3646	2.8412	3.4995	4.0293
8	0.70639	1.2403	1.8595	2.3060	2.7515	3.3554	3.8325
9	0.70272	1.2297	1.8331	2.2622	2.6850	3.2498	3.6897
10	0.69981	1.2213	1.8125	2.2281	2.6338	3.1693	3.5814
11	0.69745	1.2145	1.7959	2.2010	2.5931	3.1058	3.4966
12	0.69548	1.2089	1.7823	2.1788	2.5600	3.0545	3.4284
13	0.69383	1.2041	1.7709	2.1604	2.5326	3.0123	3.3725
14	0.69242	1.2001	1.7613	2.1448	2.5096	2.9768	3.3257
15	0.69120	1.1967	1.7530	2.1315	2.4899	2.9467	3.2860
16	0.69013	1.1937	1.7459	2.1199	2.4729	2.9208	3.2520
17	0.68920	1.1910	1.7396	2.1098	2.4581	2.8982	3.2225
18	0.68836	1.1887	1.7341	2.1009	2.4450	2.8784	3.1966
19	0.68762	1.1866	1.7291	2.0930	2.4334	2.8609	3.1737
20	0.68695	1.1848	1.7247	2.0860	2.4231	2.8453	3.1534
21	0.68635	1.1831	1.7207	2.0796	2.4138	2.8314	3.1352
22	0.68581	1.1815	1.7171	2.0739	2.4055	2.8188	3.1188
23	0.68531	1.1802	1.7139	2.0687	2.3979	2.8073	3.1040
24	0.68485	1.1789	1.7109	2.0639	2.3909	2.7969	3.0905
25	0.68443	1.1777	1.7081	2.0595	2.3846	2.7874	3.0782
26	0.68404	1.1766	1.7056	2.0555	2.3788	2.7787	3.0669
27	0.68368	1.1756	1.7033	2.0518	2.3734	2.7707	3.0565
28	0.68335	1.1747	1.7011	2.0484	2.3685	2.7633	3.0469
29	0.68304	1.1739	1.6991	2.0452	2.3638	2.7564	3.0380
30	0.68276	1.1731	1.6973	2.0423	2.3596	2.7500	3.0298
40	0.68067	1.1673	1.6839	2.0211	2.3289	2.7045	2.9712
60	0.67860	1.1616	1.6706	2.0003	2.2990	2.6603	2.9146
120	0.67654	1.1559	1.6577	1.9799	2.2699	2.6174	2.8599
∞	0.67449	1.1503	1.6449	1.9600	2.2414	2.5758	2.8070

（注）　自由度 $\nu = \infty$ のとき，標準正規分布表（II）と同じ．

付表4 F 分布表

5%の点（自由度 ν_1）

$P(F; n_1, n_2)$

ν_1 \ ν_2	1	2	3	4	5	6	7	8
1	161.45	199.50	215.71	224.58	230.16	233.99	236.77	238.88
2	18.513	19.000	19.164	19.247	19.296	19.330	19.353	19.371
3	10.128	9.5521	9.2766	9.1172	9.0135	8.9406	8.8867	8.8452
4	7.7086	6.9443	6.5914	6.3882	6.2561	6.1631	6.0942	6.0410
5	6.6079	5.7861	5.4095	5.1922	5.0503	4.9503	4.8759	4.8183
6	5.9874	5.1433	4.7571	4.5337	4.3874	4.2839	4.2067	4.1468
7	5.5914	4.7374	4.3468	4.1203	3.9715	3.8660	3.7870	3.7257
8	5.3177	4.4590	4.0662	3.8379	3.6875	3.5806	3.5005	3.4381
9	5.1174	4.2565	3.8625	3.6331	3.4817	3.3738	3.2927	3.2296
10	4.9646	4.1028	3.7083	3.4780	3.3258	3.2172	3.1355	3.0717
11	4.8443	3.9823	3.5874	3.3567	3.2039	3.0946	3.0123	2.9480
12	4.7472	3.8853	3.4903	3.2592	3.1059	2.9961	2.9134	2.8486
13	4.6672	3.8056	3.4105	3.1791	3.0254	2.9153	2.8321	2.7669
14	4.6001	3.7389	3.3439	3.1122	2.9582	2.8477	2.7642	2.6987
15	4.5431	3.6823	3.2874	3.0556	2.9013	2.7905	2.7066	2.6408
16	4.4940	3.6337	3.2389	3.0069	2.8524	2.7413	2.6572	2.5911
17	4.4513	3.5915	3.1968	2.9647	2.8100	2.6987	2.6143	2.5480
18	4.4139	3.5546	3.1599	2.9277	2.7729	2.6613	2.5767	2.5102
19	4.3807	3.5219	3.1274	2.8951	2.7401	2.6283	2.5435	2.4768
20	4.3512	3.4928	3.0984	2.8661	2.7109	2.5990	2.5140	2.4471
21	4.3248	3.4668	3.0725	2.8401	2.6848	2.5727	2.4876	2.4205
22	4.3009	3.4434	3.0491	2.8167	2.6613	2.5491	2.4638	2.3965
23	4.2793	3.4221	3.0280	2.7955	2.6400	2.5277	2.4422	2.3748
24	4.2597	3.4028	3.0088	2.7763	2.6207	2.5082	2.4226	2.3551
25	4.2417	3.3852	2.9912	2.7587	2.6030	2.4904	2.4047	2.3371
26	4.2252	3.3690	2.9752	2.7426	2.5868	2.4741	2.3883	2.3205
27	4.2100	3.3541	2.9604	2.7278	2.5719	2.4591	2.3732	2.3053
28	4.1960	3.3404	2.9467	2.7141	2.5581	2.4453	2.3593	2.2913
29	4.1830	3.3277	2.9340	2.7014	2.5454	2.4324	2.3463	2.2783
30	4.1709	3.3158	2.9223	2.6896	2.5336	2.4205	2.3343	2.2662
40	4.0847	3.2317	2.8387	2.6060	2.4495	2.3359	2.2490	2.1802
60	4.0012	3.1504	2.7581	2.5252	2.3683	2.2541	2.1665	2.0970
120	3.9201	3.0718	2.6802	2.4472	2.2899	2.1750	2.0868	2.0164
∞	3.8415	2.9957	2.6049	2.3719	2.2141	2.0986	2.0096	1.9384

（自由度 ν_2）

F 分布表（続き）

5%の点
（自由度 ν_1）

ν_2 \ ν_1	9	10	15	20	30	40	60	120	∞
1	240.54	241.88	245.95	248.01	250.10	251.14	252.20	253.25	254.31
2	19.385	19.396	19.429	19.446	19.462	19.471	19.479	19.487	19.496
3	8.8123	8.7855	8.7029	8.6602	8.6166	8.5944	8.5720	8.5494	8.5264
4	5.9988	5.9644	5.8578	5.8025	5.7459	5.7170	5.6877	5.6581	5.6281
5	4.7725	4.7351	4.6188	4.5581	4.4957	4.4638	4.4314	4.3985	4.3650
6	4.0990	4.0600	3.9381	3.8742	3.8082	3.7743	3.7398	3.7047	3.6689
7	3.6767	3.6365	3.5107	3.4445	3.3758	3.3404	3.3043	3.2674	3.2298
8	3.3881	3.3472	3.2184	3.1503	3.0794	3.0428	3.0053	2.9669	2.9276
9	3.1789	3.1373	3.0061	2.9365	2.8637	2.8259	2.7872	2.7475	2.7067
10	3.0204	2.9782	2.8450	2.7740	2.6996	2.6609	2.6211	2.5801	2.5379
11	2.8962	2.8536	2.7186	2.6464	2.5705	2.5309	2.4901	2.4480	2.4045
12	2.7964	2.7534	2.6169	2.5436	2.4663	2.4259	2.3842	2.3410	2.2962
13	2.7114	2.6710	2.5331	2.4589	2.3803	2.3392	2.2966	2.2524	2.2064
14	2.6458	2.6022	2.4630	2.3879	2.3082	2.2664	2.2229	2.1778	2.1307
15	2.5876	2.5437	2.4034	2.3275	2.2468	2.2043	2.1601	2.1141	2.0658
16	2.5377	2.4935	2.3522	2.2756	2.1938	2.1507	2.1058	2.0589	2.0096
17	2.4943	2.4499	2.3077	2.2304	2.1477	2.1040	2.0584	2.0107	1.9604
18	2.4563	2.4117	2.2686	2.1906	2.1071	2.0629	2.0166	1.9681	1.9168
19	2.4227	2.3779	2.2341	2.1555	2.0712	2.0264	1.9795	1.9302	1.8780
20	2.3928	2.3479	2.2033	2.1242	2.0391	1.9938	1.9464	1.8963	1.8432
21	2.3660	2.3210	2.1757	2.0960	2.0102	1.9645	1.9165	1.8657	1.8117
22	2.3419	2.2967	2.1508	2.0707	1.9842	1.9380	1.8894	1.8380	1.7831
23	2.3201	2.2747	2.1282	2.0476	1.9605	1.9139	1.8648	1.8128	1.7570
24	2.3002	2.2547	2.1077	2.0267	1.9390	1.8920	1.8424	1.7896	1.7330
25	2.2821	2.2365	2.0889	2.0075	1.9192	1.8718	1.8217	1.7684	1.7110
26	2.2655	2.2197	2.0716	1.9898	1.9010	1.8533	1.8027	1.7488	1.6906
27	2.2501	2.2043	2.0558	1.9736	1.8842	1.8361	1.7851	1.7306	1.6717
28	2.2360	2.1900	2.0411	1.9586	1.8687	1.8203	1.7689	1.7138	1.6541
29	2.2229	2.1768	2.0275	1.9446	1.8543	1.8055	1.7537	1.6981	1.6376
30	2.2107	2.1646	2.0148	1.9317	1.8409	1.7918	1.7396	1.6835	1.6223
40	2.1240	2.0772	1.9245	1.8389	1.7444	1.6928	1.6373	1.5766	1.5089
60	2.0401	1.9926	1.8364	1.7480	1.6491	1.5943	1.5343	1.4673	1.3893
120	1.9588	1.9105	1.7505	1.6587	1.5543	1.4952	1.4290	1.3519	1.2539
∞	1.8799	1.8307	1.6664	1.5705	1.4591	1.3940	1.3180	1.2214	1.0000

（自由度 ν_2）

F 分布表（続き）

1%の点
（自由度 ν_1）

ν_2 \ ν_1	1	2	3	4	5	6	7	8
1	4 052.2	4 999.5	5 403.4	5 624.6	5 763.6	5 859.0	5 928.4	5 981.1
2	98.503	99.000	99.166	99.249	99.299	99.333	99.356	99.374
3	34.116	30.817	29.457	28.710	28.237	27.911	27.672	27.489
4	21.198	18.000	16.694	15.977	15.522	15.207	14.976	14.799
5	16.258	13.274	12.060	11.392	10.967	10.672	10.456	10.289
6	13.745	10.925	9.7795	9.1483	8.7459	8.4661	8.2600	8.1017
7	12.246	9.5466	8.4513	7.8466	7.4604	7.1914	6.9928	6.8400
8	11.259	8.6491	7.5910	7.0061	6.6318	6.3707	6.1776	6.0289
9	10.561	8.0215	6.9919	6.4221	6.0569	5.8018	5.6129	5.4671
10	10.044	7.5594	6.5523	5.9943	5.6363	5.3858	5.2001	5.0567
11	9.6460	7.2057	6.2167	5.6683	5.3160	5.0692	4.8861	4.7445
12	9.3302	6.9266	5.9525	5.4120	5.0643	4.8206	4.6395	4.4994
13	9.0738	6.7010	5.7394	5.2053	4.8616	4.6204	4.4410	4.3021
14	8.8616	6.5149	5.5639	5.0354	4.6950	4.4558	4.2779	4.1399
15	8.6831	6.3589	5.4170	4.8932	4.5556	4.3183	4.1415	4.0045
16	8.5310	6.2262	5.2922	4.7726	4.4374	4.2016	4.0259	3.8896
17	8.3997	6.1121	5.1850	4.6690	4.3359	4.1015	3.9267	3.7910
18	8.2854	6.0129	5.0919	4.5790	4.2479	4.0146	3.8406	3.7054
19	8.1849	5.9259	5.0103	4.5003	4.1709	3.9386	3.7653	3.6305
20	8.0960	5.8489	4.9382	4.4307	4.1027	3.8714	3.6987	3.5644
21	8.0166	5.7804	4.8740	4.3688	4.0421	3.8117	3.6396	3.5056
22	7.9454	5.7190	4.8166	4.3134	3.9880	3.7583	3.5867	3.4530
23	7.8811	5.6637	4.7649	4.2636	3.9392	3.7102	3.5390	3.4057
24	7.8229	5.6136	4.7181	4.2184	3.8951	3.6667	3.4959	3.3629
25	7.7698	5.5680	4.6755	4.1774	3.8550	3.6272	3.4568	3.3239
26	7.7213	5.5263	4.6366	4.1400	3.8183	3.5911	3.4210	3.2884
27	7.6767	5.4881	4.6009	4.1056	3.7848	3.5580	3.3882	3.2558
28	7.6356	5.4529	4.5681	4.0740	3.7539	3.5276	3.3581	3.2259
29	7.5977	5.4204	4.5378	4.0449	3.7254	3.4995	3.3303	3.1982
30	7.5625	5.3903	4.5097	4.0179	3.6990	3.4735	3.3045	3.1726
40	7.3141	5.1785	4.3126	3.8283	3.5138	3.2910	3.1238	2.9930
60	7.0771	4.9774	4.1259	3.6490	3.3389	3.1187	2.9530	2.8233
120	6.8509	4.7865	3.9491	3.4795	3.1735	2.9559	2.7918	2.6629
∞	6.6349	4.6052	3.7816	3.3192	3.0173	2.8020	2.6393	2.5113

（自由度 ν_2）

F 分布表（続き）

1%の点
(自由度 ν_1)

ν_2 \ ν_1	9	10	15	20	30	40	60	120	∞
1	6022.5	6055.8	6157.3	6208.7	6260.6	6286.8	6313.0	6339.4	6365.9
2	99.388	99.399	99.433	99.449	99.466	99.474	99.482	99.491	99.499
3	27.345	27.229	26.872	26.690	26.505	26.411	26.316	26.221	26.125
4	14.659	14.546	14.198	14.020	13.838	13.745	13.652	13.558	13.463
5	10.158	10.051	9.7222	9.5526	9.3793	9.2912	9.2020	9.1118	9.0204
6	7.9761	7.8741	7.5590	7.3958	7.2285	7.1432	7.0567	6.9690	6.8800
7	6.7188	6.6201	6.3143	6.1554	5.9920	5.9084	5.8236	5.7373	5.6495
8	5.9106	5.8143	5.5151	5.3591	5.1981	5.1156	5.0316	4.9461	4.8588
9	5.3511	5.2565	4.9621	4.8080	4.6486	4.5666	4.4831	4.3978	4.3105
10	4.9424	4.8491	4.5581	4.4054	4.2469	4.1653	4.0819	3.9965	3.9090
11	4.6315	4.5393	4.2509	4.0990	3.9411	3.8596	3.7761	3.6904	3.6024
12	4.3875	4.2961	4.0096	3.8584	3.7008	3.6192	3.5355	3.4494	3.3608
13	4.1911	4.1003	3.8154	3.6646	3.5070	3.4253	3.3413	3.2548	3.1654
14	4.0297	3.9394	3.6557	3.5052	3.3476	3.2656	3.1813	3.0942	3.0040
15	3.8948	3.8049	3.5222	3.3719	3.2141	3.1319	3.0471	2.9595	2.8684
16	3.7084	3.6909	3.4089	3.2587	3.1007	3.0182	2.9330	2.8447	2.7528
17	3.6822	3.5931	3.3117	3.1615	3.0032	2.9205	3.8348	2.7459	2.6530
18	3.5971	3.5082	3.2273	3.0771	2.9185	2.8354	2.7493	2.6597	2.5660
19	3.5225	3.4338	3.1533	3.0031	2.8442	2.7608	2.6742	2.5839	2.4893
20	3.4567	3.3682	3.0880	2.9377	2.7785	2.6947	2.6077	2.5168	2.4212
21	3.3981	3.3098	3.0300	2.8796	2.7200	2.6359	2.5484	2.4568	2.3603
22	3.3458	3.2576	2.9779	2.8274	2.6675	2.5831	2.4951	2.4029	2.3055
23	3.2986	3.2106	2.9311	2.7805	2.6202	2.5355	2.4471	2.3542	2.2559
24	3.2560	3.1681	2.8887	2.7380	2.5773	2.4923	2.4035	2.3100	2.2107
25	3.2172	3.1294	2.8502	2.6993	2.5383	2.4530	2.3637	2.2696	2.1694
26	3.1818	3.0941	2.8150	2.6640	2.5026	2.4170	2.3273	2.2325	2.1315
27	3.1494	3.0618	2.7827	2.6316	2.4699	2.3840	2.2938	2.1985	2.0965
28	3.1195	3.0320	2.7530	2.6017	2.4397	2.3535	2.2629	2.1670	2.0642
29	3.0920	3.0045	2.7256	2.5742	2.4118	2.3253	2.2344	2.1379	2.0342
30	3.0665	2.9791	2.7002	2.5487	2.3860	2.2992	2.2079	2.1108	2.0062
40	2.8876	2.8005	2.5216	2.3689	2.2034	2.1142	2.0194	1.9172	1.8047
60	2.7185	2.6318	2.3523	2.1978	2.0285	1.9360	1.8363	1.7263	1.6006
120	2.5586	2.4721	2.1915	2.0346	1.8600	1.7628	1.6557	1.5330	1.3805
∞	2.4073	2.3209	2.0385	1.8783	1.6964	1.5923	1.4730	1.3246	1.0000

参考図書

Everitt, B. S. 原著, 山内光哉監訳：質的データの解析 カイ二乗検定とその展開, 新曜社, 1980.
Everitt, B. S. 原著, 清水良一訳：統計科学辞典, 朝倉書店, 2002.
Fisher, R. A. 原著, 渋谷政昭, 竹内啓訳：統計的方法と科学的推論, 岩波書店, 1962.
Gallup, G. H. 原著, 二木宏二訳：ギャラップの世論調査入門, みき書房, 1976.
Gumbel, E. J. 原著, 河田竜夫他訳：極値統計学, 生産技術センター新社, 1978.
林知己夫, 村山孝喜：市場調査の計画と実際, 日刊工業新聞社, 1964.
林知己夫, 樋口伊佐夫, 駒沢勉：情報処理と統計数理, 産業図書, 1970.
林知己夫：科学と常識, 東洋経済新報社, 1982.
林知己夫：調査の科学（ブルーバックス）, 講談社, 1984.
Hoel, P. G. 原著, 浅井晃, 村上正康訳：入門数理統計学, 培風館, 1978.
飯高茂, 松本幸夫他：数学 B, 東京書籍, 2012.
岩崎学：カウントデータの統計解析, 朝倉書店, 2010.
方波見重兵衛：統計学, 医学書院, 1985.
北川敏男, 稲葉三男：統計学通論, 共立出版, 1960.
小針晛宏：確率・統計入門, 岩波書店, 1973.
近藤良夫, 安藤貞一編：統計的方法百問百答, 日科技連, 1967.
工藤昭夫, 上村英樹：統計数学, 共立出版, 1983.
松原望：新版意思決定の基礎, 朝倉書店, 1985.
森田優三：新統計概論, 日本評論社, 1974.
南山堂医学大辞典 第 16 版, 南山堂, 1978.
根岸龍雄, 前田和甫編：情報処理, 医歯薬出版, 1973.
日本数学会編：岩波 数学辞典 第 2 版, 岩波書店, 1968.
芝祐順, 渡部洋, 石塚智一編：統計用語辞典, 新曜社, 1984.
繁桝算男：ベイズ統計入門, 東京大学出版会, 1985.
正田實他：高等学校数学 B, 第一学習社, 2012.
髙橋陽一郎他：数学 A, 新興出版社啓林館, 2011.
坪井俊他：数学 A, 数研出版, 2012.

索引

英数字

1元配置の分散分析　119
1:1でマッチング　103
2×2分割表　89
Bayesの定理　41
F分布　61
Fisherによる直接確率の方法　92
McNemarの検定　104
P値　83
p値　83
P-value　83
p-value　83
t分布　60
Yatesによる連続性の補正　91
χ^2分布　59

あ行

イエーツ（Yates）による連続性の補正　91
鋭敏度　41

か行

回帰直線　26
階級　3
階級値　3
階乗　40
確率　35
　　——の基本性質　37
　　——分布　42
　　——変数　42
　　——密度関数　43
仮説　82
片側仮説の検定　85
片側検定　85
片対数グラフ用紙　30
加法定理　37
観測度数　86
ガンマ関数　59
棄却域　84
危険率　83
期待値　46
期待度数　86
帰無仮説　82
級間平均平方　122
級間平方和　121
級間変動　121
級内平均平方　122
級内平方和　121
級内変動　121
空事象　36
区間推定　128
組合せ　40
クロスオーバー研究　104, 149
系統抽出法　67, 68

さ行

最小2乗法　28
最大値・最小値の存在範囲　17
最頻値　7
最尤法　153
算術平均　6
散布度　9
事後確率　41
事象　36
指数関数　30
指数曲線　30
事前確率　41
自然対数の底 e　49
悉皆調査　64
従属　38

従属変数　28
自由度　59, 145
集落抽出法　67, 71
主観的確率　36
条件つき確率　37
乗法定理　38
症例対照研究　102
信頼下限　129
信頼区間　129
信頼係数　129
信頼限界　129
信頼上限　129
信頼度　129
数学的確率　35
スクリーニング　41
スチューデントの t 分布　60
正規分布　52
　　——による二項分布の近似　57
正規母集団　75
　　——の標本　75
正の相関　22
積事象　36
説明変数　28
全事象　36
全数調査　64
全変動　120
層化抽出法　67, 69
相関係数　22
　　——の検定　124
相関表　22
相対度数　4, 35
　　——分布表　4
総平均　120
総平方和　120
層別抽出法　67, 69

た 行

第1種の過誤　85
第2種の過誤　85
対数正規分布　53
大数の（弱）法則　141
対数目盛　30
代表値　6
対立仮説　82
互いに独立　38
互いに排反　36
多項分布　51
単純無作為抽出法　67
チェビシェフの不等式　16
中央値　7
抽出　64
中心極限定理　74
適合度の検定　86
点推定　128
等間隔抽出法　67, 68
統計的確率　35
統計量　73
等分散の検定　108
特異度　41
特性　77
独立　38, 46
　──試行　39
　──性の検定　89
　──変数　28
度数　3
　──折れ線　3
　──分布多角形　3
　──分布表　3

な 行

二項分布　48
　──を用いる検定　105
二項母集団　77
二段抽出法　67, 70

は 行

パラメータ　73
範囲　9
反復試行　39
　──の確率　39

ヒストグラム　3
標準化　56
標準正規分布　52, 53
標準偏差　11, 12, 46
標本　64
　──空間　36
　──相関係数　124
　──調査　64
　──の大きさ　64
標本比率　77
　──の分布　77
標本分散　79
　──の期待値　79
　──の平均値　79
標本平均　73
　──の期待値と分散　74
　──の平均値と分散　74
標本理論　65
比率の区間推定　132
比率の検定　97
比率の差の検定　100
敏感度　41
フィッシャー（Fisher）による直接確率の方法　92
負の相関　22
不偏分散　80
分散　11, 46
　──比の検定　108
分散分析　119
　──表　122
分布関数　44
分布の同一性の検定　95
平均値　6, 46
　──の区間推定　135
　──の検定　110
　──の差の検定　113
ベイズ統計学　41
ベイズ（Bayes）の定理　41
ベータ関数　60
偏差　10, 11
変数　6
変動係数　13
変量　6
ポアソン分布　50

母集団　64
　──の大きさ　64
　──分布　73
母数　73
母相関係数　124
母標準偏差　73
母比率　77
母分散　73
母平均　73

ま 行

マクニマー（McNemar）の検定　104
マクネーマー（McNemar）の検定　104
無限母集団　64
無作為抽出法　66
無相関　22
メジアン　7
モード　7
目的変数　28

や 行

有意水準　83
有限母集団　64
有病率　41
余事象　36

ら 行

離散変数　6
　──の確率分布　42
両側仮説の検定　85
両側検定　85
両対数グラフ用紙　32
累積相対度数分布表　5
累積度数分布表　5
累積分布関数　44
レンジ　9
連続性の補正　57, 105
連続変数　6
　──の確率分布　43

わ 行

和事象　36

監修者略歴

根岸　龍雄（ねぎし・たつお）
　1953 年　東京大学医学部医学科卒業
　　　　　東京大学名誉教授　医学博士
　2003 年　死去

著者略歴

階堂　武郎（かいどう・たけろう）
　1982 年　東京大学大学院医学系研究科博士課程修了
　2002 年　大阪府立看護大学教授
　2005 年　大阪府立大学看護学部教授
　2012 年　大阪府立大学地域保健学域教授
　　　　　大阪府立大学名誉教授　保健学博士

編集担当　太田陽喬・上村紗帆（森北出版）
編集責任　石田昇司（森北出版）
組　　版　ウルス
印　　刷　中央印刷
製　　本　協栄製本

医系の統計入門（第 2 版）　　　　　　　　Ⓒ 階堂武郎　2013

1987 年　9 月 11 日　第 1 版第 1 刷発行　　【本書の無断転載を禁ず】
2012 年　8 月 10 日　第 1 版第 24 刷発行
2013 年 10 月 25 日　第 2 版第 1 刷発行
2025 年　3 月 28 日　第 2 版第 8 刷発行

著　　者　階堂武郎
発 行 者　森北博巳
発 行 所　森北出版株式会社
　　　　　東京都千代田区富士見 1-4-11（〒102-0071）
　　　　　電話 03-3265-8341 ／ FAX 03-3264-8709
　　　　　https://www.morikita.co.jp/
　　　　　日本書籍出版協会・自然科学書協会　会員
　　　　　JCOPY ＜（一社）出版者著作権管理機構　委託出版物＞

落丁・乱丁本はお取替えいたします．
Printed in Japan／ISBN978-4-627-09192-4